Schlank und fit
mit INTERVALLFASTEN

Mit zwei Mahlzeiten pro Tag
zu mehr Energie und Leistungsfähigkeit

MAX LOWERY

Fotos von Kate Whitaker und Michelle Beatty

CHRISTIAN

Produktmanagement: Raffaela Niermann

Übersetzung aus dem Englischen: Claudia Theis-Passaro,
Annegret Hunke-Wormser

Textredaktion: Doreen Köstler

Korrektur: Franziska Sorgenfrei

Satz: Martin Feuerstein

Umschlaggestaltung: Caroline Daphne Georgiadis,
Daphne Design

Gesamtherstellung Verlagshaus GeraNova Bruckmann GmbH

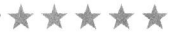

Sind Sie mit diesem Titel zufrieden? Dann würden wir
uns über Ihre Weiterempfehlung freuen. Erzählen Sie
es im Freundeskreis, berichten Sie Ihrem Buchhändler,
oder bewerten Sie bei Onlinekauf. Und wenn Sie Kritik,
Korrekturen, Aktualisierungen haben, freuen wir uns
über Ihre Nachricht an:
Christian Verlag, Postfach 40 02 09, D-80702 München
oder per E-Mail an lektorat@verlagshaus.de..

Unser komplettes Programm finden Sie unter

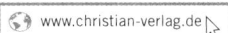 www.christian-verlag.de

Die Deutsche Nationalbibliothek verzeichnet diese Publikation
in der Deutschen Nationalbibliografie; detaillierte bibliografische
Daten sind im Internet über http://dnb.d-nb.de abrufbar.

ISBN 978-3-95961-214-2

Dank

Ich möchte meinen Eltern dafür danken, dass sie mir
so viele Möglichkeiten eröffnet haben. Meiner
Freundin Lylah für ihre Unterstützung und ihr Verständnis. Zac für seine Hilfe und seine Ideen. Meinem Sprint-Trainer Peter Griffiths, von dem ich so
viel gelernt habe. Und Alistair, die die Dinge Wirklichkeit hat werden lassen!

Mein Dank geht auch an Kate Whitaker, Annie Rigg
und Jo Harris für die ansprechenden Food-Fotos, an
Michelle Beatty für die gelungenen Übungsfotos
und an Tania Gomes für ihr Buchdesign. Außerdem
möchte ich Dr. Adam Collins für sein überaus hilfrei-
ches Feedback und seine Anregungen zum Text
danken.

INHALT

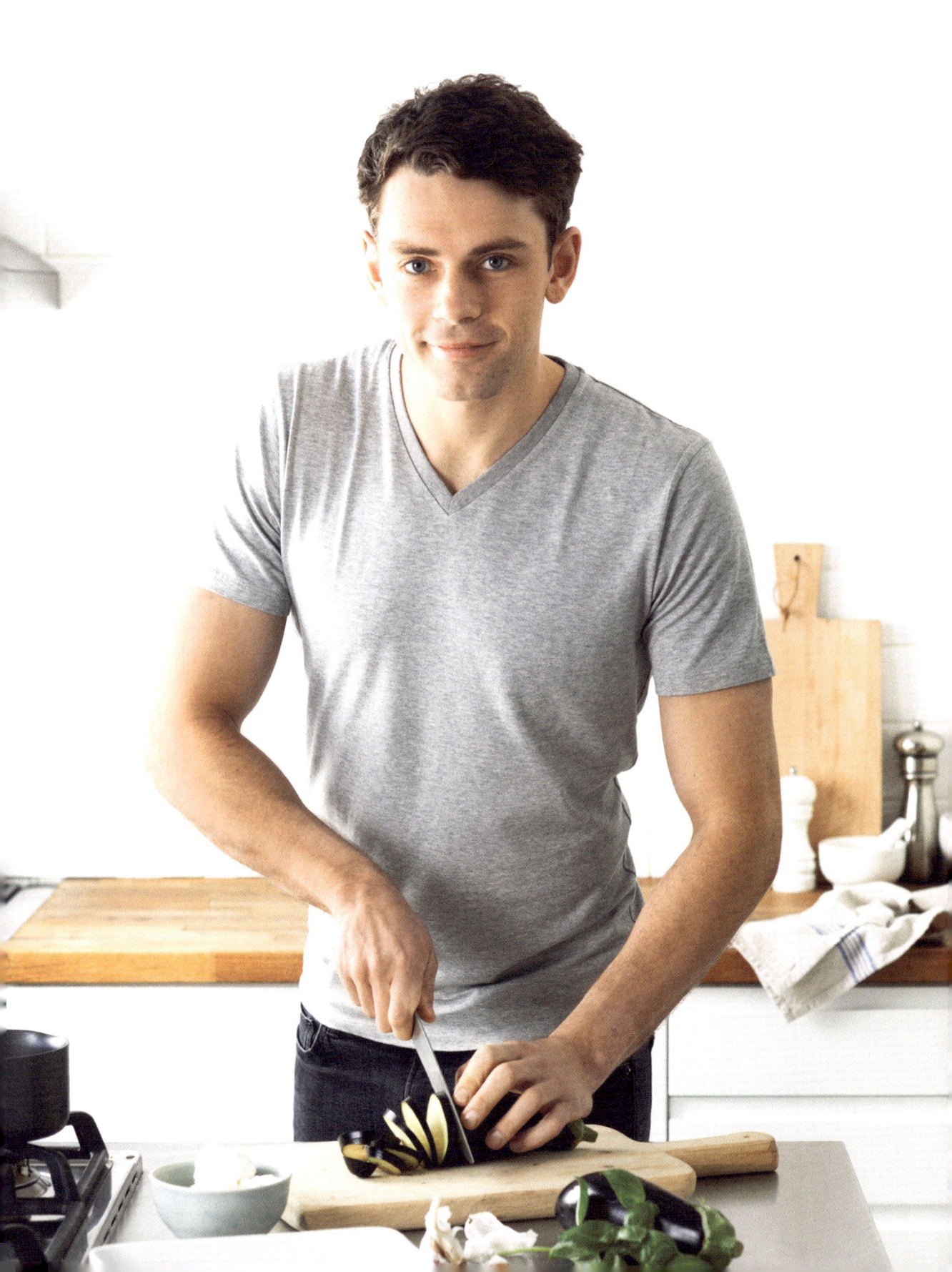

DAS **2**-MEAL-DAY-KONZEPT

Mein Einstieg in das intermittierende Fasten geschah völlig unbeabsichtigt während einer Reise durch Südamerika. Mir lag damals daran, so sparsam wie möglich zu leben, sodass ich nur eine einzige große Mahlzeit am Tag aß, gleichzeitig war ich aber auch sportlich sehr aktiv und unternahm mindestens einmal pro Woche eine sechs- bis achtstündige Bergwanderung. Zurück zu Hause stellte ich mich auf die Waage: 80 kg, 6 Prozent Körperfett, 72,8 kg Muskelmasse. Ich hatte unglaubliche 7 kg abgenommen und war dennoch muskulöser als je zuvor. Dann nahm ich jedoch meine normalen Essgewohnheiten wieder auf, aß drei große (Low-Carb-)Mahlzeiten pro Tag und so hatte ich das Gewicht schnell wieder drauf. Es war für mich niemals ein Problem, Muskeln aufzubauen oder zu erhalten, ich war einfach nur nicht mehr so sehnig-schlank, wie zu der Zeit, als ich unterwegs war.

Ohne mir dessen bewusst zu sein, hatte ich in Südamerika eine Variante des Intervallfastens durchgeführt. Im Grunde bedeutet intermittierendes Fasten oder Intervallfasten einfach nur, seinen Alltag – tageweise oder wochenweise – aufzuteilen in Zeiten, in denen man isst, und Zeiten, in denen man nicht isst. Auf der Reise fastete ich bis zu 20 Stunden, da ich nur eine Mahlzeit pro Tag aß. Nach eingehenderen Recherchen habe ich mit einem Fastenansatz experimentiert, den ich 2-Meal-Day (2MD) genannt habe, zwei Mahlzeiten pro Tag. Ich ließ das Frühstück aus und aß lediglich zu Mittag und zu Abend, sodass ich täglich 16 bis 18 Stunden fastete. Für mich war 2MD die einfachste und effektivste Methode, um abzunehmen, mir gleichzeitig aber auch die zahlreichen mit dem Fasten verbundenen Vorteile zunutze zu machen – kein Kalorienzählen, kein sehnsüchtiges Warten auf das nächste Essen, keine Gefühle des Verzichts: Es gab zwei Mahlzeiten und die waren reichlich und lecker.

Anfangs dachte ich, diese Art des Essens würde mir viel abverlangen. Ich gehörte zu denjenigen, die immer ein Frühstück »gebraucht« hatten und die meinten, die Welt würde zusammenbrechen, wenn es morgens keine Eier gäbe. Doch es war überraschend einfach und innerhalb weniger Tage hatte ich mich umgestellt. Nahezu mühelos und sehr schnell wurde ich schlanker und verlor sichtlich an Körperfett, ohne dabei Muskelmasse zu verlieren. Zu meiner Überraschung war ich sogar weniger hungrig als zuvor. Ich hörte auf, ständig über die nächste Mahlzeit nachzudenken oder unruhig zu werden, wenn mir die Zeit für das Frühstück oder Mittagessen fehlte. Abgesehen von der Zeit sparte ich aber auch Geld, denn ich kaufte nicht länger irgendein mittelmäßiges Frühstück in der nächstgelegenen Sandwichbude. Der für mich größte Vorteil dabei – abgesehen vom Fettabbau – war die Stabilisierung meines Energiepegels. Die Verdauung kostet letztlich jedes Mal

> KEIN KALORIEN-
> ZÄHLEN, KEIN
> SEHNSÜCHTIGES
> WARTEN AUF DAS
> NÄCHSTE ESSEN,
> KEINE GEFÜHLE
> DES VERZICHTS.

viel Energie, die in Fastenperioden anderweitig eingesetzt werden kann. Vor der Umsetzung meines 2MD-Konzepts hatte ich zwischen Frühstück und Mittagessen immer ein Zuckertief (selbst bei Low-Carb-Ernährung). Jetzt bleibt mein Energielevel den ganzen Tag konstant, sogar ohne Koffein.

Als Personal Trainer habe ich von 7 Uhr morgens bis 16 Uhr nachmittags hintereinander Kunden. Meine Kollegen halten mich für verrückt, wenn sie hören, dass ich vor der Arbeit nicht frühstücke, aber dank 2MD denke ich überhaupt nicht ans Essen und fühle mich während der Trainingseinheiten mit meinen Klienten auch nicht müde.

Diejenigen meiner Kunden, die das Konzept anhand meiner Onlinepläne ausprobiert haben, konnten tolle Erfolge verzeichnen: Sie haben nicht nur abgenommen, sondern auch die Kontrolle über ihren eigenen Körper wiedererlangt. Sie fühlen sich nicht mehr ständig hungrig oder denken die ganze Zeit an ihre nächste Mahlzeit.

Diese Art der Ernährung führt den Körper wieder zu seiner natürlichen Funktionsweise zurück – Fett zu verbrennen, um Energie zu gewinnen. Der menschliche Körper ist von Natur aus darauf ausgelegt, Fett zu verbrennen. Da jedoch Fett für das Überleben unerlässlich ist, greift der Körper klugerweise zunächst immer auf den durch die ständig verzehrte Nahrung zugeführten Zucker als Energiequelle zurück. Das sollte uns daran erinnern, dass der menschliche Körper sich seit seiner Zeit als Jäger und Sammler nicht grundlegend verändert hat. In den seltenen Fällen eines Überangebots an Nahrung füllte der Körper die Fettreserven auf, um sich für härtere Zeiten zu wappnen. Und nur wenn die Nahrung knapp wurde, griff der Mensch dann auf diese Energiereserven zurück. Heute allerdings gibt es eine konstante Versorgung mit Lebensmitteln, und da der Körper darauf nicht eingestellt ist, baut er wie früher Fettreserven für magere Zeiten auf.

Mit dem 2-Meal-Day-Konzept wird dem Körper gewissermaßen ein Nahrungsmangel vorgegaukelt, woraufhin er beginnt, zur Energiegewinnung das eingelagerte Körperfett zu verbrennen. Aber das ist noch nicht alles. Anschließend werden Hormone freigesetzt, damit die Jagd auf die nächste Mahlzeit besser gelingt, der Energiepegel und die geistige Aufmerksamkeit werden gesteigert, Koordinierung und Körperbewegungen verbessern sich und man fühlt sich nicht mehr hungrig.

Nach vier Jahren 2MD bin ich stärker, schlanker, schneller, gesünder, erfüllter und effizienter als je zuvor. Das 2MD-Konzept ist nicht einfach nur eine Ernährungsform, es ist ein Lebensstil, der zu einem festen Bestandteil meines Wegs zu Gesundheit und Fitness geworden ist. Ich bin überzeugt, dass intermittierendes Fasten im Hinblick auf Gesundheit und Wohlbefinden das fehlende Glied ist und dass 2MD den einfachsten und effektivsten Ansatz bietet, um davon bestmöglich zu profitieren. Mein Ziel ist, meinen Ansatz so vielen Menschen wie möglich nahezubringen.

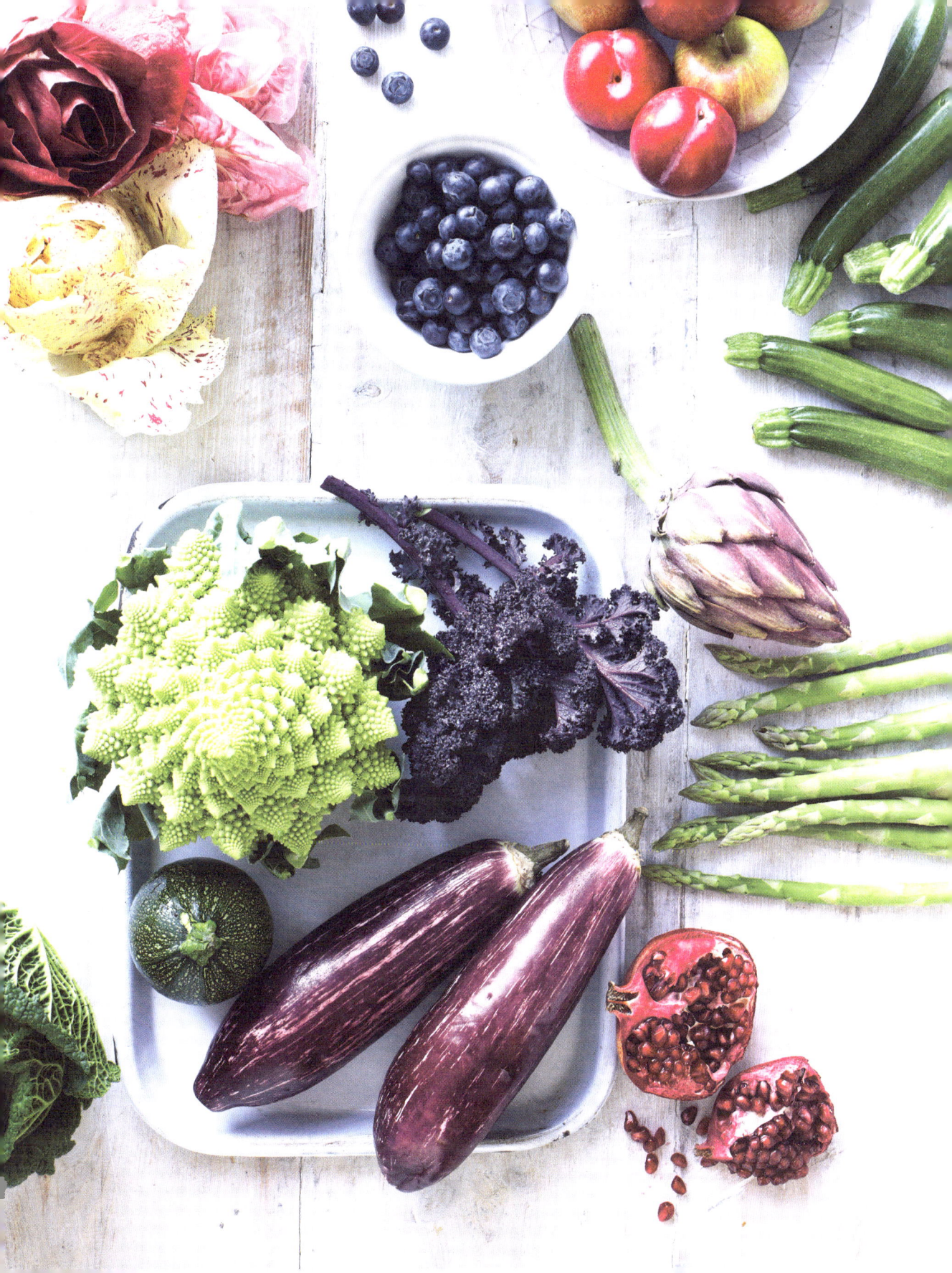

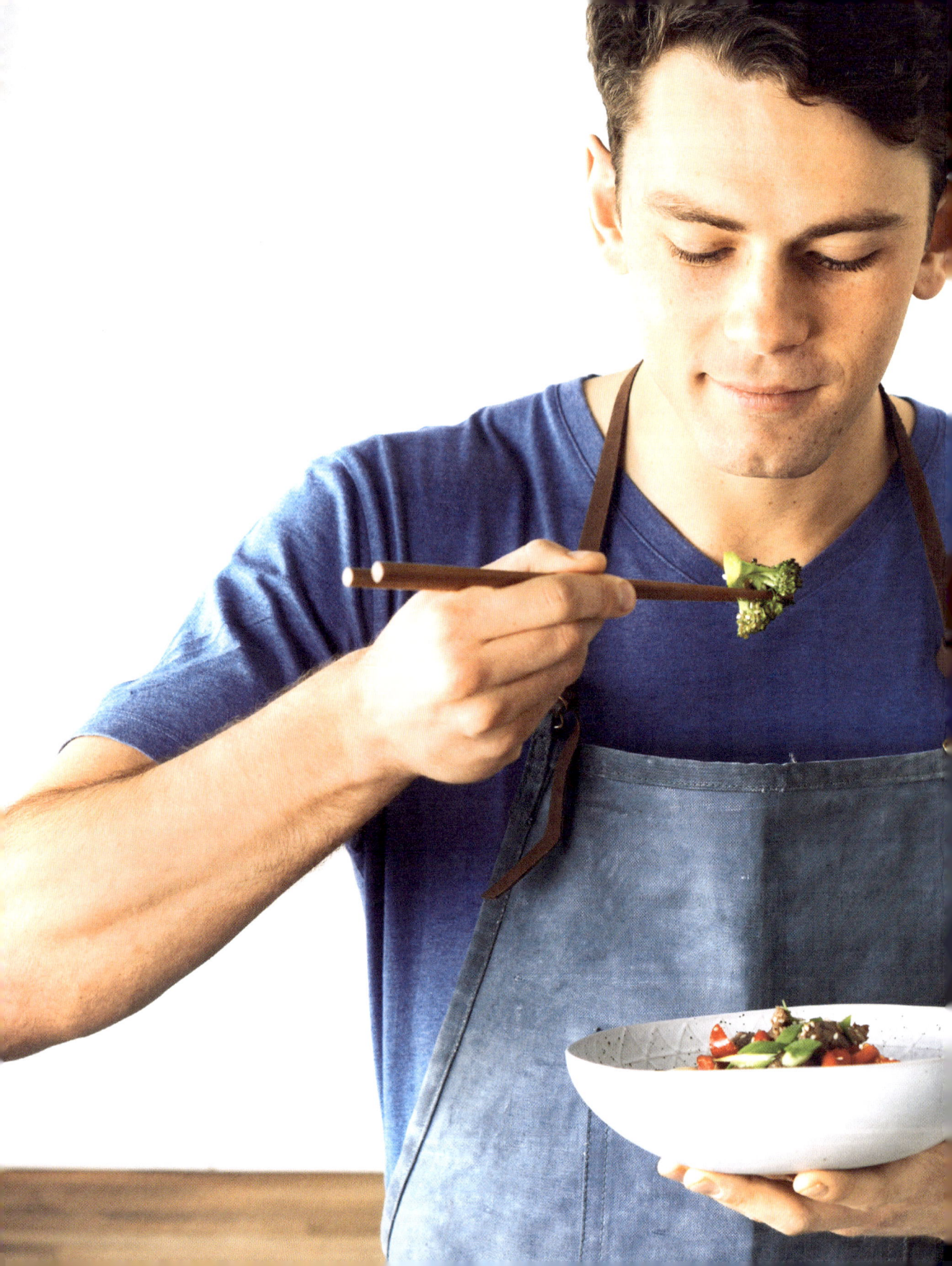

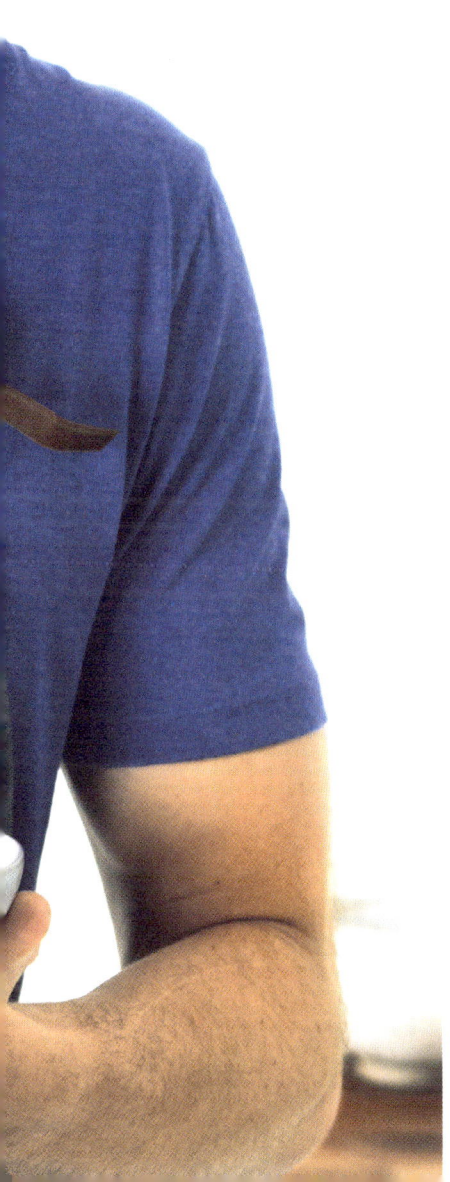

KAPITEL 1

WARUM ZWEI MAHLZEITEN BESSER SIND ALS DREI

Nachdem ich vier Jahre lang verschiedene Methoden des Intervallfastens ausprobiert habe, stand für mich fest, wie man am einfachsten und effektivsten Fett verbrennen kann, gleichzeitig die Energie steigert und den Hunger vertreibt: kein Kalorienzählen, kein strenges Beachten von Zeitfenstern, keine Gefühle des Verzichts – einfach nur zwei Mahlzeiten pro Tag, und wer mag, gönnt sich dazwischen sogar einen gesunden Snack.

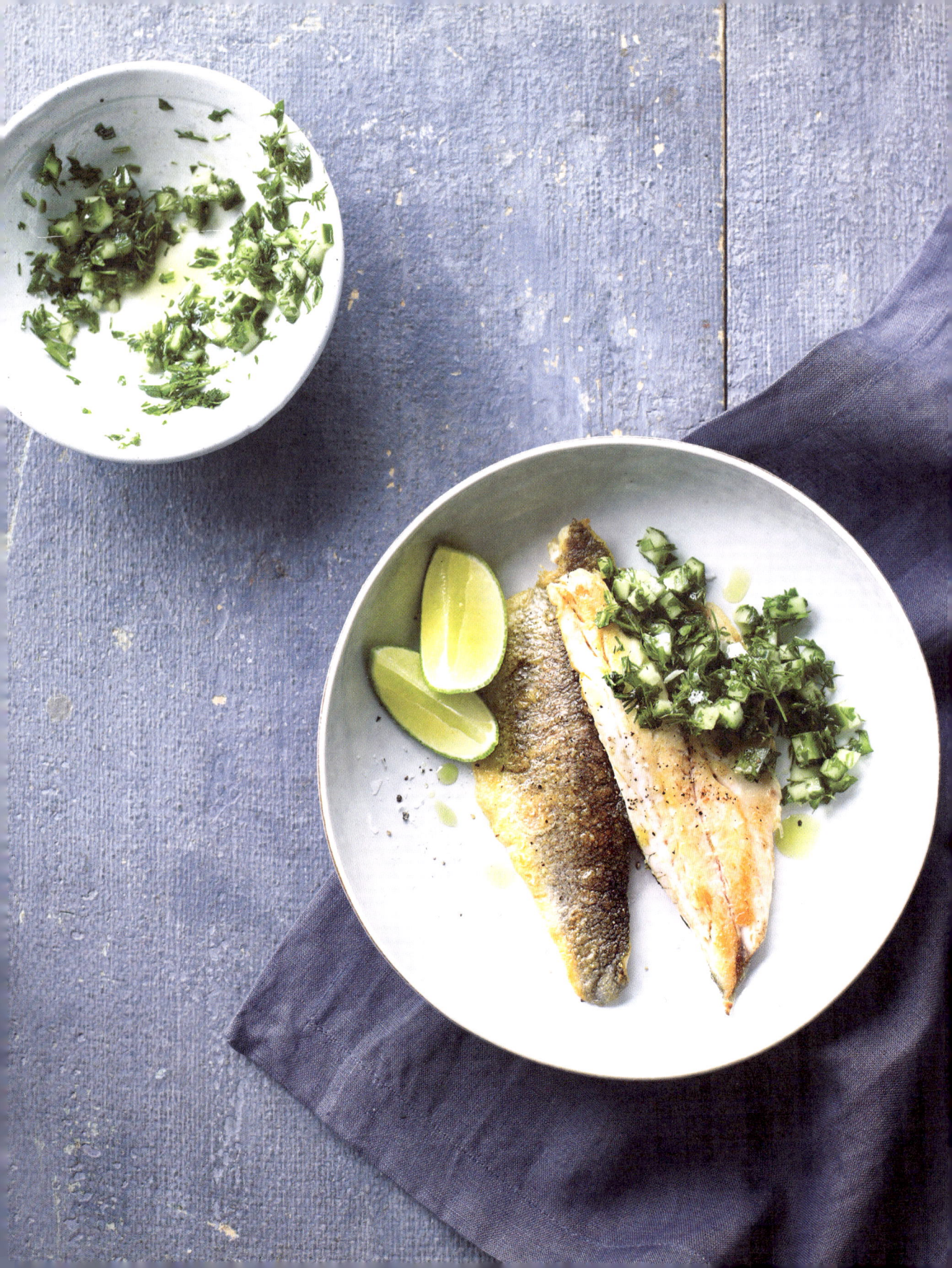

WAS IST INTER-MITTIERENDES FASTEN?

Intermittierendes Fasten (oder genauer gesagt die intermittierende Einschränkung der Energieaufnahme) ist ein allgemeiner Begriff für verschiedene Ernährungsansätze mit jeweils kurzen Fastenperioden. Anders als bei einer typischen Diät zur Gewichtsreduktion, bei der eingeschränkt wird, wie viel und was man isst, geht es beim Intervallfasten mit dem 2MD-Konzept darum, innerhalb eines Zeitraums von 24 Stunden kurze Fastenperioden in den Alltag einzubauen, um sich die zahlreichen belegten Vorzüge des Fastens zunutze zu machen, wie etwa den Abbau von Fettdepots zur Energiegewinnung, verminderte Hungergefühle oder die Verbesserung des allgemeinen Gesundheitszustands. Dieser Ansatz unterscheidet sich leicht von Varianten wie dem alternierenden Fasten oder der 5:2-Diät, bei denen das Fasten auf bestimmte Tage begrenzt ist und nicht in jeden Tag integriert wird.

DIE KULTURGESCHICHTE DES ESSENS

Die heute häufig üblichen drei Mahlzeiten am Tag – Frühstück, Mittagessen, Abendessen – haben sich in der westlichen Welt erst seit etwa 400 Jahren durchgesetzt. Nun mag sich das erst mal wie eine lange Zeit anhören, allerdings ist der Homo sapiens (also wir) schon seit gut 200.000 Jahren unterwegs. Erst seit etwa 10.000 Jahren betreibt der Mensch Ackerbau (davor waren wir Jäger und Sammler und mussten tagtäglich aufs Neue für unsere Nahrung sorgen) und erst seit der industriellen Revolution im 18. Jahrhundert gibt es ein mehr oder weniger beständiges Überangebot an Nahrung.

Somit war über die weiteste Strecke der Menschheitsgeschichte der Verzehr von drei Mahlzeiten täglich weder notwendig noch möglich. Der frühe Mensch aß dann, wenn er hungrig war, statt Sklave von Uhrzeit oder Blutzuckerschwankungen zu sein. Dreimal täglich zu essen basiert nicht auf unseren biologischen Bedürfnissen, sondern setzte sich aufgrund kultureller Gegebenheiten durch.

Laut Caroline Yeldham, Expertin für Kulturgeschichte, hielten die alten Römer es für gesünder, nur eine Mahlzeit am Tag einzunehmen. Sie wussten von dem Prozess der Verdauung und erkannten die Vorteile, die darin lagen, dem Verdauungssystem eine Pause zu gönnen. Im 15. und 16. Jahrhundert, während der europäischen Besiedlung des amerikanischen Kontinents, nahmen die dortigen Ureinwohner ihre Nahrung in kleinen, über den Tag verteilten Portionen zu sich und fasteten manchmal tagelang bewusst, um den Körper durch Reinigung und Heilung auf bevorstehende Rituale vorzubereiten. Die europäischen Siedler hielten diesen Mangel an festen Essenszeiten für einen Beleg ihrer mangelnden Zivilisiertheit und zwangen ihnen die eigenen Essgewohnheiten von drei Mahlzeiten am Tag auf.

Im mittelalterlichen Europa war das Frühstück ein den Reichen vorbehaltener Luxus. Die meisten Menschen konnten sich den Zeitaufwand nicht leisten und ließen es einfach aus, da es nicht notwendig war. Historiker sind sich weitgehend einig, dass das Frühstück erst zur täglichen Routine wurde, als Menschen wegen der Arbeit in die Städte zogen und als Arbeiter an starre Zeiten gebunden waren. Diese Entwicklung setzte im 17. Jahrhundert ein und wurde während der industriellen Revolution zum Normalfall.

Dass das Frühstück die wichtigste Mahlzeit des Tages sein soll, ist ein erst seit relativ kurzer Zeit vertretener Standpunkt. Zu Beginn des 20. Jahrhunderts kam das erste in industrieller Massenproduktion hergestellte Nahrungsmittel auf den Markt – Frühstückszerealien. Den Anfang machten die Cornflakes, eine Entwicklung des Arztes John Harvey Kellogg und seines Bruders Will Keith Kellogg, der später dank einer aufwendigen Werbekampagne die Marke Kellog's® zu einem Renner machte. Ihnen war es gelungen, landwirtschaftliche Überschüsse – nicht verwendete, qualitativ minderwertigere Getreidekörner – in ein gewinnbringendes Produkt zu verwandeln. Zerealien waren das erste stark vermarktete Nahrungsmittel-

> ÜBER DIE LÄNGSTE ZEIT DER MENSCHHEITSGESCHICHTE WAR DER VERZEHR VON DREI MAHLZEITEN TÄGLICH WEDER NOTWENDIG NOCH MÖGLICH.

erzeugnis. Im Jahr 1944 startete die Firma General Foods, der Hersteller des Getreideproduktes *Grape Nuts*, eine Werbekampagne zur Steigerung des Verkaufs von Zerealien. Während der Kampagne, die unter dem Titel »Eat a Good Breakfast – Do a Better Job« lief, verteilten Lebensmittelhändler Flugblätter, die die Bedeutung des Frühstücks hervorhoben, während es in der Radiowerbung hieß: »Laut Ernährungsexperten ist das Frühstück die wichtigste Mahlzeit des Tages.« Allerdings war es in Wirklichkeit so, dass der geringe Nährwert, den die in den Zerealien verwendeten Getreidekörner einmal gehabt haben mögen, während ihrer Verarbeitung zerstört wurde, deshalb wurden die Produkte schließlich durch künstliche Nährstoffe angereichert. Die Marketingstrategien der Zerealienhersteller jedoch waren derart nachhaltig erfolgreich, dass in fast jedem Gespräch darüber unweigerlich dieselben zwei Mythen wiederholt werden, nämlich, dass das Frühstück die wichtigste Mahlzeit des Tages sei und/oder der Stoffwechsel verlangsamt würde, wenn man das Frühstück ausließe.

Professor James Betts, Experte für Ernährung und Stoffwechsel an der Universität der englischen Stadt Bath, hat in einer Metaanalyse Daten verschiedener Studien über die Auswirkung des Frühstücks auf die Gewichtsreduktion zusammengefasst. Seine Schlussfolgerung:

»Das Problem liegt darin, dass die Vorzüge des Frühstückens zwar logisch klingen, es sich dabei aber größtenteils um Vermutungen handelt, die auf Beobachtungsstudien basieren und niemals wirklich überprüft wurden.« Beobachtungsstudien finden nicht unter kontrollierten Bedingungen statt und beziehen sonstige Faktoren wie das Level an Aktivität oder aber Rauchen nicht mit ein. »Ich war erstaunt, als ich anfing, nach stichhaltigen Belegen zu suchen – ich dachte immer, es gäbe viele dazu«, sagte er.

Direkte Belege zur Stützung der These, das Frühstück sei wichtig für einen guten Start in den Tag, gibt es somit kaum. Das soll keineswegs heißen, dass Sie nicht frühstücken sollten, wenn Sie möchten, aber auf keinen Fall sollten Sie das Gefühl haben, frühstücken zu müssen, oder dass der Verzicht auf das Frühstück negative Auswirkungen auf Ihre Gesundheit haben würde.

Seit der Erfindung der Frühstückszerealien ist die Nahrungsmittelindustrie geradezu explodiert. Immer wieder versuchen Firmen, uns ihre lebens-

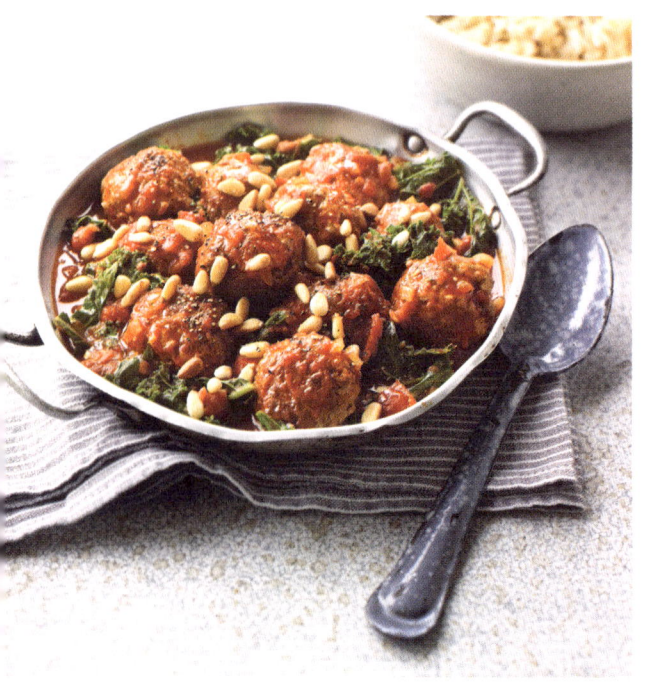

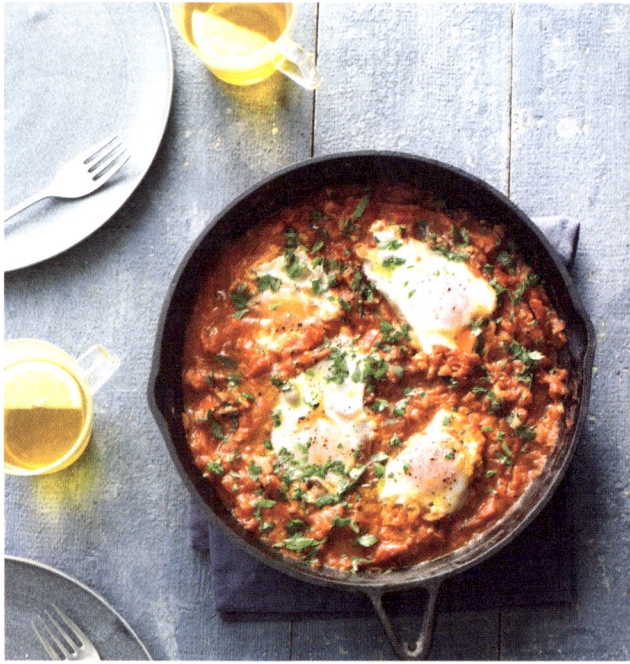

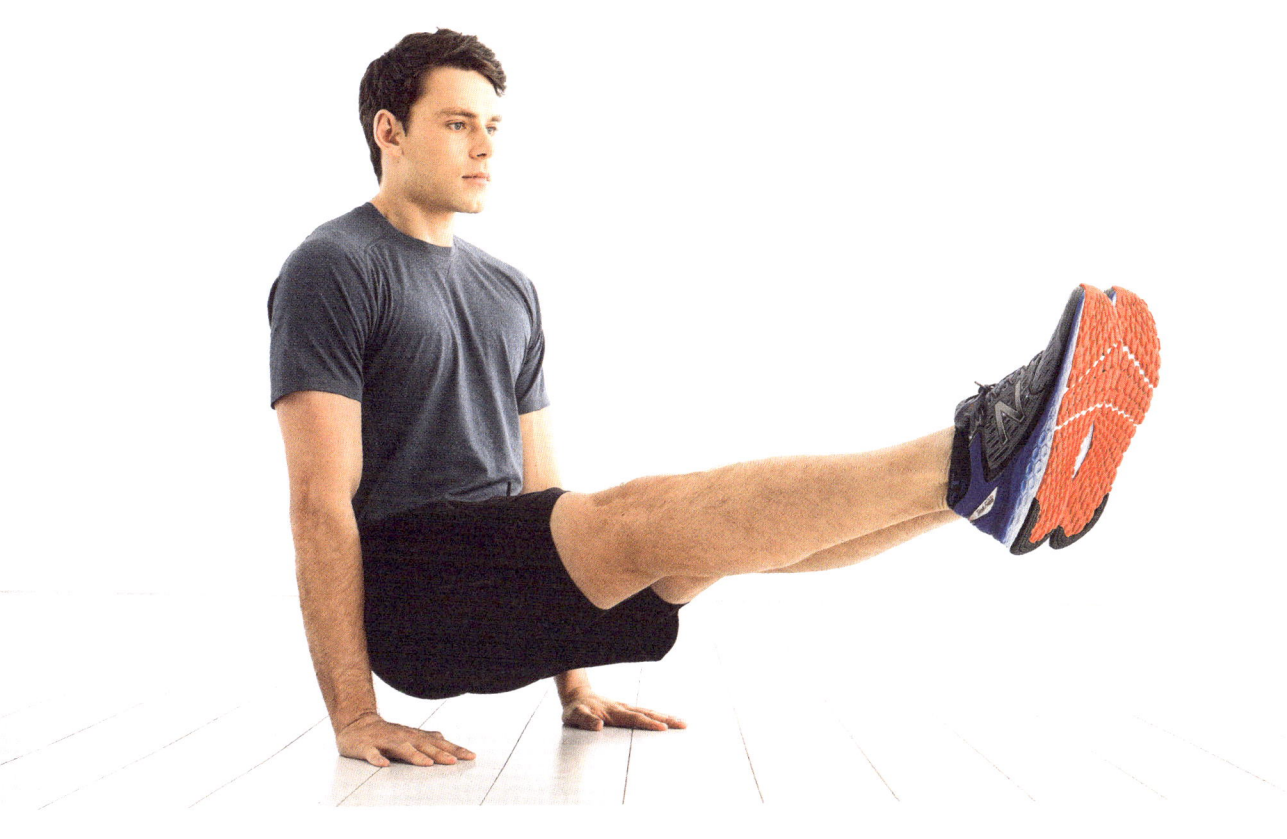

mittelähnlichen Produkte wie Müsliriegel und Chips schmackhaft zu machen, die wenige Nährstoffe bieten, dafür aber hohe Gewinne versprechen. Zwischendurch zu snacken ist inzwischen völlig normal geworden und Essenszeit ist irgendwie jederzeit.

Viele Menschen essen den ganzen Tag über, sie »grasen« (Englisch: *grazing*) in der Regel über einen langen Zeitraum von zwölf Stunden oder mehr, sodass ihnen das Gefühl für ihre natürlichen inneren Uhren völlig verloren geht. Das hat negative Auswirkungen auf die Taille, den persönlichen Energiepegel und natürlich allgemein auf Gesundheit und Wohlbefinden. Fasten ist keine neue Idee – in nahezu jeder klassischen Zivilisation und jeder Religion war bekannt, dass Fasten ein wirksames Werkzeug zur Reinigung und Heilung des Körpers darstellt – aber aufgrund der heute grassierenden Snack-Kultur und der Marketingkampagnen großer Nahrungsmittelkonzerne

(im Jahr 2013 gab die Getränke- und Nahrungsmittelindustrie allein in den USA 1,36 Milliarden Dollar für Werbung aus) haben wir völlig aus den Augen verloren, dass das Fasten schon vor Tausenden von Jahren als Heilmethode eingesetzt wurde. Hippokrates, der als der Vater der modernen Medizin gilt, trat für das Fasten ein, ebenso wie große Denker der griechischen Antike wie Plato und sein Schüler Aristoteles. Von Hippokrates stammt der berühmte Satz: »Die Nahrung sollte euer Heilmittel sein und Heilmittel sollten eure Nahrung sein. Während einer Krankheit zu essen, bedeutet allerdings, die Krankheit zu nähren.« Er hatte erkannt, dass einigen Krankheiten eine unangemessene Nahrung zugrunde liegen könnte und dass das Fasten positive Wirkungen auf Gesundheit und Wohlbefinden mit sich bringen kann. Somit ist der 2MD-Ansatz keineswegs ein radikaler neuer Ansatz, sondern vielmehr eine Rückkehr zu einer natürlichen Art zu essen.

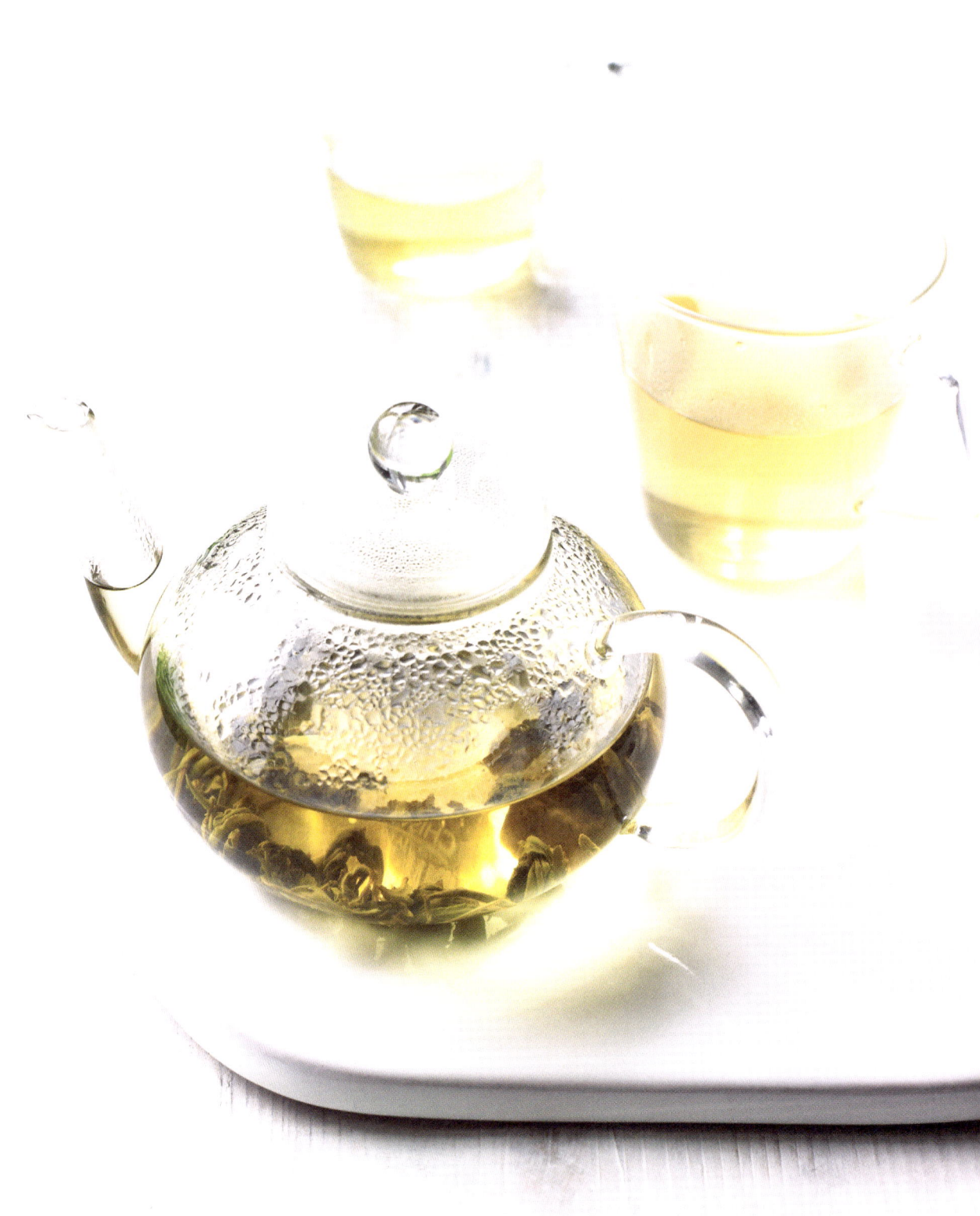

FRÜHSTÜCK ODER ABENDESSEN?

Beim 2DM-Konzept muss man sich zwischen den beiden Kombinationen »Frühstück und Mittagessen« oder »Mittagessen und Abendessen« entscheiden. Der erste Schritt besteht darin, festzulegen, welche Mahlzeit übersprungen werden soll. Das mag sich fast nebensächlich anhören, wirkt sich aber in sehr hohem Maß darauf aus, ob es gelingt, sich wirklich daran zu halten. Bei beiden Optionen wird zwischen 16 und 18 Stunden nichts gegessen, aber je nach persönlichem Tagesablauf und eigenen Vorlieben kann die eine Variante leichter durchzuhalten sein als die andere. Wem es schwerfällt, spät am Abend zu essen, dem wird es leichtfallen, das Abendessen ausfallen zu lassen und morgens und mittags zu essen. Haben Sie einmal festgelegt, welche zwei Mahlzeiten Sie essen, sollten Sie versuchen, sich daran zu halten und konsequent zu bleiben.

Für mich persönlich hat sich die Variante »Mittag- und Abendessen« als die effektivste herausgestellt. Nebenbei ist diese auch gesellschaftlich leichter umzusetzen, denn mit Freunden oder Familie isst man meist eher mittags oder abends. Zudem gewinnt man morgens Zeit, die man zum längeren Schlafen oder aber auch für ein 5-Minuten-Minitraining (Seite 173) nutzen kann. Nach dem Essen ist der Parasympathikus stimuliert, ein Teil des vegetativen Nervensystems, das die Körperfunktionen im Ruhezustand steuert. Durch dieses System, manchmal auch »Rest and digest«-System (Ruhen und Verdauen) genannt, wird der Energieverbrauch für die Verdauungstätigkeit gesteigert. Das könnte der Grund für das träge, schwerfällige Gefühl sein, dass sich manchmal nach dem Essen einstellt, insbesondere nach einer reichhaltigen Mahlzeit mit viel Eiweiß, Ballaststoffen und komplexen Kohlenhydraten. Es spricht somit einiges dafür, dieses Gefühl auf einen späteren Zeitpunkt am Tag zu verlegen, wenn alle täglichen Aufgaben erledigt sind.

DIE VORZÜGE DES FASTENS

Das Fasten ist also keine neue Idee und wurde schon von frühesten Zivilisationen und Religionen rituell praktiziert. Aber worin liegen nun die Vorzüge?

Gewichtsreduktion

Etwa vier bis fünf Stunden nach dem Essen ist der Insulinspiegel ganz unten (das ist jenes Hormon, das für die Senkung des Blutzuckerspiegels zuständig ist) und die zuvor aufgenommenen Kohlenhydrate sind verarbeitet, man wird wieder nüchtern. Das löst eine Reihe hormoneller Prozesse aus. Der Körper schaltet jetzt zur Energiegewinnung auf Fettverbrennung um. Körperfett ist in einem gewissen Maß überlebenswichtig, wird jedoch der Körper unaufhörlich versorgt, sodass er seine Energie nur aus der Nahrung bezieht, wird für die Energiegewinnung nur noch Glukose/Glykogen (gespeicherte Glukose) verbrannt. In diesem Fall wird der Körper niemals wirklich auf Fett als Energiequelle zurückgreifen. Werden diese ständig zugeführten sowie die bereits gespeicherten Kohlenhydrate nicht durch wirklich viel Bewegung und Aktivität verwertet, kann der Körper bei der Fettverbrennung niemals Fortschritte machen.

Wir müssen dem Körper die Gelegenheit dazu geben, Fett – wie von der Natur vorgesehen – als Energiereserve zu verwerten. Das gelingt nur, wenn wir ihn nicht ständig mit Nahrung versorgen. Die meisten gesundheitlichen Vorzüge des Fastens lassen sich darauf zurückführen, dass der Körper zur Energiegewinnung Fett statt Glukose verbrennt, was wiederum erklärt, warum es so effektiv zur Gewichtsreduktion beitragen kann. Nachgewiesen wurde auch, dass das Fasten zu einer deutlichen Verringerung des Bauchfetts beiträgt – jenem gefährlichen Fett, das rings um Bauch und innere Organe eingelagert ist. Dieses Viszeralfett ist ein Risikofaktor für Typ-2-Diabetes, Herzerkrankungen, Brustkrebs, Darmkrebs und Alzheimer

Stabiler Energiepegel

Fett kann im Alltag als wichtige Energiequelle eine wichtige Rolle spielen. Allerdings muss man die richtigen Bedingungen schaffen, um Fett für die Energiegewinnung zu verbrennen. Wenn man ständig isst, wird der Körper seinen Brennstoff vorzugsweise aus den eben erst verzehrten Kohlenhydraten ziehen, als stattdessen Fett zu verbrennen. Nahrungsmittel und Getränke mit einem hohen glykämischen Index (solche mit einem hohen Anteil freien Zuckers) können zu kurzen Energiespitzen führen, die aber auch sehr schnell wieder in sich zusammenfallen. Führt man dem

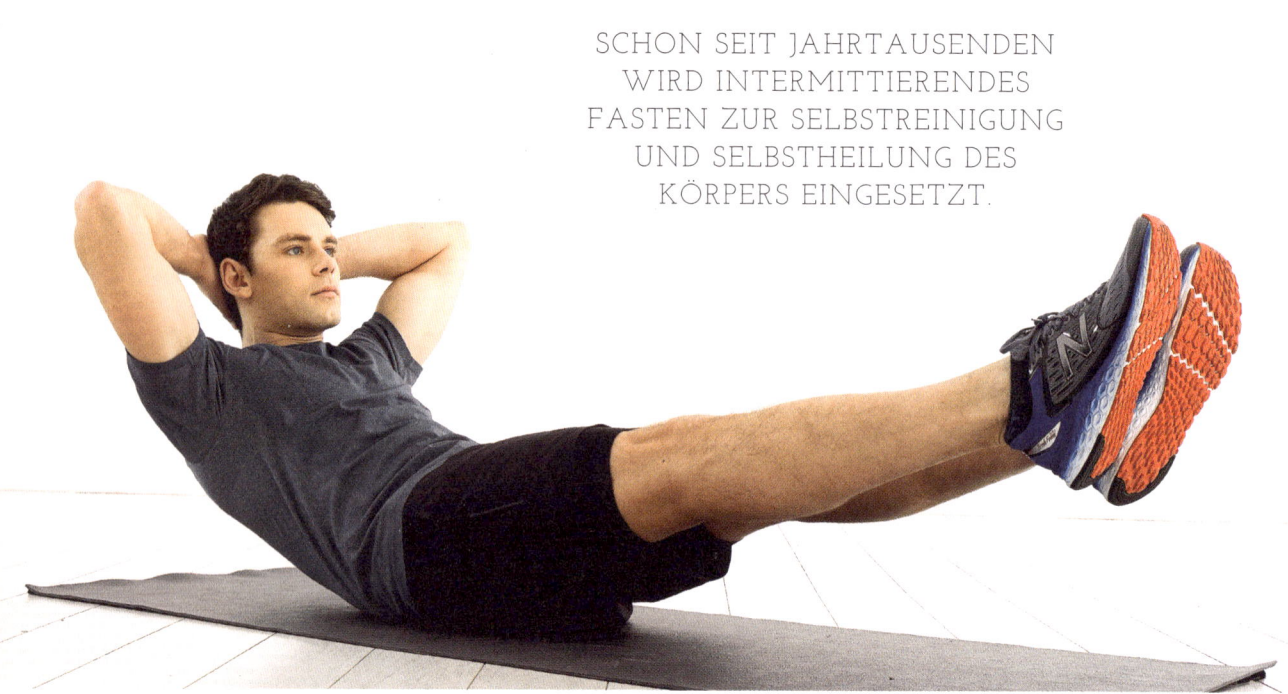

Körper für neue Energie immer wieder Nahrung von außen zu, wird der Körper auch nur diese verwerten.

Während der Verdauung ist der Energieverbrauch hoch (deshalb das träge Gefühl nach einer Mahlzeit), in den Fastenstunden dagegen steht diese Energie zur Verfügung, um das Gehirn und die Muskeln zu versorgen. Darüber hinaus wird Noradrenalin ausgeschüttet, ein Hormon, das nachgewiesenermaßen Konzentration und Aufmerksamkeit erhöht. Aus diesem Grund berichten viele davon, sich durch Fasten insgesamt fitter und leistungsstärker zu fühlen.

Vermindertes Hungergefühl

Viele Leute sind überrascht zu hören, dass ein verringertes Hungergefühl ein Vorteil des Fastens sein soll. Hat der Körper sich nach der anfänglichen Übergangszeit erst einmal an die neue Art zu essen gewöhnt, treten die Gedanken an Essen in den Hintergrund. Durch Fasten normalisiert sich das Hungerhormon Ghrelin und die Reaktion auf Leptin verbessert sich (ein den Appetit unterdrückendes Hormon), beides Faktoren, die dazu beitragen, echten

Hunger zu spüren, was alle 16 bis 24 Stunden der Fall ist. Ein gewaltiger Nutzen, denn man ist unabhängiger, wenn man nicht mehr die Minuten zählt, bis es wieder etwas zu essen gibt – man ist in Einklang mit seinem Körper. Wenn der Körper vorübergehend, also 16 bis 18 Stunden, von Verdauungsaufgaben befreit ist, kann er sich auf seine regenerativen Fähigkeiten konzentrieren.

Verbesserung der Insulinsensitivität

Treibt die Ernährung den Blutzuckerspiegel regelmäßig in die Höhe, muss der Körper immer wieder Insulin ausschütten, um diese Werte abzusenken. Der Körper reagiert auf Insulin ähnlich wie auf eine Droge – zunächst braucht man nicht viel, um die Wirkung zu spüren, nach einer Weile allerdings braucht er mehr und mehr, weil der Körper immer weniger darauf reagiert. Man spricht dann von Insulinresistenz, ein Risikofaktor für die Entstehung von Typ-2-Diabetes sowie einer ganzen Reihe weiterer Krankheitsbilder wie Fettleibigkeit, Herz-Kreislauf-

Erkrankungen und Herzinfarkt, Bluthochdruck, Nierenleiden und Alzheimer.

Aktuell leiden etwa 7 Prozent der deutschen Bevölkerung an Typ-2-Diabetes, in den USA liegt diese Zahl sogar bei 10 Prozent, und man schätzt, dass die Zahl bis zum Jahr 2050 auf 20 Prozent steigen könnte. Wenn Sie über den ganzen Tag verteilt essen, muss der Körper unaufhörlich Insulin ausschütten, um die Blutzuckerschwankungen auszugleichen. Das Fasten hilft durch eine Verminderung dieser Schwankungen dem Körper dabei, wieder besser auf Insulin anzusprechen.

Risikoverminderung bei Krankheiten wie Krebs, Alzheimer und Herzkrankheiten

Im Jahr 2016 ging der Nobelpreis für Physiologie an Yoshinori Ohsumi für seine Entdeckung der Wirkungsweise der Autophagie (griechisch für »sich selbst verzehrend«), ein Selbstreinigungsprozess der Zellen. Was sich hier recht gruselig anhört, ist eigentlich ein sehr nützlicher Vorgang. Es handelt sich dabei um das Recyclingsystem des Körpers. Die Zellen bauen bestimmte Membranen auf, die Reste erkrankter oder abgestorbener Zellen in sich aufnehmen, und verwerten die dabei entstehenden Moleküle zur Energiegewinnung oder zum Aufbau neuer Zellteile. Dieser Prozess kann Krebswachstum verlangsamen und Stoffwechselstörungen wie Adipositas und Diabetes stoppen, beides Risikofaktoren für Herzerkrankungen. Fasten und Sport sind die wirksamsten Methoden, um die Autophagie zu fördern, weil sie nur bei nüchternem Magen einsetzt (siehe »Trainieren mit nüchternem Magen«, Seiten 17–18).

Verlangsamung des Alterungsprozesses

Unter Wissenschaftlern ist schon seit den 1930er-Jahren bekannt, dass Versuchsratten, die nach einem intermittierenden Fastenplan ernährt werden, länger leben – in diesem Fall einen Tag normal gefüttert werden und am nächsten Tag fasten. Die in Intervallen gefütterten Versuchsratten lebten länger als die andere Gruppe, die mit exakt derselben Menge an Futter auf die normale Weise gefüttert wurde. Dass das auch für den Menschen gilt, ist zwar noch keines-

wegs belegt, dennoch erfreut sich Intervallfasten als Anti-Aging-Methode zunehmender Beliebtheit. Angesichts der bekannten Vorteile für den Stoffwechsel und aller möglichen Gesundheitsmarker spricht einiges dafür, dass intermittierendes Fasten dazu beitragen könnte, länger und gesünder zu leben.

Verbessertes Immunsystem

Fasten schützt nicht nur das Immunsystem vor Schädigungen, sondern regt auch dessen Regeneration an, indem inaktive Stammzellen zur Selbsterneuerung angeregt werden (siehe links).

TRAINIEREN MIT NÜCHTERNEM MAGEN

Sie denken möglicherweise, man müsse vor dem Sport essen, aber das stimmt so nicht unbedingt. Jahrelang wurde empfohlen, vor dem Sport reichlich Kohlenhydrate zu sich zu nehmen und sich auch während der Belastung zu versorgen. Seit einiger Zeit jedoch wird das infrage gestellt (insbesondere wenn man keinen Wettkampfsport betreibt). Der Verzehr von Kohlenhydraten vor dem Sport (und währenddessen) kann bei Kurzstreckenläufen und Kraftsport etwa die Leistung erhöhen, allerdings wird hierdurch der Abbau von in den Muskeln gespeichertem Brennstoff (Kohlenhydrate) zur Energiegewinnung eingeschränkt. Dadurch wird auf lange Sicht weniger Fett verbrannt, sodass eine Gewichtsabnahme durch Sport geringer ausfallen wird.

Im Verlauf des Tages kommt man abwechselnd in einen gesättigten und einen nüchternen Zustand. Letzterer hält vier bis sechs Stunden nach der letzten Mahlzeit an. Währenddessen wird Insulin ausgeschüttet, um dem Blut Glukose zu entziehen, das Verdauungssystem nimmt Proteine und Fette auf und in den Muskeln wird Glukose zur Energiegewinnung verbrannt und/oder als Energie (Glykogen) gespeichert.

Sechs Stunden nach dem Essen ist ein nüchterner Zustand erreicht. Das Hormon Glukagon wird ausgeschüttet, um den Blutzuckerspiegel zu normalisieren. Nun werden freie Fettsäuren aus dem Fettgewebe abgespalten, die zur Energieversorgung der Muskeln und des umliegenden Gewebes eingesetzt werden. Bleibt man mehrere Stunden nüchtern, geht der

Körper schließlich in den Zustand der Ketose über. Dabei werden die Fettsäuren von der Leber in Ketonkörper umgewandelt, die anstelle von Glukose verbrannt werden, wenn die Kohlenhydratspeicher erschöpft sind. Isst man dann, verhindert Insulin die Aufspaltung von Fettsäuren in nutzbare Energie, weil der Körper wieder auf Kohlenhydrate zurückgreift, sodass nun der Mechanismus der Fettverbrennung eingeschränkt ist.

Aus evolutionsgeschichtlicher Sicht ist das ein sinnvoller Mechanismus, denn Körperfett unterstützt den Stoffwechsel im Umgang mit Nahrungsüberschuss beziehungsweise -mangel. Besonders wichtig war das bei einem Mangel, da Nahrung im Gegensatz zu heute nicht so leicht verfügbar war. Heute steht ständig Nahrung zur Verfügung, der Körper aber funktioniert noch genauso wie vor Zehntausenden von Jahren. Wer den ganzen Tag über isst, schafft es nie, sich die natürliche Fähigkeit des Körpers nutzbar zu machen, eingelagertes Fett als Energiequelle zu verbrennen. Bewegung mit nüchternem Magen kann dieses Potenzial zusätzlich maximieren. Ich trainiere inzwischen seit vier Jahren nüchtern und drei Jahre davon war ich Kurzstreckenläufer und nahm auf nationaler Ebene an Wettkämpfen über 100, 200 und 400 Meter teil. Ich hasse das Gefühl, mit einem vollen Magen zu trainieren – ich fühle mich dann schwer, aufgebläht und träge. Bei Wettkämpfen folgte ich dem Prinzip: »train low, compete high«, das heißt, ich trainierte nüchtern, sodass mein Körper lernte, die Energiereserven so effizient wie möglich zu nutzen, und bei Wettkämpfen lief ich mit gut gefülltem Kohlenhydratspeicher, um die Leistung zu maximieren.

Anfangs werden Ihnen die Work-outs mit nüchternem Magen härter vorkommen, aber nach zwei Wochen wird sich das bessern, weil die Muskeln lernen, mit weniger Glykogen auszukommen und Fettsäuren zur Energiegewinnung zu verwerten. Das Durchhalten lohnt sich, denn Sie werden auf diese Weise schnell Erfolge bei der Gewichtsreduktion verzeichnen.

SCHLUSS MIT FASTEN-MYTHEN

Hin und wieder äußern Menschen Vorbehalte gegenüber dem intermittierenden Fasten, die jedoch meist auf eine Reihe von Fehlinformationen zurückzuführen sind. Hier die drei gängigsten Missverständnisse:

Mythos #1: Fasten verlangsamt den Stoffwechsel

Das Gegenteil ist der Fall. Durch den niedrigeren Insulinspiegel, die erhöhte Ausschüttung von Wachstumshormonen und Noradrenalin wird die Aufspaltung von Körperfett unterstützt und so dessen Verwertung als Energiequelle gefördert. Tatsächlich steigert deshalb das Kurzzeitfasten den Grundumsatz um 3,6 bis 14 Prozent und hilft dabei, ein paar Kalorien zu verbrennen. Wichtiger aber ist, dass dabei die Menge des für die Energiegewinnung verbrannten Fetts erhöht wird, was zu einem Abbau von Körperfett und einer allgemeinen Gewichtsreduktion beiträgt. Studien zufolge verlangsamt sich der Stoffwechsel erst nach 72 Stunden Fasten.

Mythos #2: Fasten = Hungern

Es gibt einen gewaltigen Unterschied zwischen Fasten und Hungern. Von Hungern spricht man, wenn der Körper tagelang nicht mit Nahrung versorgt wird und gezwungen ist, auf lebenswichtiges Gewebe zurückzugreifen, um zu überleben. Das Ziel beim Fasten ist nicht die Kalorienbeschränkung, sondern die Reduzierung der Häufigkeit der Mahlzeiten durch Ausdehnung der Zeit zwischen der letzten Mahlzeit eines Tages und der ersten Mahlzeit am nächsten Tag. Bei 2MD wird einfach die erste Mahlzeit etwas später gegessen, falls man das Frühstück auslässt, oder die letzte Mahlzeit früher, wenn das Abendessen ausfallen soll. Wenn Sie essen, dann essen Sie, bis Sie satt sind und genießen Sie jeden Bissen!

Mythos #3: Die Muskeln werden schlaff

Einer der wichtigsten Vorteile des Fastens ist die Wirkung auf die Wachstumshormone im Blut, die bis auf das Fünffache ansteigen können. Ein höherer Wert an Wachstumshormonen fördert die Fettverbrennung sowie den Muskelaufbau und verhindert den Muskelabbau, wenn der Körper durch entsprechende Nährstoffe unterstützt wird, die während der zwei Mahlzeiten aufgenommen werden.

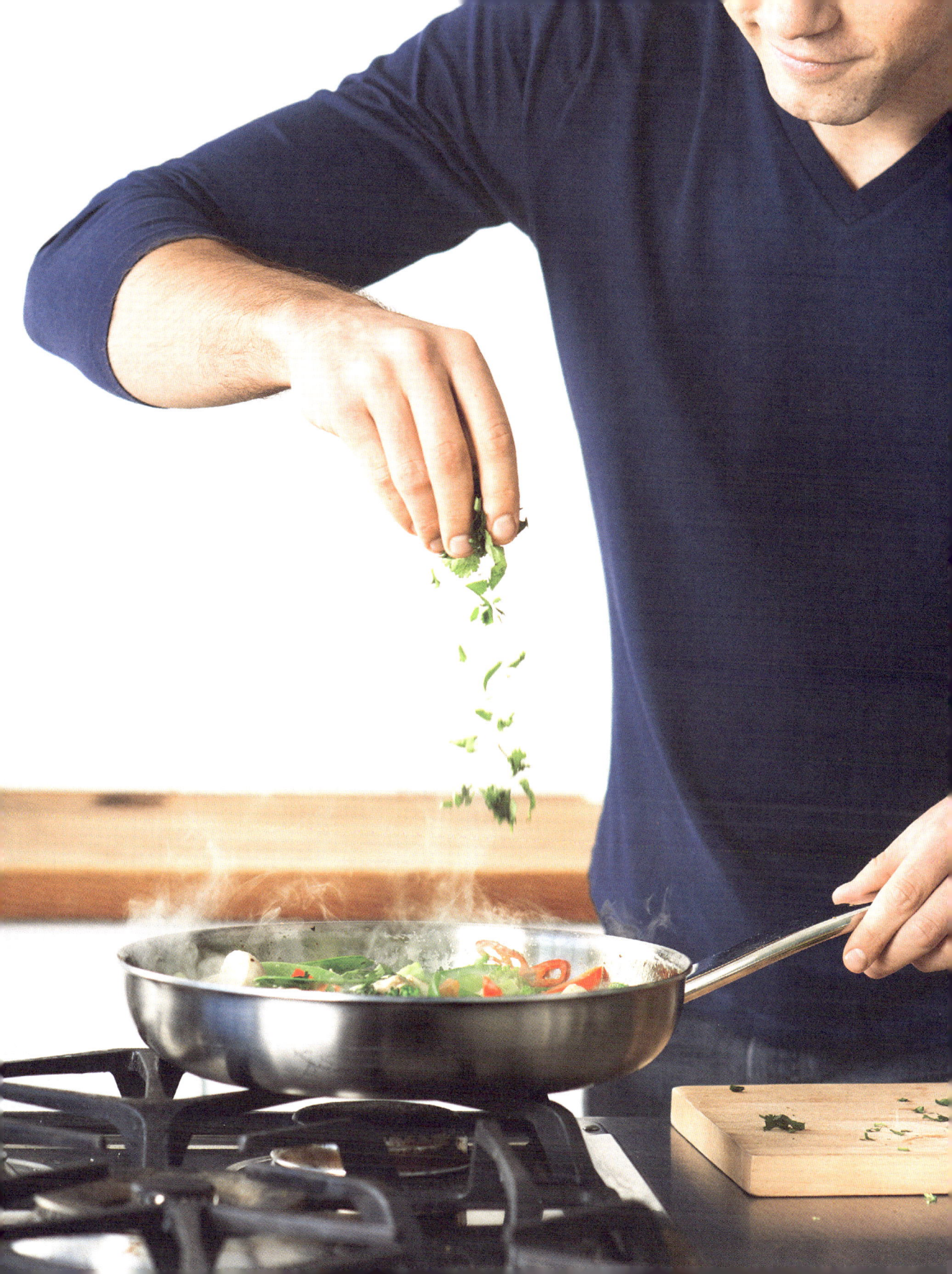

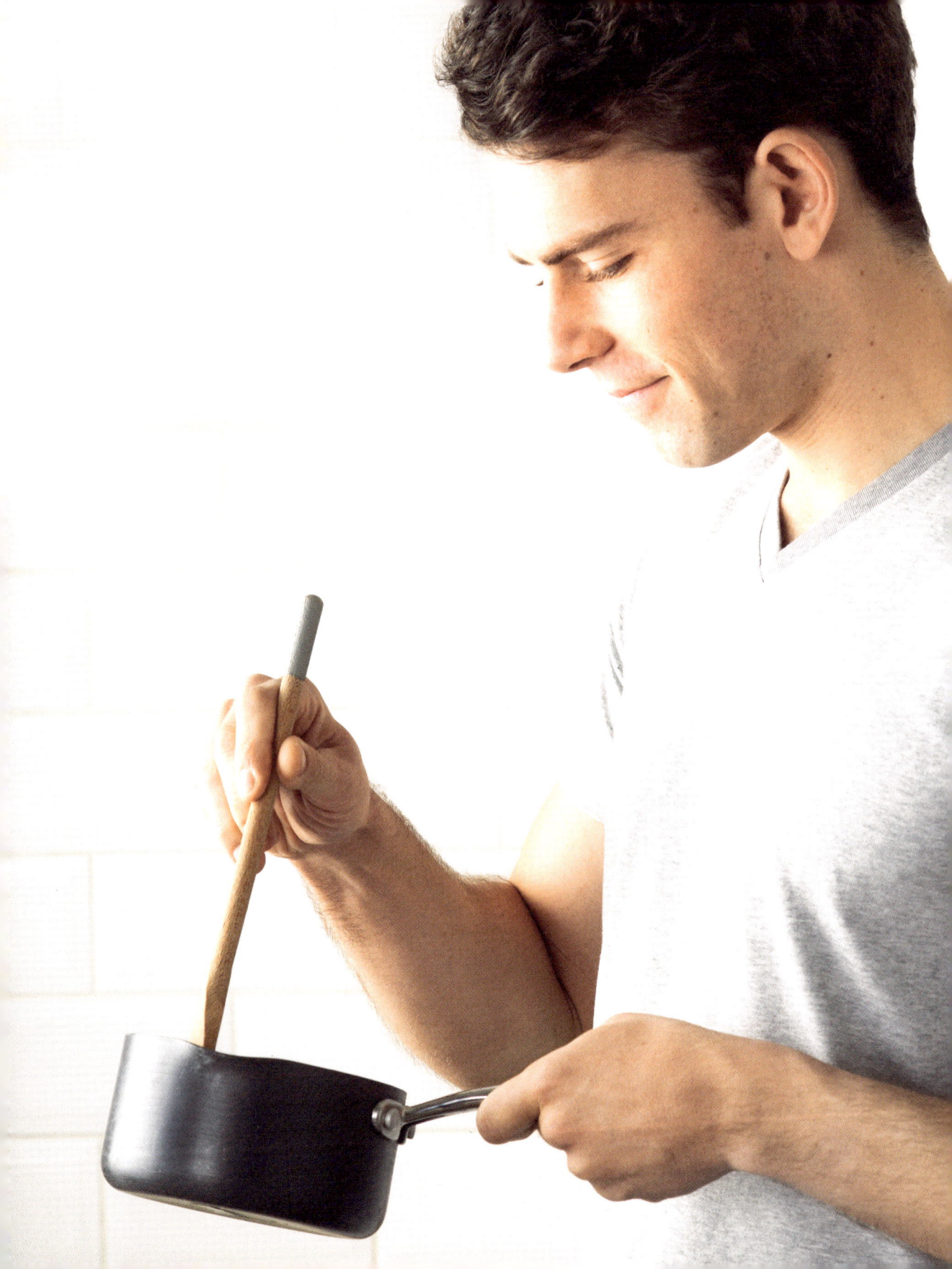

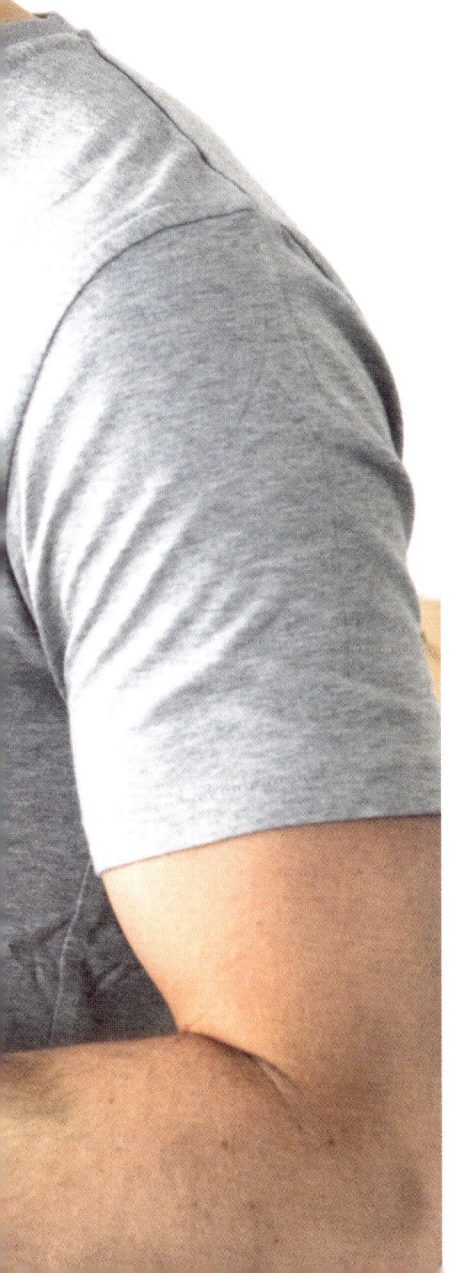

KAPITEL 2

LOS GEHT'S

In diesem Kapitel werde ich meine Ernährungsphilosophie, die Rolle der Makronährstoffe und meine Überlegungen zu Ergänzungsmitteln erläutern. Danach werde ich näher auf einige der eher praktischen Aspekte des 2-Meal-Day-Konzepts eingehen und Tipps geben, wie einige der möglicherweise auftretenden Hindernisse überwunden werden können. Zu guter Letzt ist es wichtig, sich Gedanken darüber zu machen, ob Alkohol und das 2-Meal-Day-Konzept vereinbar sind.

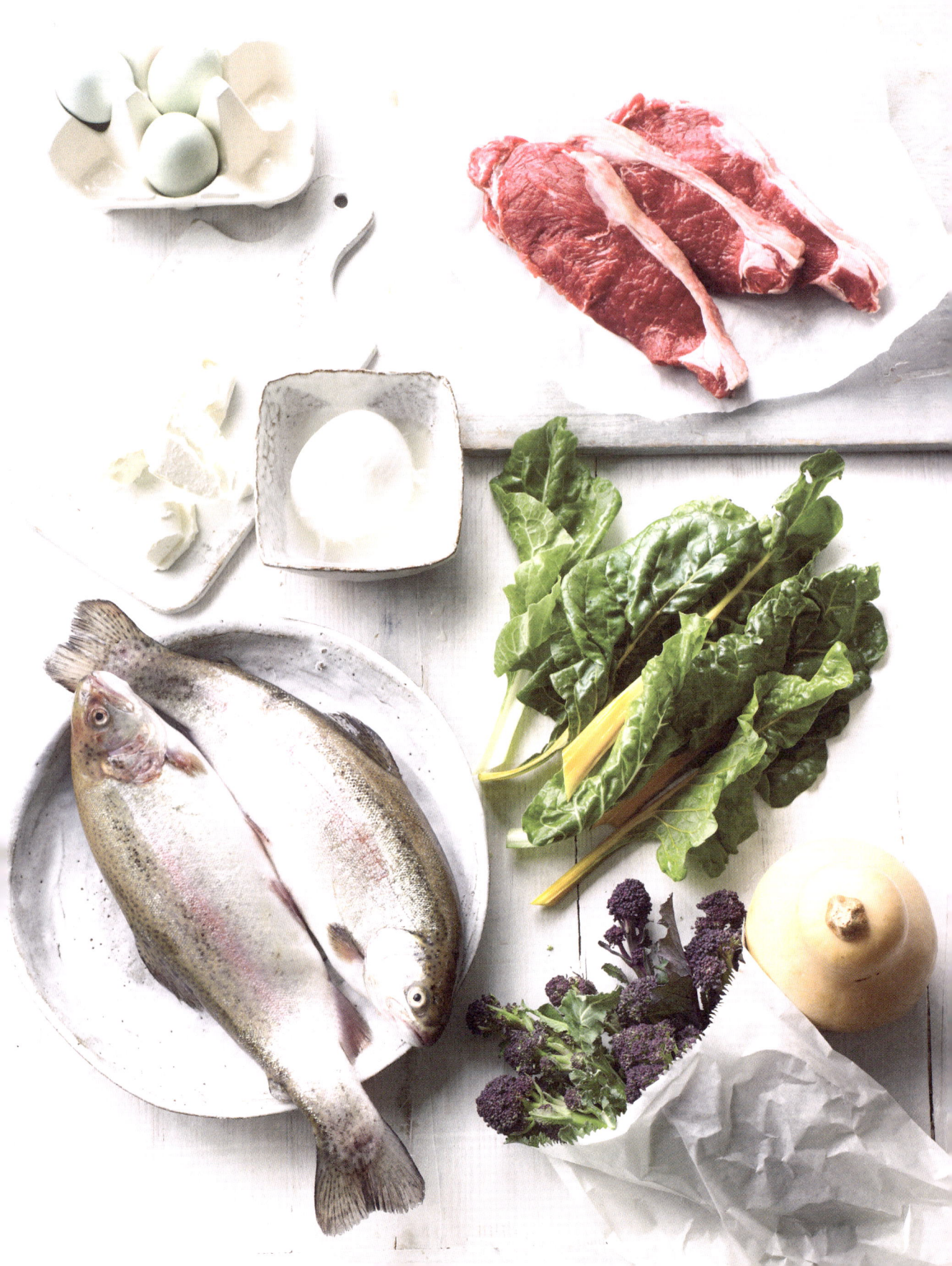

MEINE PHILOSOPHIE

Meine Ernährungsphilosophie ist einfach: Es sollten regional erzeugte, nährstoffreiche und der Jahreszeit entsprechende Nahrungsmittel verzehrt werden. Mit anderen Worten: unverfälschte Nahrung. Der Körper ist nicht dafür konzipiert, permanent Nahrung zu verdauen und zu verstoffwechseln, insbesondere während inaktiver Zeiten. Werden Nahrungsmittel verzehrt, die den Körper mit ausreichend Nährstoffen versorgen, wird schnell deutlich, dass man nicht alle drei bis vier Stunden essen muss. Man erkennt nach und nach, wie sich echter Hunger anfühlt, erlangt damit die Fähigkeit, sein Essverhalten zu kontrollieren, und wird nie wieder ein Sklave der Essenszeiten sein.

Unser Körper nutzt von Natur aus Fett als Energiequelle, wir sind aber aufgrund von cleverem Marketing und einem Überangebot an industriell gefertigten Produkten immer abhängiger geworden von Zucker als Energielieferant. Diese stark behandelten Produkte werden so entwickelt, dass sie als perfekte Kombination aus Zucker, Salz und/oder Fett nahezu süchtig machen und zu einem übermäßigen Verzehr führen, der Übergewicht und Krankheiten verursacht. »Wenig und oft essen« oder »grazing« (deutsch »Grasen«), wie es Experten nennen, ist zur sozialen Norm geworden, was den Mythos, es halte den Stoffwechsel in Gang, aufrechterhält. Wir werden von Firmen, die billige, nährstoffarme und stark verarbeitete Produkte herstellen, dazu ermuntert, zwischen den Mahlzeiten permanent zu Snacks zu greifen.

Der Körper braucht Zeit, um sich an eine neue Form des Essens zu gewöhnen – und das kann zu einem Problem werden. Die Umgewöhnung ist individuell unterschiedlich, dauert aber meist nicht länger als ein bis zwei Wochen. Ich versichere Ihnen, dass es sich lohnt, durchzuhalten, auch wenn die ersten Wochen schwierig sind. Fängt der Körper an, gespeichertes Körperfett als Energiequelle zu nutzen, wird dieses schnell verbrannt, man hat mehr Energie und weniger Hunger.

Essen Sie naturbelassene Nahrungsmittel

Eine Ernährung mit »echten«, also naturbelassenen Nahrungsmitteln ist ein einfach zu befolgendes Konzept. Es geht dabei um all das, was die Natur uns gibt: Pflanzen, Obst, Wurzeln, Nüsse, Samen und Kerne, Fleisch, Fisch, Eier, Milch und Milchprodukte wie Käse und Joghurt. Unverfälschte Nahrungsmittel werden so wenig wie möglich verarbeitet. Sie stammen von Tieren, die ein gesundes, glückliches Leben geführt haben und nicht mit Hormonen, Steroiden und Antibiotika vollgepumpt wurden, die dann in die Nahrungskette eingespeist werden. Sie sollten nur minimal verarbeitet und nicht künstlich hergestellt sein und auf jeden Fall nicht aus Zutaten bestehen, die man nicht aussprechen kann. Wenn wir sie nicht bereits vor 200 Jahren gegessen hätten, könnten sie vermutlich heute nicht als »echte« Nahrungsmittel bezeichnet werden.

Entscheidend in Bezug auf die epidemische Ausbreitung von Fettleibigkeit, Diabetes und Herzerkrankungen ist, dass bei vielen unverfälschte Nahrung nicht mehr auf dem Speiseplan steht. Stattdessen essen wir verarbeitete Produkte, die irgendwann einmal echte Nahrungsmittel waren aber zum Zweck einer längeren Haltbarkeit und/oder aus Profitgründen Verfahren durchlaufen haben, bei denen die möglicherweise zuvor enthaltenen Nährstoffe zerstört wurden. Dazu gehören Frühstückszerealien, Müsliriegel, Chips, Kekse, Limonaden und Schokoriegel, um nur einige zu nennen. Da wir nicht darauf ausgerichtet sind, diese industriell verarbeiteten Produkte zu verdauen, werden wir fett, krank und zuckersüchtig. Achten Sie bei Ihrem nächsten Einkauf darauf, wie viele industriell verarbeitete Nahrungsmittel die Regale füllen.

Der Verzehr natürlicher Nahrungsmittel ist beim 2-Meal-Day-Konzept von grundlegender Bedeutung. Gewöhnen Sie sich an, Nahrungsmittel nach ihrem Nährwert und nicht nach ihrem Kalorienwert zu beurteilen (die gesündesten Nahrungsmittel sind oft auch die kalorienreichsten). Da Sie zwei und nicht drei Mahlzeiten am Tag zu sich nehmen werden, ist es sehr wichtig, dass die verzehrten Nahrungsmittel besonders reich an Nährstoffen sind. Ich habe bei meinen Gerichten vor allem darauf geachtet, dass sie so nahrhaft wie möglich sind und genau die Makronährstoffe liefern, die man braucht.

MAKRONÄHRSTOFFE

Nährstoffe sind Substanzen, die für die Energiegewinnung, das Wachstum und die Körperfunktionen zum Einsatz kommen. Als Makronährstoffe werden die Nährstoffe bezeichnet, die in größeren Mengen gebraucht werden. Es gibt drei Arten: Fett, Eiweiß und Kohlenhydrate. Es ist sehr wichtig zu verstehen, welche Rolle sie für die Körperfunktionen spielen, damit man in der Lage ist, Tag für Tag die richtigen Nahrungsmittel auszuwählen.

Fett

Eine folgenreiche Studie, die der Wissenschaftler Ancel Keys vor mehr als 50 Jahren (1958) durchgeführt hat, wies Regierungen, der Lebensmittelindustrie und den Medien einen falschen Weg, weil sie gesättigte Fette verteufelte und damit zur Entstehung eines Industriezweigs führte, der bis heute Low-Fat-Produkte als gesündere Ernährungsform vermarktet. Die seit 30 Jahren immer weiter ansteigenden Raten von Fettleibigkeit, Diabetes und anderen Stoffwechselkrankheiten lassen vermuten, dass die Antwort nicht so einfach ist. Zum Glück gibt es Hunderte seriöser Studien und zahllose Ärzte und Forscher, die einräumen, dass der Verzehr von Fett – insbesondere von einfach ungesättigten Fettsäuren aus pflanzlichen Quellen wie Avocados und Olivenöl und von mehrfach ungesättigten Fettsäuren sowie Omega-3-Fettsäuren aus Fettfisch wie Lachs und Makrelen – für ein optimales Funktionieren sämtlicher Systeme im Körper von entscheidender Bedeutung ist.

Fett ist eine zusätzliche Brennstoffquelle für unsere lebenswichtigen Organe (bis auf das Gehirn) und kommt bei lang anhaltenden Aktivitäten von niedriger bis mittlerer Intensität wie Walking, Schlafen und alltäglichen Routineverrichtungen zum Einsatz. Eine übermäßige Aufnahme von Kohlenhydraten verhindert nicht nur, dass Fett für diese Aktivitäten verbrannt werden kann (was zu Schwankungen des Energielevels führen wird), sondern bedeutet auch, dass die nicht verbrauchten Kohlenhydrate dann als Fett gespeichert werden können. Eine fettreiche Ernährung mit mäßigem Proteinverzehr, bei der auf »schlechte« Kohlenhydrate wie Kuchen, Kekse, Süßigkeiten und Softdrinks verzichtet wird, bedeutet, dass die Kalorienaufnahme insgesamt verringert ist und man vermutlich auch insgesamt weniger isst.

> DAS 2-MEAL-DAY-KONZEPT IST KEINE EIWEISSREICHE ERNÄHRUNG WIE DIE ATKINS- ODER DIE DUKAN-DIÄT.

Allerdings sind nicht alle Fette gleich. Gehärtete Fette (Transfette) sind die unnatürlichen, stark verarbeiteten Fette, die in Kuchen, Keksen, Gebäck, Low-Fat-Produkten und Margarine zu finden sind. Auf diese sollte um jeden Preis verzichtet werden. Sie sind reine Kunstprodukte, die in einem industriellen Verfahren hergestellt werden, bei dem Wasserstoff zu flüssigen Pflanzenölen zugegeben wird, um diese zu verfestigen. Diese Produkte erhöhen nachweislich den LDL-Spiegel (schlechtes Cholesterin) und senken den HDL-Spiegel (gutes Cholesterin), wodurch sich das Risiko für Herzerkrankungen und Alzheimer massiv erhöhen kann.

Eiweiß

Der Körper benötigt Eiweiß für Wachstum und Erhalt. Eiweiß ist einer der wichtigsten Bausteine in jeder Zelle, vor allem in den Muskeln, und ist nach Wasser die häufigste Substanz im Körper. Darüber hinaus trägt Eiweiß zur Produktion von Hormonen und zur Regulierung des Stoffwechsels bei. Der Verzehr von Eiweiß hält außerdem länger satt, weil es den Darm zur Ausschüttung von Sättigungshormonen anregt. Da es zudem länger braucht, um den Darm zu passieren und um verdaut und vom Körper resorbiert zu werden, erzeugt Eiweiß, anders als Kohlenhydrate, keine Blutzuckerspitzen.

Es ist wichtig, darauf hinzuweisen, dass die 2-Meal-Day-Ernährung keine eiweißreiche Diät ist wie die Atkins- oder die Dukan-Diät. Eine Ernährung, die sehr reich an Proteinen ist, kann die Nieren belasten und ist außer für Profisportler völlig unnötig. Außerdem kann Eiweiß vom Körper auch als eine Art Energie genutzt werden – wird also zu viel davon verzehrt, kann gespeichertes Körperfett nicht mehr verbrannt werden. Das Ziel hier ist, Eiweiß in mäßigen Mengen und ausgewogen mit anderen Makronährstoffen zuzuführen.

Kohlenhydrate

Kohlenhydrate wirken sich auf den Insulinspiegel aus und Insulin wiederum wirkt sich auf die Fettspeicherung aus. Alle Arten von Kohlenhydraten – einfache wie komplexe – werden irgendwann in Glukose (Zucker) umgewandelt. Wie wir gesehen haben, wird Glukose, die nicht sofort verbrannt wird, zunächst als Glykogen in den Muskeln und Leberzellen gespeichert. Sind diese Speicher voll, wird sie in Fettsäuren

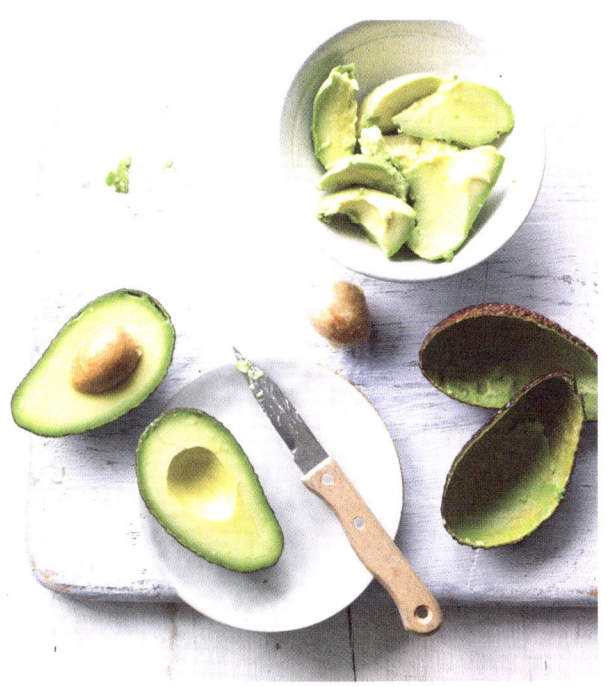

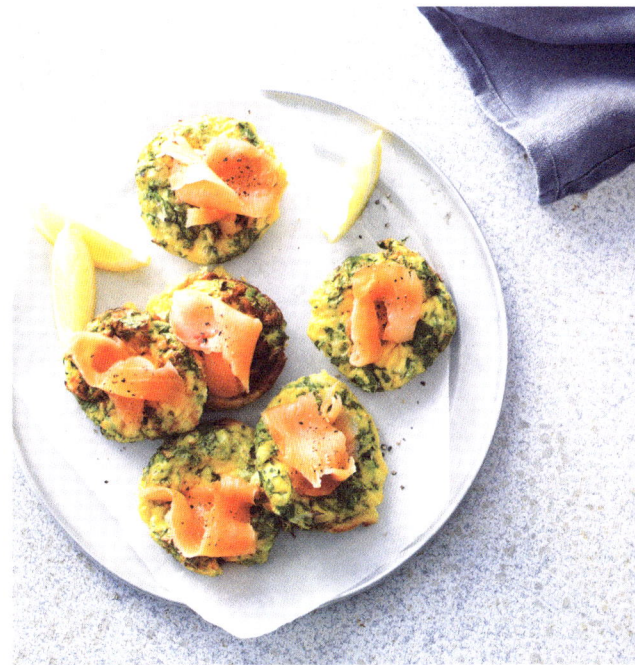

umgewandelt und als Fett gespeichert oder von der Leber in den Körperkreislauf abgegeben, was bedeutet, dass der Blutzuckerspiegel länger erhöht bleibt. Werden ständig Kohlenhydrate verzehrt, ohne das gespeicherte Glykogen (durch körperliche Betätigung) aufzubrauchen, setzt man schließlich Fett an.

In meinen Menüplänen ist die Kohlenhydratzufuhr so konzipiert, dass an Trainingstagen kohlenhydratreichere Mahlzeiten verzehrt werden, um den Glykogenspeicher nach körperlicher Betätigung wieder aufzufüllen. Die Kohlenhydrate stammen dabei nicht aus nährstoffarmen, industriell verarbeiteten Quellen, sondern aus hochwertigen wie Obst und Gemüse.

ERGÄNZUNGSMITTEL

Ich bin davon überzeugt, dass der Verzehr oder die Einnahme irgendwelcher Pre- oder Post-Workout-Ergänzungsmittel wie Proteinpulver, Kohlenhydratdrinks oder -riegel bei einer nährstoffreichen Ernährung völlig unnötig ist. Die Ergänzungsmittelindustrie ist ein Millionen Dollar schwerer Industriezweig mit cleverem Marketing und prominenten Sportlern, die für zahlreiche Produkte werben. In Studien hat sich jedoch gezeigt, dass diese Mittel sich nur gering oder überhaupt nicht auf den Aufbau von Muskelmasse oder den Abbau von Fett auswirken.

Eine nährstoffdichte Ernährung mit natürlichen Nahrungsmitteln ist auf jeden Fall die bessere Wahl. Geben Sie Ihr Geld sinnvoll aus und kaufen Sie lieber ein schönes, saftiges Steak in Ihrem Hofladen oder bei Ihrem Metzger!

ERSTE SCHRITTE

Will man schlechte Gewohnheiten durch gute ersetzen, fällt der Anfang oft besonders schwer. Die folgenden drei Schritte, die ich auch all meinen Kunden mit auf den Weg gebe, sollen Ihnen den Anfang erleichtern. Versuchen Sie, sie der Reihe nach zu befolgen.

1. **Entrümpeln** Werfen Sie jede Art von Junkfood in den Mülleimer, einschließlich Fertigmahlzeiten, Softdrinks, verarbeiteten Lebensmitteln, raffiniertem Zucker, Snacks und Alkohol (mehr dazu später). Das ist Regel Nummer eins. Wenn keine Versuchungen im Haus lauern, hat man die besten Erfolgsaussichten (Es macht mich verrückt zu wissen, dass ein saftiger Brownie im Schrank liegt!).

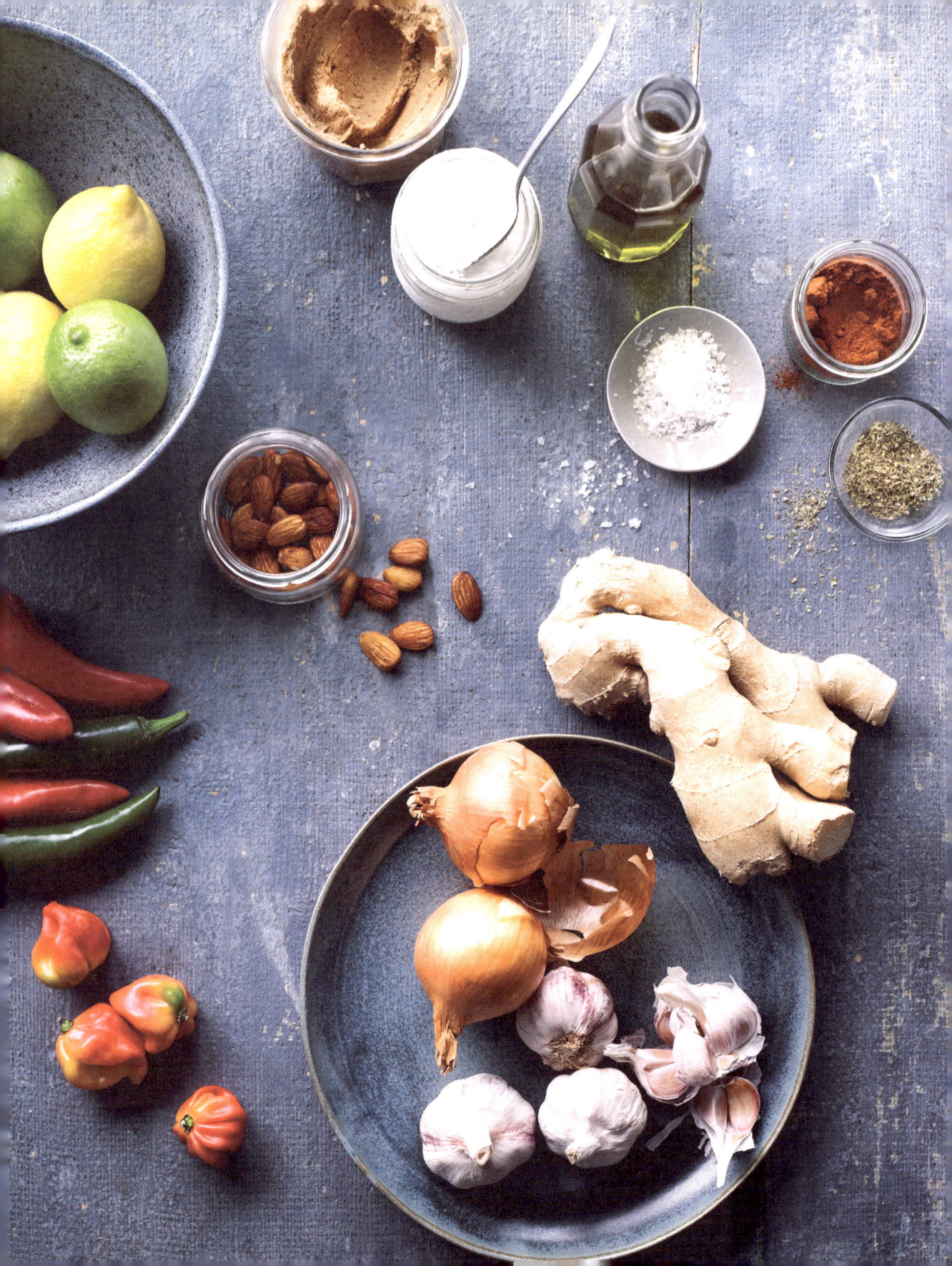

2. **Frühstück oder Abendessen?** Sie können wählen, ob Sie das Frühstück oder das Abendessen auslassen möchten, und sollten dann an Ihrer Entscheidung festhalten. Es ist entscheidend, dass Ihr Körper sich an ein Essmuster gewöhnt. Ich habe herausgefunden, dass es für mich am besten ist, wenn ich das Frühstück weglasse, aber jeder Mensch ist da anders. Wie im vorangegangenen Kapitel bereits erläutert, sollte Ihre Wahl zu Ihrer Lebensweise passen.

3. **Organisation ist alles** Wählen Sie aus dem Rezeptteil fünf bis zehn Mahlzeiten aus, von denen Sie denken, dass sie Ihnen am besten schmecken werden, und kaufen Sie dann die nötigen Zutaten ein. Die unten aufgeführte Liste enthält die wichtigsten Zutaten, die für die Zubereitung unterschiedlicher schmackhafter und nahrhafter Mahlzeiten in keiner Küche fehlen dürfen.

- Steinsalz
- schwarzer Pfeffer
- natives Olivenöl extra
- Butter aus Weidemilch
- Kokosöl
- Zwiebeln
- Knoblauch
- Tomaten in der Dose
- Sojasauce (hell oder dunkel)
- Chilischoten
- griechischer Joghurt (Vollfettstufe)
- ganze Mandelkerne
- Erdnussbutter (oder ein anderes Nussmus, zum Beispiel aus Cashew-, Mandel- oder Haselnusskernen)
- frischer Ingwer
- Bitterschokolade (etwa 70 % Kakaoanteil)
- Zitronen/Limetten
- edelsüßes und geräuchertes Paprikapulver
- getrockneter Oregano
- getrockneter Rosmarin

DIE GRUNDSÄTZE

Die folgenden Leitsätze erleichtern die Umsetzung des 2-Meal-Day-Konzepts im Alltag:

1. **Essen Sie zu den üblichen Zeiten!** Auch wenn Sie eine Mahlzeit auslassen, sollten Sie die Zeiten, zu denen Sie die anderen beiden Mahlzeiten einnehmen, nicht verändern. Wenn Sie beispielsweise planen, das Frühstück auszulassen, und normalerweise 13 Uhr zu Mittag und 20 Uhr zu Abend essen, sollten Sie diese Zeiten beibehalten.

2. **Halten Sie sich an zwei Mahlzeiten täglich!** In der Zeit, in der Sie Fett abbauen wollen, gibt es keine Auszeiten.

3. **Schummeln ist nicht erlaubt!** Trinken Sie während der Fastenstunden nur Wasser, schwarzen Tee oder Kaffee (ohne Milch und/oder Zucker) oder Kräutertee. Achten Sie auf Ihren Koffeinkonsum – warten Sie mit der ersten Tasse Kaffee am Morgen, bis es nicht mehr anders geht (Koffein kann den Appetit dämpfen.). Essen Sie während der Fastenstunden keine Snacks. Sie können sich zwischen den zwei Mahlzeiten einen Snack (Seiten 132–149) gönnen, aber nicht während der Fastenstunden.

HINDERNISSE

Anlaufschwierigkeiten sind unvermeidbar, wenn man den Versuch startet, seine Essgewohnheiten zu ändern. Geben Sie Ihrem Körper Zeit, sich daran zu gewöhnen, und Sie werden bald die Früchte ernten können. Es gibt drei große Probleme, mit denen Sie eventuell zu kämpfen haben werden:

- **Magenknurren** Am Anfang kann sich ein leerer Magen merkwürdig anfühlen. Es ist jedoch wichtig zu wissen, dass ein knurrender Magen kein Zeichen von Hunger ist. Der Körper wartet zu den gewöhnlichen Essenszeiten routinemäßig darauf, Nahrung zu verdauen. Man löst dieses Problem am besten, indem man ein großes Glas kaltes Wasser trinkt. Hat man das 2-Meal-Day-Konzept einige Tage befolgt, wird das Knurren verschwinden.

• **Benommenheit/Kopfschmerzen** Diese Probleme machen sich vor allem dann bemerkbar, wenn man die ersten Male auf nüchternen Magen Sport treibt, können aber auch bei alltäglichen Aktivitäten auftreten. Oft haben sie eine von zwei Ursachen, wenn nicht beide. Die erste ist Dehydration. Trinken Sie einen halben Liter Wasser mit einigen Prisen Salz. Salz ist ein Elektrolyt, das sich, wird es in Wasser gegeben, in seine Ionenkomponenten auflöst. Diese Ionen sind elektrisch leitfähig, unterstützen den Empfang und das Senden von Botschaften im gesamten Körper und erleichtern die zelluläre Hydratation. Man kann für einen besseren Geschmack auch Zitronensaft zugeben. Es kann auch sein, dass der Körper sich so daran gewöhnt hat, Zucker aus Nahrung als Brennstoff zu verwerten, dass er Schwierigkeiten hat, Energiequellen aufzuspüren. Bleiben Sie am Ball! Wenn Sie die Übergangsphase überwunden haben, in der Ihr Körper mehr und mehr auf gespeichertes Körperfett als Energiequelle zurückgreift, verschwinden auch die Kopfschmerzen und die Benommenheit. Abhängig von der vorherigen täglichen Kohlenhydratzufuhr kann das bei einigen länger dauern als bei anderen.

• **Soziale Schwierigkeiten** Das größte Problem am 2-Meal-Day-Konzept ist vermutlich, dass man sich immer wieder mit der Meinung anderer zum Thema »Fasten« auseinandersetzen muss. Einige Menschen können sehr defensiv werden und alle möglichen Argumente anführen, wie ungesund es ist, Mahlzeiten auszulassen oder zu fasten. Mein Rat ist, sich in solchen Situationen darauf zu besinnen, dass Ernährung für viele Menschen ein sehr emotionales/heikles Thema ist, über das sich nicht zu streiten lohnt. Man kann versuchen, andere so sachlich wie möglich über die Vorteile des Fastens aufzuklären, und sollte es dabei belassen. Regen Sie sich nicht über Miesmacher auf und lassen Sie nicht zu, dass Ihre Motivation geschwächt wird!

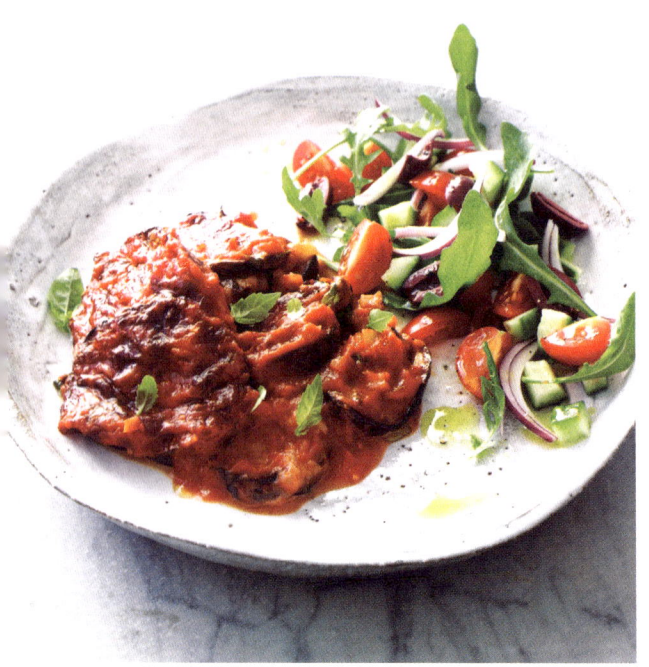

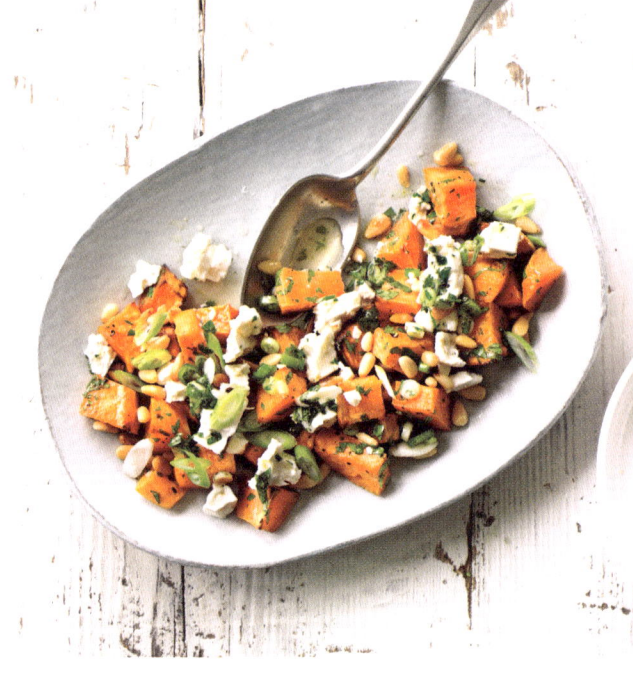

UND WIE SIEHT ES MIT ALKOHOL AUS?

Die Lebensweise kann den Erfolg des 2-Meal-Day-Konzepts nachhaltig beeinflussen, insbesondere wenn es um Gewohnheiten im geselligen Beisammensein mit anderen Menschen geht. Alkohol spielt hier ohne Frage eine wichtige Rolle und dem einen oder anderen von Ihnen ist dieses Thema vermutlich beim Lesen des Abschnitts über Makronährstoffe (Seiten 23–25) bereits in den Sinn gekommen. Dieses Anliegen, zu dem ich immer wieder befragt werde, bewegt viele Menschen.

Das Wichtigste zuerst: Alkohol verlangsamt die Fettverbrennung im Körper, deshalb sollte man, wenn man die bestmöglichen Ergebnisse mit dem 2-Meal-Day-Konzept erzielen möchte, idealerweise überhaupt keinen konsumieren. Dennoch muss nicht völlig auf Alkohol verzichtet werden, um positive Resultate zu erzielen. Lassen Sie allerdings das Abendessen aus, sollten Sie mit dem Konsum von Alkohol in den Abendstunden vorsichtig sein. Sie sollten Ihr gesellschaftliches Leben nicht gänzlich brach liegen lassen, um Ihr Ziel zu erreichen, denn dadurch kann alles viel schwerer werden. Je verbissener man sich mit seiner Ernährung und seinem Training beschäftigt, desto wahrscheinlicher ist es, dass man sein Ziel nicht erreicht oder die Motivation verliert.

Die richtige Ernährung und eine angemessene körperliche Betätigung sind nicht allein ausschlaggebend für eine ausgewogene Lebensweise. Auch Geselligkeit spielt für unsere Gesundheit und unser Wohlergehen eine wichtige Rolle. Wir sind von Natur aus Gewohnheitsmenschen und das gesellige Beisammensein mit anderen kann zu einem Problem werden, wenn wir schlechte Angewohnheiten annehmen – aber mit ein wenig gutem Willen und Selbsterkenntnis können wir schnell neue Verhaltensmuster entwickeln.

Die schlimmste Angewohnheit in Bezug auf Alkohol ist das exzessive Trinken. Es hat mich viel Zeit gekostet, mein Verhalten zu ändern, aber nach fünf Jahren, in denen ich oft einen schrecklichen Kater hatte, Geld verschwendet, mich selbst verletzt, Beziehungen zerstört und mich insgesamt schrecklich gefühlt habe, konnte ich meine Trinkgewohnheiten ändern. Ich trinke immer noch gelegentlich, aber anders als früher und selten so viel, dass ich betrunken bin.

Es gibt viele Gründe für exzessives Trinken, aber ich denke, dass es bei den meisten Menschen auf die beiden folgenden zurückzuführen ist: Zum einen entwickeln Menschen oft regelmäßige und exzessive Trinkmuster, ohne darüber nachzudenken. Ich hatte mir angewöhnt, immer einen Drink in der Hand zu haben, wenn ich in Bars unterwegs war, und fühlte mich ohne unbehaglich und seltsam. Ich hatte mich zudem daran gewöhnt, schnell zu trinken, ohne darüber nachzudenken.

Der zweite Grund ist soziale Unsicherheit. Alkohol kann hilfreich sein, sich in Gesellschaft ungezwungener zu bewegen, vor allem, wenn man neue Bekanntschaften schließt. Alkohol senkt die Hemmschwelle, es wird einem egal, was andere denken, und wir wollen einfach nur Spaß haben. Wir hören auf, uns selbst zu verurteilen, und leben den Augenblick.

Was tun? Diese fünf einfachen Schritte haben mir dabei geholfen, mein Trinkverhalten zu ändern.

1. **Nehmen Sie sich fest vor, sich nicht zu betrinken!** Wenn Sie mehrere Mal zu sich selbst sagen: »Ich werde mich nicht betrinken!«, ist die Wahrscheinlichkeit, über die Stränge zu schlagen, sehr viel geringer.

2. **Sorgen Sie für Gründe, um einen weiteren Drink abzulehnen!** Planen Sie für den nächsten Morgen ein Work-out mit einem Freund, ein Arbeitstreffen oder eine Trainingsstunde oder denken Sie sich einfach etwas aus!

3. **Qualität geht vor Quantität.** Finden Sie ein alkoholisches Getränk, das Ihnen wirklich gut schmeckt, und geben Sie mehr Geld für Qualität aus. Trinken Sie Ihren Drink langsam und genießen Sie den Geschmack Schluck für Schluck. Das hat meine Art zu trinken von Grund auf verändert. Ich habe gelernt, Alkohol zu schätzen, statt ihn als Mittel zum Zweck zu nutzen.

> SIE MÜSSEN NICHT VOLLSTÄNDIG AUF ALKOHOL VERZICHTEN, UM MIT DIESEM KONZEPT POSITIVE ERGEBNISSE ZU ERZIELEN.

4. **Trinken Sie Wasser!** Gewöhnen Sie sich an, für jedes konsumierte alkoholische Getränk ein Glas Wasser zu trinken. Das hilft nicht nur dabei, wieder nüchtern zu werden, sondern beugt auch einem Kater am nächsten Morgen vor. Sie werden vermutlich sogar feststellen, dass Sie im Grunde keinen Alkohol wollen, sondern nur das Gefühl, ein Glas in der Hand zu haben. Ich trinke oft Sodawasser mit frischem Limettensaft als alkoholfreie Alternative.

5. **KEINE Shots!** Diese Regel war für mich entscheidend. Ich hatte alles unter Kontrolle, wenn ich nur Bier oder Wein trank, aber sobald Hochprozentiges ins Spiel kam, war es vorbei.

Die Entwicklung eines »nüchternen Selbstvertrauens«

Ausgehen zu können und nüchtern zu bleiben oder es bei einigen Drinks zu belassen, ist eine großartige Fähigkeit. Ich werde Ihnen dabei helfen, in Form zu kommen und ein natürliches Selbstvertrauen zu entwickeln – nicht ein falsches Verständnis von Selbstvertrauen, das vom Alkohol abhängig ist. Gehen Sie dieses Thema genauso an, als würden Sie ein Instrument oder irgendeine andere neue Fähigkeit erlernen! Sie versuchen, in Ihrem Gehirn neue Nervenbahnen zu bilden, und das erfordert Übung und Geduld. Das ist die Grundlage, wenn man sein Verhalten oder seine Gewohnheiten ändern will.

Es kann am Anfang schwierig sein und Sie werden sich zunächst vermutlich auch nicht besonders wohlfühlen. Aber wenn Sie weiter daran arbeiten, wird es Ihnen immer leichter fallen. Behalten Sie im Blick, dass die ersten Begegnungen an einem Abend in einer Bar oder einem Restaurant die schwersten sein werden, aber irgendwann werden Sie sich entspannen und Spaß haben. Ich finde es hilfreich, am Anfang des Abends mit Freunden zusammen zu sein, die keinen Alkohol trinken.

Langsam aber sicher wird sich herausstellen, dass man keinen Alkohol braucht, um Spaß zu haben. Weniger zu trinken trägt außerdem dazu bei, nützliche soziale Fähigkeiten zu entwickeln, zum Beispiel gelassen zu bleiben und die Fassung zu bewahren. Sie werden dazu in der Lage sein, sich auch ohne Alkohol gut zu fühlen. Nichts schränkt Sie ein, Sie sind selbstsicher und ganz im Hier und Jetzt.

Seit langer Zeit bestehende negative Verhaltensweisen lassen sich nicht über Nacht beheben, aber über einen langen Zeitraum vorgenommene kleine Veränderungen wie diese können sich nicht nur spürbar auf den Rest des Lebens auswirken, sondern auch die Gesundheit und Fitness stärken.

REZEPTE

Wenn Sie sich entschieden haben, welche Mahlzeit Sie auslassen möchten, folgen Sie entweder dem Menüplan für Frühstück und Mittagessen (Seiten 32–33) oder dem für Mittagessen und Abendessen (Seiten 34–35). Es ist wichtig, die Abfolge von Work-out- und Ruhetagen möglichst einzuhalten, aber die einzelnen Gerichte sind kein unbedingtes Muss, solange Sie die unten aufgeführten Richtlinien befolgen:

Trainingstage: Wählen Sie ein Rezept aus dem Kapitel mit den kohlenhydratreicheren Mahlzeiten (Seiten 36–71) und eines aus dem Kapitel mit den kohlenhydratärmeren Gerichten (Seiten 72–131) plus, falls gewünscht, dazwischen einen Snack (Seiten 132–149). Die Snacks sind in jedem Fall optional. Ein Dessert (Seiten 150–167) können Sie sich an zwei Trainingstagen pro Woche statt eines Snacks an diesem Tag schmecken lassen.

Die Work-outs können zu jeder Tageszeit durchgeführt werden, aber wenn möglich sollten Sie versuchen, morgens mit leerem Magen zu trainieren.

Ruhetage: Wählen Sie zwei Rezepte aus dem Kapitel mit den kohlenhydratärmeren Mahlzeiten (Seiten 72–131) aus und, falls gewünscht, dazwischen einen Snack (Seiten 132–149).

Während der Fastenzeit sollten Sie nur Wasser (still oder mit Kohlensäure versetzt), schwarzen Kaffee oder schwarzen Tee oder irgendeine andere Sorte Tee wie grünen Tee oder Minztee trinken.

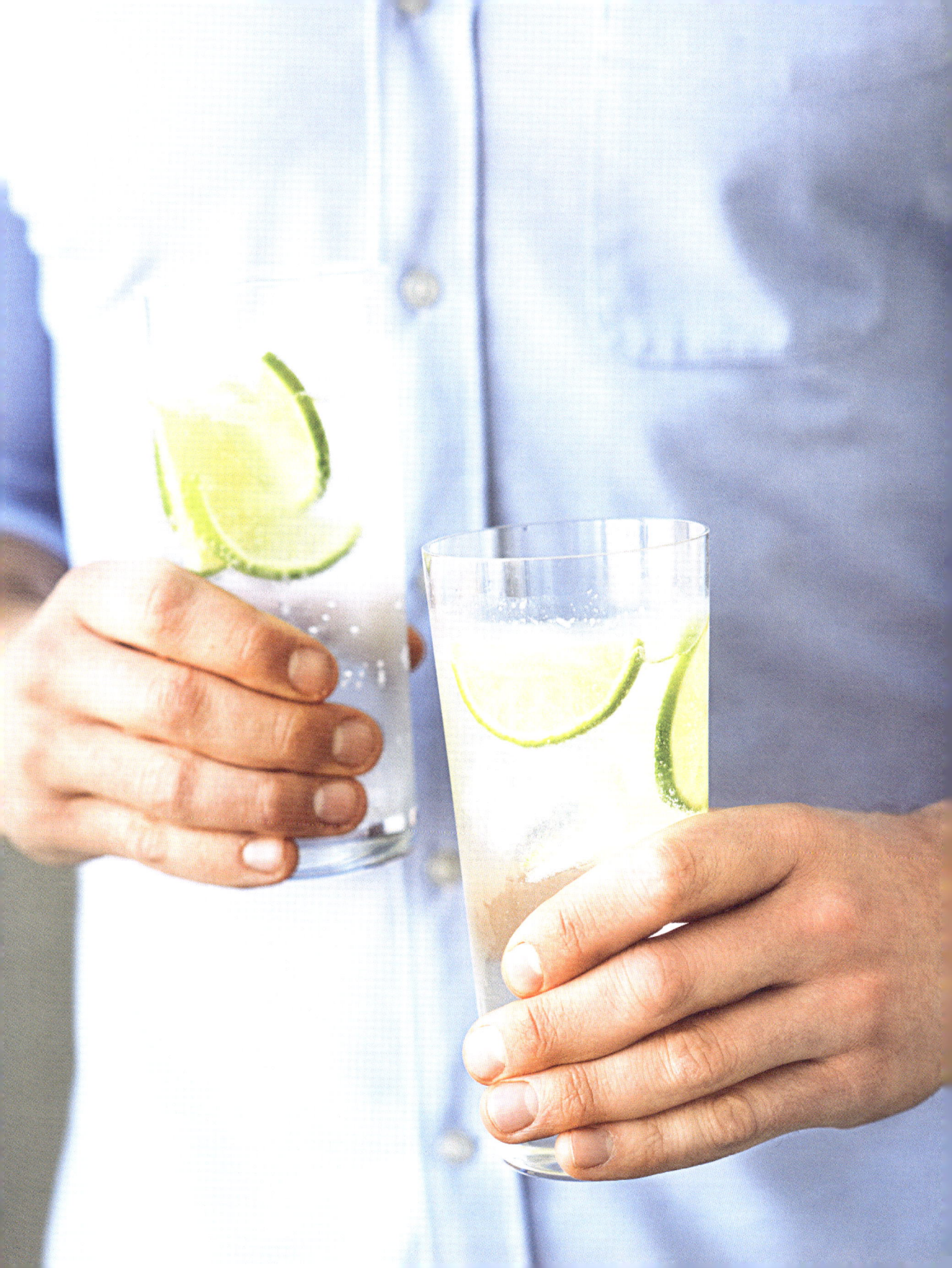

WOCHENPLÄNE
Frühstück und Mittagessen

	Montag W1 (S. 180–182)	Dienstag HIIT 1 (S. 186–187)	Mittwoch Ruhetag	Donnerstag HIIT 1 (S. 186–187)	Freitag Ruhetag	Samstag W1 (S. 180–182)	Sonntag Ruhetag
Frühstück	Pilze und Bacon auf Toast (Seite 47)	Gebackener Kohl mit Ei (Seite 81)	Pilz-Omelette (Seite 74)	Shakshuka (Seite 120)	Mini-Frittatas mit Räucherlachs (Seite 78)	Klassischer Frühstücksspeck mit pochierten Eiern (Seite 77)	Guacamole-Bowl mit Ei (Seite 82)
Snack	Thunfisch-Guacamole (Seite 134)	—	Erdnussmus mit Banane auf Roggenbrot (Seite 140)	Hausgemachtes Rote-Bete-Hummus mit Karottensticks (Seite 143)	Auberginendip (Seite 137)	—	Tomatenscheiben mit Mozzarella (Seite 147)
Mittagessen	Garnelensalat im Glas (Seite 84)	Thunfisch-Schmortopf (Seite 55) — Mousse au Chocolat aus zwei Zutaten (Seite 152)	Hähnchenbrust mit Zucchinetti und Tomatenpesto (Seite 124)	Mexikanische Ofen-Süßkartoffeln mit Guacamole (Seite 48)	Schweinesteak mit Saté-Erdnuss-Sauce und asiatischem Krautsalat (Seite 131)	Soja-Honig-Hähnchen mit Kokosreis (Seite 41) — Frozen Beeren-Smoothie-Bowl (Seite 156)	Gebratener Thunfisch mit asiatischem Spargelsalat (Seite 103)

	Montag W2 (S. 183–185)	Dienstag HIIT 2 (S. 188–189)	Mittwoch Ruhetag	Donnerstag HIIT 2 (S. 188–189)	Freitag Ruhetag	Samstag W2 (S. 183–185)	Sonntag Ruhetag
Frühstück	Gemüse-Lachs-Bowl (Seite 45)	Pilze und Bacon auf Toast (Seite 47)	Mini-Frittatas mit Räucherlachs (Seite 78)	Rumpsteak mit Kräutervinaigrette und Mangold (Seite 127)	Guacamole-Bowl mit Ei (Seite 82)	Gebackener Kohl mit Ei (Seite 81)	Shakshuka (Seite 120)
Snack	Avocado und Feta auf Sauerteigbrot (Seite 147)	Russische Eier (Seite 141)	Schinken-Wraps mit Hüttenkäse und Tomaten (Seite 148)	—	Gebackene würzige Kichererbsen (Seite 144)	—	Rauchigwürzige Hähnchenspieße (Seite 144)
Mittagessen	Auberginen-Minipizzen (Seite 92)	Grünes Thai-Hähnchencurry (Seite 99)	Hähnchenschenkel mit cremiger Bacon-Pilz-Sauce (Seite 91)	Gewürzreis (Seite 62) — Erdnuss-Toffees aus zwei Zutaten (Seite 155)	Gebackene Makrele mit Knoblauchpesto (Seite 118)	Süßkartoffelsalat mit Feta und Pinienkernen (Seite 57) — Bananen-Schoko-Pfannkuchen (Seite 158)	Bœuf Stroganoff (Seite 94)

	Montag W1 (S. 180–182)	Dienstag HIIT 1 (S. 186–187)	Mittwoch Ruhetag	Donnerstag HIIT 1 (S. 186–187)	Freitag Ruhetag	Samstag W1 (S. 180–182)	Sonntag Ruhetag
Frühstück	Mini-Frittatas mit Räucherlachs (Seite 78)	Mexikanisches Käse-Steak-Sandwich (Seite 42)	Guacamole-Bowl mit Ei (Seite 82)	Klassischer Frühstücksspeck mit pochierten Eiern (Seite 77)	Frittata mit Ziegenkäse und Tomatenpesto (Seite 83)	Gebackener Kohl mit Ei (Seite 81)	Pilz-Omelette (Seite 74)
Snack	Rauchigwürzige Hähnchenspieße (Seite 144)	Feta und Tomatendip (Seite 134)	Chili-Mandeln (Seite 148)	—	Apfel mit Mandelmus (Seite 140)	—	Thunfisch-Guacamole (Seite 134)
Mittagessen	Cremiger Pilz-Parmesan-Risotto (Seite 52)	Wolfsbarsch mit Sauce vierge (Seite 128)	Jakobsmuscheln mit Pancetta und Spinat (Seite 117)	Mozzarella-Huhn (Seite 58) ———— Apfel-Karamell-Rohkostkekse (Seite 159)	Schweinesteak mit Saté-Erdnuss-Sauce und asiatischem Krautsalat (Seite 131)	Fischauflauf mit Butternusskürbis-Kruste (Seite 65) ———— Rohkost-Schoko-Brownies (Seite 165)	Italienische Lammkoteletts (Seite 109)

	Montag W2 (S. 183–185)	Dienstag HIIT 2 (S. 188–189)	Mittwoch Ruhetag	Donnerstag HIIT 2 (S. 188–189)	Freitag Ruhetag	Samstag W2 (S. 183–185)	Sonntag Ruhetag
Frühstück	Pilze und Bacon auf Toast (Seite 47)	Guacamole-Bowl mit Ei (Seite 82)	Mini-Frittatas mit Räucherlachs (Seite 78)	Pilz-Omelette (Seite 74)	Frittata mit Ziegenkäse und Tomatenpesto (Seite 83)	Frühstücksburritos (Seite 46)	Shakshuka (Seite 120)
Snack	—	Schinken-Wraps mit Hüttenkäse und Tomaten (Seite 148)	Erdnussmus mit Banane auf Roggenbrot (Seite 140)	Räuchermakrelen-Pâté (Seite 138)	Tomatenscheiben mit Mozzarella (Seite 147)	—	Hausgemachtes Rote-Bete-Hummus mit Karottensticks (Seite 143)
Mittagessen	Portobello-Pilze mit Blauschimmelkäse (Seite 100) ———— Kokoscreme mit Beeren der Saison (Seite 164)	Rinderstreifen mit Soba-Nudeln und Sesam-Honig-Sauce (Seite 61)	Chorizo-Bohnen-Pfanne (Seite 113)	Gnocchi-Tomaten-Auflauf (Seite 71)	Mit Chili überbackener Lachs mit Spinat (Seite 110)	Garnelencurry mit Tomaten (Seite 104) ———— Gegrillte Früchte mit Honig und Ricotta (Seite 162)	Auberginen-Parmigiana mit mediterranem Salat (Seite 114)

Mittagessen und Abendessen

	Montag W1 (S. 180–182)	Dienstag HIIT 1 (S. 186–187)	Mittwoch Ruhetag	Donnerstag HIIT 1 (S. 186–187)	Freitag Ruhetag	Samstag W1 (S. 180–182)	Sonntag Ruhetag
Mittagessen	Soba-Nudeln mit Cashew-dressing (Seite 38)	Ziegenkäsesalat mit gebackener Roter Bete und Walnüssen (Seite 96)	Zucchinisalat mit Sardellen und Kapern (Seite 87)	Pilz-Omelette (Seite 74)	Garnelensalat im Glas (Seite 84)	Klassischer Frühstücks-speck mit pochierten Eiern (Seite 77)	Schweinelende mit cremiger Ziegen-käsesauce (Seite 88)
Snack	Thunfisch-Guacamole (Seite 134)	Räucher-makrelen-Pâté (Seite 138)	Erdnussmus mit Banane auf Roggenbrot (Seite 140)	—	Auberginendip (Seite 137)	—	Erdnussmus mit Banane auf Roggenbrot (Seite 140)
Abendessen	Auberginen-Parmigiana mit mediterranem Salat (Seite 114)	Gewürzreis (Seite 62)	Hähnchenbrust mit Zucchinetti und Tomaten-pesto (Seite 124)	Mexikanische Ofen-Süßkar-toffeln mit Guacamole (Seite 48) ——— Kokoscreme mit Beeren der Saison (Seite 164)	Schweinesteak mit Saté-Erdnuss-Sauce und asiatischem Krautsalat (Seite 131)	Soja-Honig-Hähnchen mit Kokosreis (Seite 41) ——— Schoko-Macada-mia-Bark (Seite 161)	Gebratener Thunfisch mit asiatischem Spargelsalat (Seite 103)

	Montag W2 (S. 183–185)	Dienstag HIIT 2 (S. 188–189)	Mittwoch Ruhetag	Donnerstag HIIT 2 (S. 188–189)	Freitag Ruhetag	Samstag W2 (S. 183–185)	Sonntag Ruhetag
Mittagessen	Gemüse-Lachs-Bowl (Seite 45)	Rahmige Ziegenkäse-Spaghetti mit Spinat, Bacon und Erbsen (Seite 51)	Mini-Frittatas mit Räucher-lachs (Seite 78)	Rumpsteak mit Kräuter-vinaigrette und Mangold (Seite 127)	Guacamole-Bowl mit Ei (Seite 82)	Gebackener Kohl mit Ei (Seite 81)	Ziegenkäsesalat mit gebackener Roter Bete und Walnüssen (Seite 96)
Snack	Avocado und Feta auf Sauerteigbrot (Seite 147)	Russische Eier (Seite 141)	Schinken-Wraps mit Hüttenkäse und Tomaten (Seite 148)	—	Gebackene würzige Kichererbsen (Seite 144)	—	Auberginendip (Seite 137)
Abendessen	Auberginen-Minipizzen (Seite 92)	Grünes Thai-Hähnchencurry (Seite 99)	Hähnchen-schenkel mit cremiger Bacon-Pilz-Sauce (Seite 91)	Gewürzreis (Seite 62) ——— Rohkost-Schoko-Brownies (Seite 165)	Gebackene Makrele mit Knoblauch-pesto (Seite 118)	Süßkartoffel-salat mit Feta und Pinien-kernen (Seite 57) ——— Schoko-Bananen-Milchshake (Seite 167)	Bœuf Stroganoff (Seite 94)

	Montag W1 (S. 180–182)	Dienstag HIIT 1 (S. 186–187)	Mittwoch Ruhetag	Donnerstag HIIT 1 (S. 186–187)	Freitag Ruhetag	Samstag W1 (S. 180–182)	Sonntag Ruhetag
Mittagessen	Mit Chili überbackener Lachs mit Spinat (Seite 110)	Mexikanisches Käse-Steak-Sandwich (Seite 42)	Hähnchenbrust mit Zitronen-Joghurt-Sauce (Seite 107)	Thunfisch auf Salatbett (Seite 106)	Frittata mit Ziegenkäse und Tomatenpesto (Seite 83)	Cremiger Mangold mit Pinienkernen (Seite 121)	Auberginen-Parmigiana mit mediterranem Salat (Seite 114)
Snack	Rauchig-würzige Hähnchenspieße (Seite 144)	Feta und Tomatendip (Seite 134)	Chili-Mandeln (Seite 148)	—	Apfel mit Mandelmus (Seite 140)	—	Thunfisch-Guacamole (Seite 134)
Abendessen	Cremiger Pilz-Parmesan-Risotto (Seite 52)	Wolfsbarsch mit Sauce vierge (Seite 128)	Jakobsmuscheln mit Pancetta und Spinat (Seite 117) ——— Apfel-Karamell-Rohkostkekse (Seite 159)	Mozzarella-Huhn (Seite 58)	Schweinesteak mit Saté-Erdnuss-Sauce und asiatischem Krautsalat (Seite 131)	Fischauflauf mit Butternusskürbis-Kruste (Seite 65) ——— Erdnuss-Toffees aus zwei Zutaten (Seite 155)	Italienische Lammkoteletts (Seite 109)

	Montag W2 (S. 183–185)	Dienstag HIIT 2 (S. 188–189)	Mittwoch Ruhetag	Donnerstag HIIT 2 (S. 188–189)	Freitag Ruhetag	Samstag W2 (S. 183–185)	Sonntag Ruhetag
Mittagessen	Tomatenpesto-Quinoa mit Spinat (Seite 69)	Gebackene Makrele mit Knoblauchpesto (Seite 118)	Forelle mit Bacon und Erbsen (Seite 123)	Teriyaki-Puten-Burger (Seite 95)	Garnelensalat im Glas (Seite 84)	Frühstücksburritos (Seite 46)	Shakshuka (Seite 120)
Snack	Chili-Mandeln (Seite 148)	—	Erdnussmus mit Banane auf Roggenbrot (Seite 140)	Räuchermakrelen-Pâté (Seite 138)	Tomatenscheiben mit Mozzarella (Seite 147)	—	Hausgemachtes Rote-Bete-Hummus mit Karottensticks (Seite 143)
Abendessen	Portobello-Pilze mit Blauschimmelkäse (Seite 100)	Spaghetti mit Avocadopesto (Seite 54) ——— Gegrillte Früchte mit Honig und Ricotta (Seite 162)	Chorizo-Bohnen-Pfanne (Seite 113)	Gnocchi-Tomaten-Auflauf (Seite 71)	Mit Chili überbackener Lachs mit Spinat (Seite 110)	Garnelencurry mit Tomaten (Seite 104) ——— Bananen-Schoko-Pfannkuchen (Seite 158)	Schweinelende mit cremiger Ziegenkäsesauce (Seite 88)

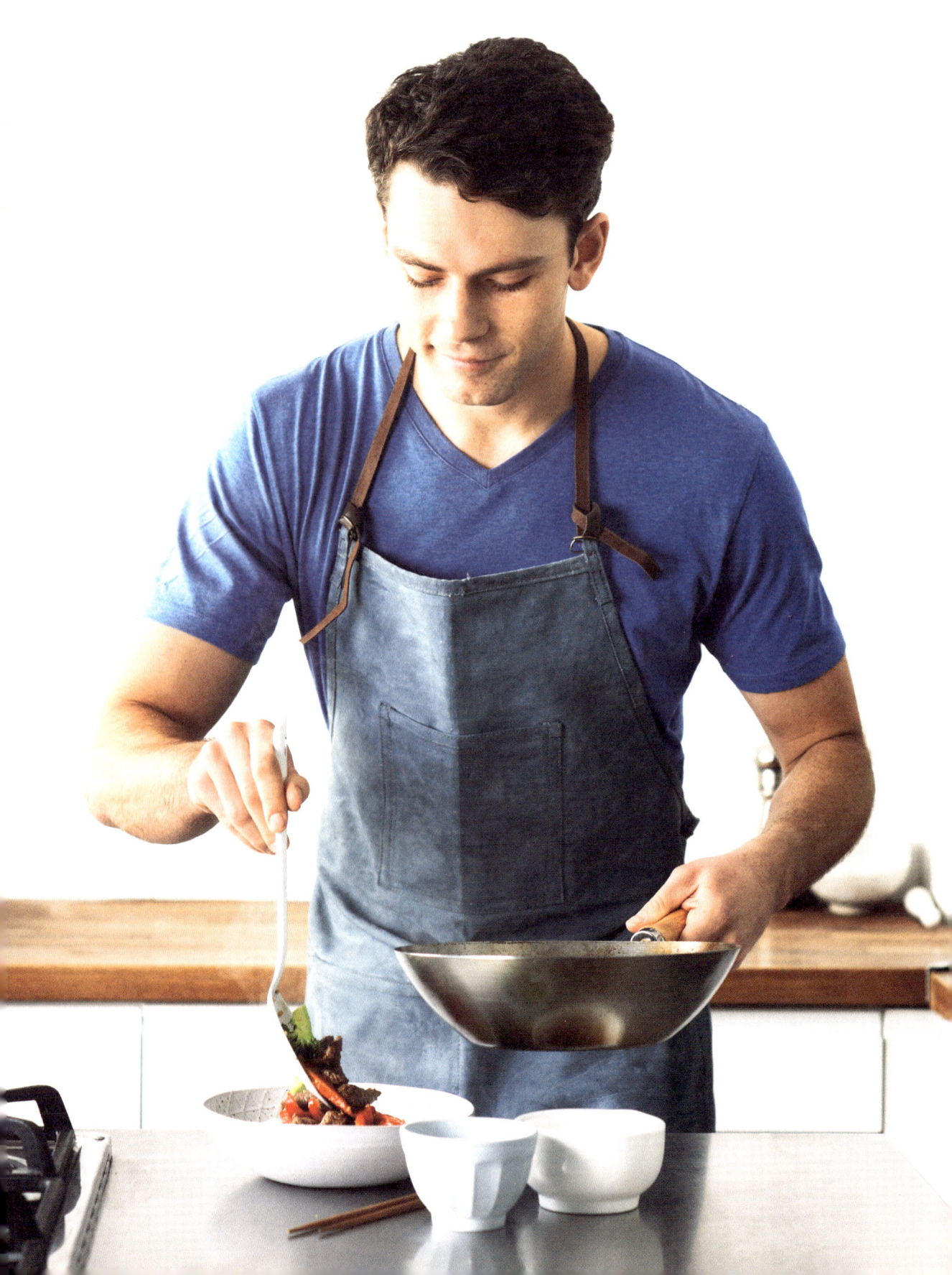

HIGH-CARB-REZEPTE

Beim 2MD-Konzept geht es nicht um eine extrem kohlenhydratarme Ernährung. Welche Menge an Kohlenhydraten Sie aufnehmen, ist eher eine strategische Entscheidung – an Trainingstagen essen Sie eine Ihrer beiden Mahlzeiten aus diesem Kapitel und die zweite aus der Auswahl mit weniger Kohlenhydraten (Seiten 72–131). Auf diese Weise verwerten Sie die aufgenommenen Kohlenhydrate zum Aufbau magerer Muskelmasse und nicht zum Anlegen eines Fettspeichers. Allerdings ist es wichtig, dass die Kohlenhydrate aus hochwertigen Quellen wie Obst und Gemüse stammen.

*Buchweizen hat einen erstaunlich hohen Eiweißgehalt und liefert hoch-
wertige Kohlenhydrate. Seinem Namen zum Trotz ist Buchweizen keine
Weizenart, sondern ein sogenanntes Pseudogetreide und eng verwandt
mit Sauerampfer, Knöterich und Rhabarber. Eine gute Nachricht vor allem
für Menschen, die unter einer Weizen- oder Getreideunverträglichkeit
leiden, denn mit diesen Nudeln bleiben die damit verbundenen unange-
nehmen Begleiterscheinungen aus.*

SOBA-NUDELN MIT CASHEWDRESSING

PORTIONEN: 2
VORBEREITUNG: 7 MINUTEN
ZUBEREITUNG: 5 MINUTEN

FÜR DIE NUDELN

150 g Soba-Nudeln
2 große Karotten, geschält und gerieben
100 g Rotkohl, geputzt, gewaschen und in feine Streifen geschnitten
2 Frühlingszwiebeln, geputzt und in sehr feine Ringe geschnitten
1 Handvoll frisch gehackte Minze
1 Handvoll Cashewkerne, geröstet
1 Handvoll frisch gehackter Koriander, etwas mehr zum Garnieren

FÜR DAS DRESSING

2 EL Cashewmus
4 cm frischer Ingwer, geschält und gerieben
1 Knoblauchzehe, abgezogen und grob gehackt
2 EL Limettensaft
2 EL Sesamöl aus gerösteten Sesamsamen
1 EL Reisessig
2 EL dunkle Sojasauce
Salz
frisch gemahlener schwarzer Pfeffer

Die Nudeln nach Packungsanweisung garen, dann mit kaltem Wasser
abschrecken, abgießen und beiseitestellen.

In der Zwischenzeit alle Zutaten für das Dressing in der Küchenmaschine mixen.

Die Nudeln mit allen anderen Zutaten und dem Dressing in einer
großen Schüssel sorgfältig vermengen und mit frischem Koriander
garniert servieren.

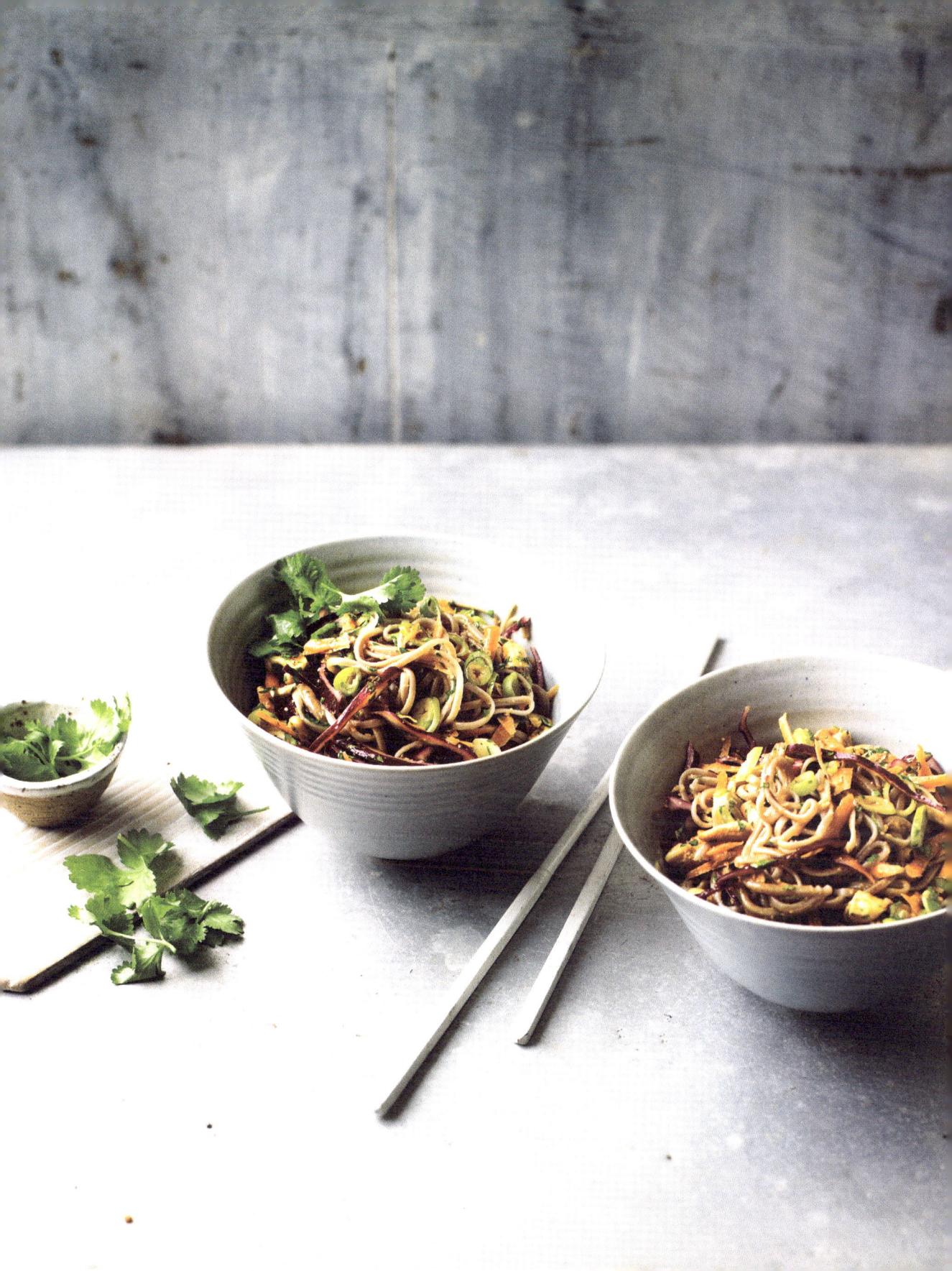

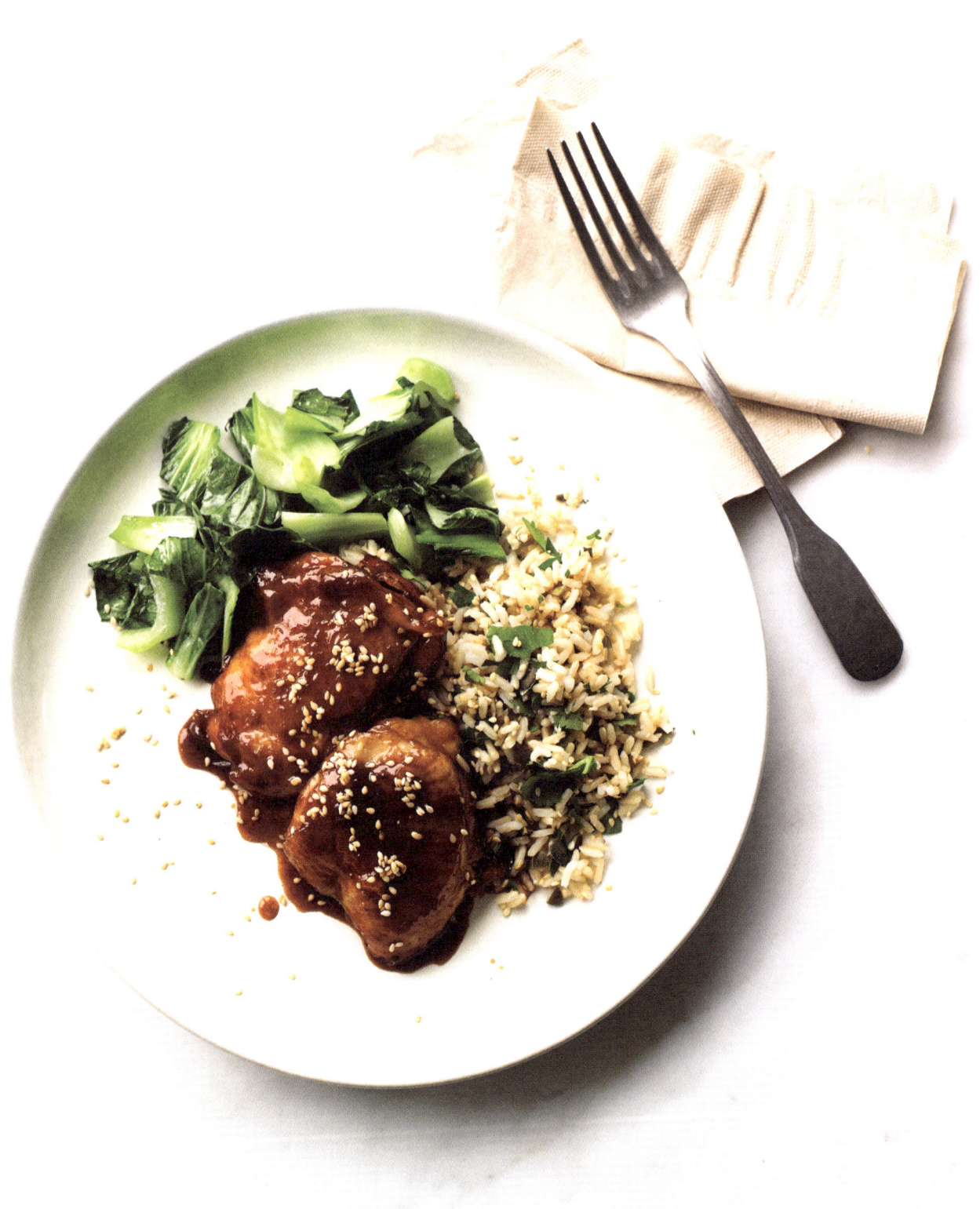

Kokosreis ist eines der Gerichte, die ich in Thailand kennengelernt habe und bei denen ich es kaum abwarten konnte, sie zu Hause nachzukochen. Der Reis ist unglaublich einfach zuzubereiten, schmeckt superlecker und passt wunderbar zu dem Huhn mit Soja-Honig-Sauce.

SOJA-HONIG-HÄHNCHEN MIT KOKOSREIS

PORTIONEN: 2
VORBEREITUNG: 5 MINUTEN
ZUBEREITUNG: 30 MINUTEN

2 EL flüssiger Honig
2 EL dunkle Sojasauce
300 g Hähnchenschenkel ohne Knochen, aber mit Haut
100 g Naturreis
100 ml ungesüßte Kokosmilch
Salz
1 EL Sesamöl aus gerösteten Sesamsamen
2 Köpfe Pak Choi, geputzt, gewaschen und zerkleinert
1 EL Kokosöl
1 EL schwarze Sesamsamen
1 Handvoll frisch gehackter Koriander
1 EL Kürbiskerne, gehackt

Den Honig in einer Schüssel mit der Sojasauce verrühren. Die Hähnchen-schenkel darin wenden, sodass sich die Marinade rundum verteilt. Dann das Fleisch in einem hohen Topf mit schwerem Boden bei mittlerer Temperatur etwa 20 Minuten garen, bis das Fleisch durchgegart und die Marinade zu einer glänzenden Sauce eingedickt ist.

In der Zwischenzeit in einem zweiten Topf den Reis mit Kokosmilch, 50 ml Wasser und einer Prise Salz zum Kochen bringen. Sobald es kocht, die Temperatur reduzieren und den Reis abgedeckt etwa 30 Minuten köcheln lassen.

Das Sesamöl in einer großen Pfanne bei mittlerer Temperatur erhitzen und den Pak Choi darin 3–5 Minuten anbraten.

Den gegarten Reis mit einer Gabel auflockern, Kokosöl, Sesamsamen und Koriander sorgfältig unterrühren. Anschließend die gehackten Kürbis-kerne darüberstreuen. Den Reis und das Fleisch auf Tellern anrichten und den Pak Choi als Beilage dazu reichen.

Die Kombination aus Käse, Steak, Avocado, Tomate und Sauerteigbrot ist einfach unschlagbar – und wenn dann der Käse noch geschmolzen ist ... Sollte Ihnen einmal mitten in einer Trainingseinheit die Motivation abhandenkommen, stellen Sie sich diese wohlverdiente Belohnung vor – ich verspreche Ihnen, das bringt Sie wieder auf Trab. Das Fleisch von Rindern aus Weidehaltung liefert mehr Nährstoffe als jenes von Rindern, die Getreidefutter bekommen, dazu gehören die B-Vitamine Thiamin und Riboflavin, die den Körper bei der Energiegewinnung aus der Nahrung unterstützen.

MEXIKANISCHES KÄSE-STEAK-SANDWICH

PORTIONEN: 1
VORBEREITUNG: 5 MINUTEN
ZUBEREITUNG: 15 MINUTEN

200 g Rindersteak aus Weidehaltung
Salz
frisch gemahlener schwarzer Pfeffer
½ rote Zwiebel, abgezogen und gewürfelt
1 mittelgroße Tomate, gewaschen und gewürfelt
Fruchtfleisch von ½ Avocado
1 EL Limettensaft
2 Scheiben Sauerteigbrot, auf beiden Seiten mit Butter bestrichen
4 Scheiben Cheddarkäse
1 Stich Butter aus Weidemilch

Das Steak salzen und pfeffern und bei hoher Temperatur von jeder Seite 2 Minuten (blutig) anbraten. Dabei jeweils nach 1 Minute wenden, dann herausnehmen und beiseitestellen. Die Zwiebel mit der Tomate in der Pfanne 5–10 Minuten anschwitzen, bis sie glasig und weich ist. Das Avocadofruchtfleisch mit Salz, Pfeffer und Limettensaft zu Mus verarbeiten.

Auf eine Scheibe Brot das Steak, das Avocadomus, die Zwiebel-Tomaten-Mischung und den Cheddar schichten und die zweite Brotscheibe darauflegen.

Die Butter bei hoher Temperatur in der Pfanne zerlassen und das Sandwich in die Pfanne legen. Dann einen Teller, ein Schneidebrett oder einen anderen flachen Gegenstand oben auf das Sandwich legen und mit einigen Konservendosen beschweren. Das Sandwich von jeder Seite 2 Minuten braten – vorsicht beim Wenden, damit es nicht auseinanderfällt! – und genießen.

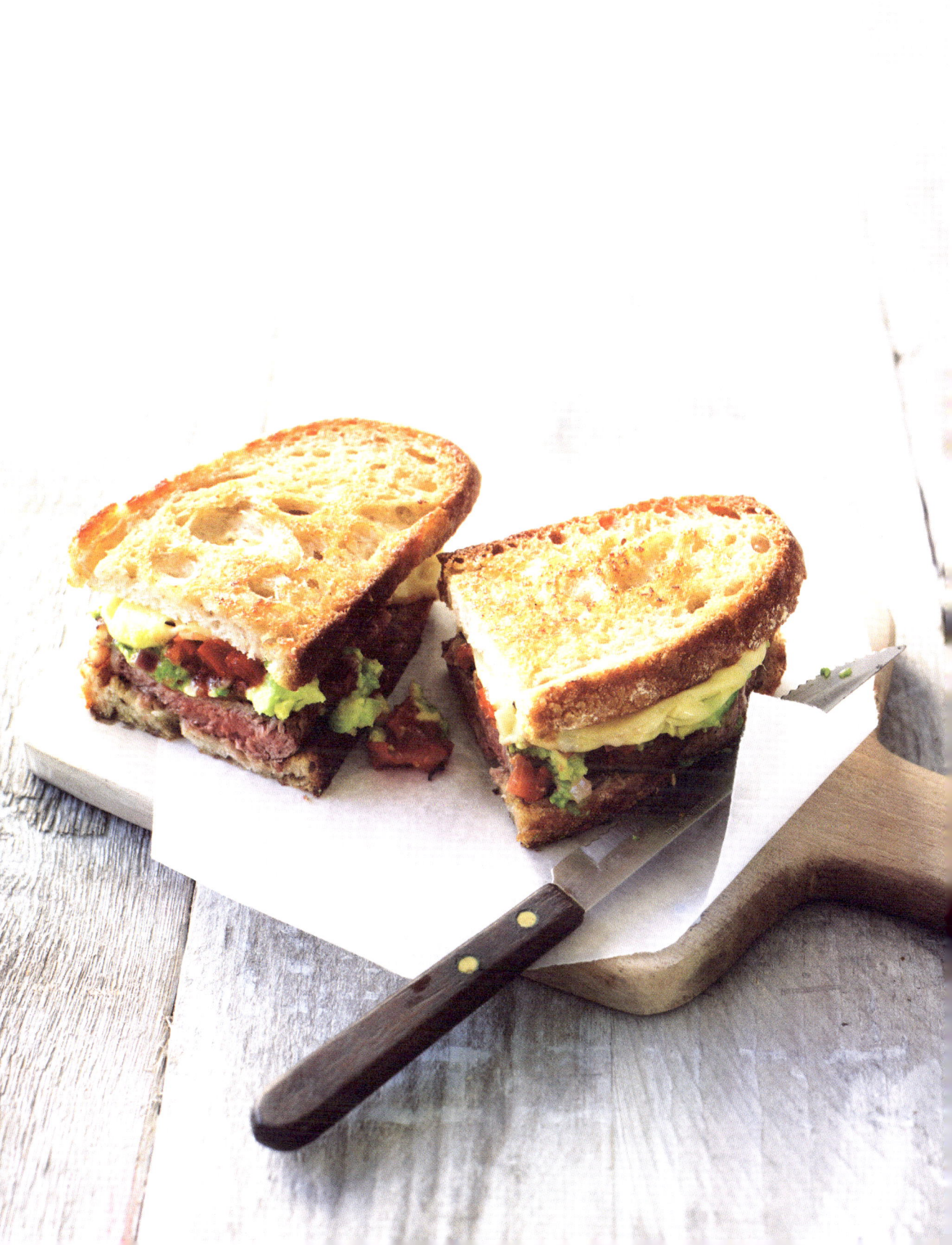

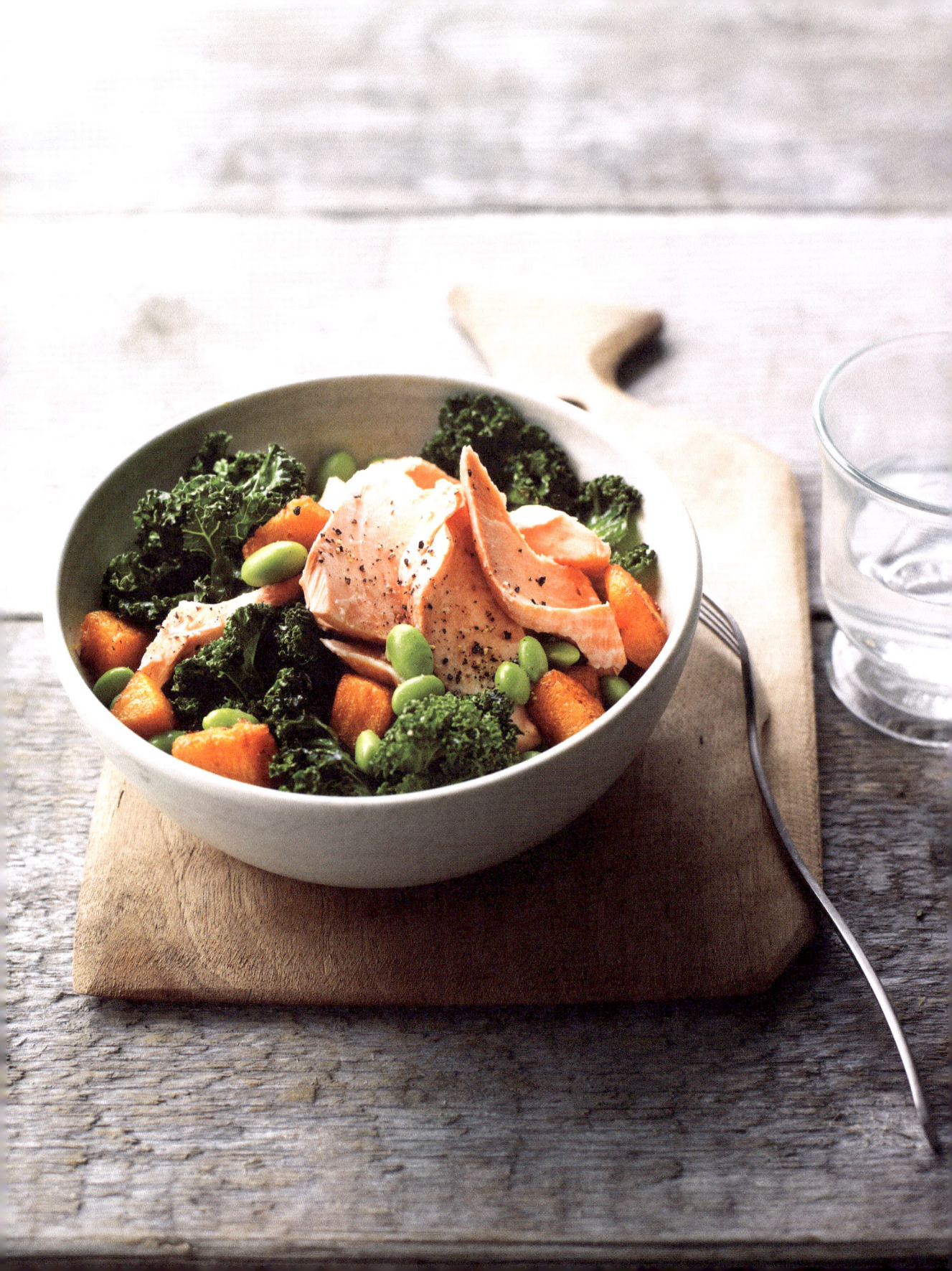

Die derzeit sehr angesagten Bowl-Gerichte können wirklich wahre Nährstoffpakete sein. In dieser Gemüse-Lachs-Bowl liefert der Grünkohl Vitamin K, Eisen und Folsäure – Nährstoffe, die den Aufbau starker Knochen fördern und für die Bildung gesunder roter Blutkörperchen wichtig sind. Butternusskürbis enthält viel Vitamin B6, ein Nährstoff, der das Immunsystem stärkt, und Lachs liefert reichlich Omega-3-Fettsäuren, die wichtig für Haut, gesunde Gefäße und Hirnfunktionen sind.

GEMÜSE-LACHS-BOWL

PORTIONEN: 1
VORBEREITUNG: 5 MINUTEN
ZUBEREITUNG: 20 MINUTEN

1 Lachsfilet mit Haut (200–250 g)
Salz
frisch gemahlener schwarzer Pfeffer
3 EL Butter aus Weidemilch
3 dünne Zitronenscheiben
200 g Butternusskürbis, geschält und in 3 cm große Würfel geschnitten
200 g Grünkohl, gewaschen und in mundgerechte Stücke gezupft
100 g Edamame-Bohnen, gepalt und gegart

Den Backofen auf 200 °C Ober-/Unterhitze vorheizen.

Den Lachs salzen und pfeffern und 1 EL Butter in kleinen Flöckchen gleichmäßig darauf verteilen. Dann die Zitronenscheiben darauflegen. Mit der Hautseite nach unten in Alufolie wickeln und 20 Minuten im vorgeheizten Ofen garen.

In der Zwischenzeit 1 EL Butter in einer großen Pfanne zerlassen und den Butternusskürbis darin 10–15 Minuten garen.

5 Minuten bevor der Lachs gar ist, die restliche Butter in einer Pfanne bei hoher Temperatur zerlassen und den Grünkohl darin mit reichlich Salz gewürzt 5 Minuten anbraten, sodass er leicht knusprig wird.

Alle Zutaten – einschließlich der Edamame-Bohnen – in eine Schüssel geben, den Lachs darauf anrichten und servieren.

Warum sollten leckere Frühstücksklassiker nur früh am Morgen schmecken? Diese Frühstücksburritos sind zu jeder Tageszeit dekadent lecker, liefern gleichzeitig aber auch jede Menge Nährstoffe. Avocados gehören zu meinen Lieblingsspeisen. Sie stecken voller Vitamine und sind ein guter Kaliumlieferant. Dieses Gericht wird garantiert auch mit dem unersättlichsten Magen fertig.

FRÜHSTÜCKSBURRITOS

PORTIONEN: 1
VORBEREITUNG: 2 MINUTEN
ZUBEREITUNG: 10 MINUTEN

1 EL Butter aus Weidemilch
200 g Rindersteak aus Weidehaltung
Salz
frisch gemahlener schwarzer Pfeffer
2 Eier (Größe M; möglichst aus Bio-Freilandhaltung)
Fruchtfleisch von 1 Avocado
2 Vollkorn-Weizentortillas
4 Kirschtomaten, gewaschen und gewürfelt

Die Butter in einer Pfanne zerlassen. Inzwischen das Steak mit reichlich Salz und Pfeffer würzen. Das Steak bei hoher Temperatur von jeder Seite 2 Minuten (blutig) anbraten.

Die Eier mit der restlichen Butter zu Rührei verarbeiten. Das Avocadofruchtfleisch mit einer Gabel zu Mus zerdrücken.

Die Tortillas auf ein Schneidebrett oder einen großen Teller legen. Das Steak in dünne Streifen schneiden und diese mit dem Avocadomus, den Tomaten und dem Rührei auf dem Fladen verteilen. Zu einem Burrito aufrollen und schlemmen!

Manchmal sind es die einfachsten Dinge, die am besten schmecken. Dazu gehört beispielsweise auch die Kombination aus Rahmpilzen, gebratenem Speck und getoastetem Roggenbrot – ein wahrer Gaumengenuss. Lange Zeit war ich überhaupt kein Freund von Pilzen, aber irgendwann habe ich beschlossen, mich ganz unvoreingenommen auf sie einzulassen, und jetzt esse ich sie gern.

PILZE UND BACON AUF TOAST

PORTIONEN: 1
VORBEREITUNG: 2 MINUTEN
ZUBEREITUNG: 10 MINUTEN

2 EL Butter aus Weidemilch
2 Scheiben durchwachsener Frühstücksspeck (Bacon)
120 g gemischte Pilze, geputzt und grob zerkleinert
1 Knoblauchzehe, abgezogen und zerdrückt
1 EL Crème fraîche
1 große Scheibe Roggenbrot
Salz
frisch gemahlener schwarzer Pfeffer
1 Handvoll frisch gehackte glatte Petersilie

1 EL Butter in einer großen Pfanne zerlassen und die Speckscheiben darin von jeder Seite etwa 2 Minuten goldgelb und knusprig braten. Dann grob in Stücke zerteilen und auf einem Stück Küchenpapier beiseitestellen.

Die restliche Butter in der Pfanne zerlassen und anschließend die Pilze zugeben. 2 Minuten braten, dann den Knoblauch und die Crème fraîche dazugeben und nochmals 3–5 Minuten garen, bis die Pilze weich und leicht von der Crème fraîche überzogen sind.

In der Zwischenzeit das Roggenbrot im Toaster oder unter dem Grill rösten. Die Pilze salzen und pfeffern und einen Teil der Petersilie unterrühren. Dann die Pilze auf dem Brot anrichten und die Speckstücke sowie die restliche Petersilie darüber verteilen.

Süßkartoffeln sind das ideale Nahrungsmittel nach einem intensiven Work-out. Sie liefern nicht nur viele Kohlenhydrate, die den Glykogenspeicher nach dem Training wieder auffüllen, sondern enthalten auch viel Vitamin A, das die Abwehrkräfte stärkt und gut für die Haut ist.

MEXIKANISCHE OFEN-SÜSSKARTOFFELN MIT GUACAMOLE

PORTIONEN: 1
VORBEREITUNG: 10 MINUTEN
ZUBEREITUNG: 45 MINUTEN

1 Süßkartoffel, unter fließendem Wasser abgebürstet
1 EL natives Olivenöl extra
Fruchtfleisch von 1 großen Avocado
Saft von 1 Limette plus einige Limettenspalten zum Servieren
1 frische rote Chilischote, gewaschen, entkernt und fein gehackt
2 Tomaten, gewaschen und gewürfelt
1 Handvoll frisch gehackter Koriander
1 kleine rote Zwiebel, abgezogen und fein gehackt
200 g Kidneybohnen, abgebraust und abgetropft

Den Backofen auf 220 °C Ober-/Unterhitze vorheizen.

Die Süßkartoffel mit dem Olivenöl bestreichen und in 45 Minuten im vorgeheizten Ofen gut durchgaren.

In der Zwischenzeit in einer kleinen Schüssel das Avocadofruchtfleisch mit dem Limettensaft zu Mus zerdrücken und dann Chili, Tomaten, Koriander und Zwiebel unterrühren.

Die gegarte Süßkartoffel halbieren und auf beide Hälften Bohnen und Guacamole geben. Mit Limettenspalten servieren.

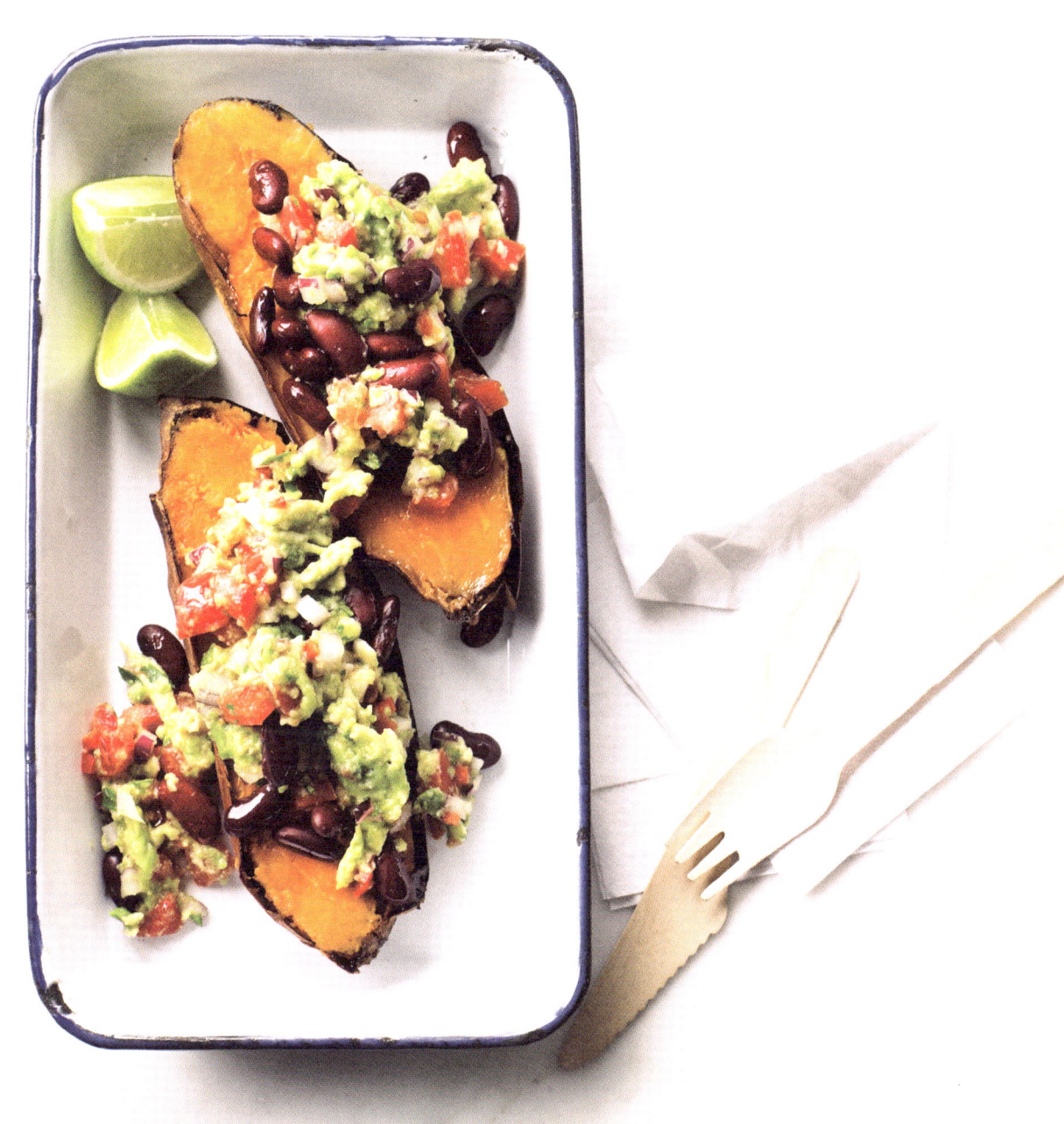

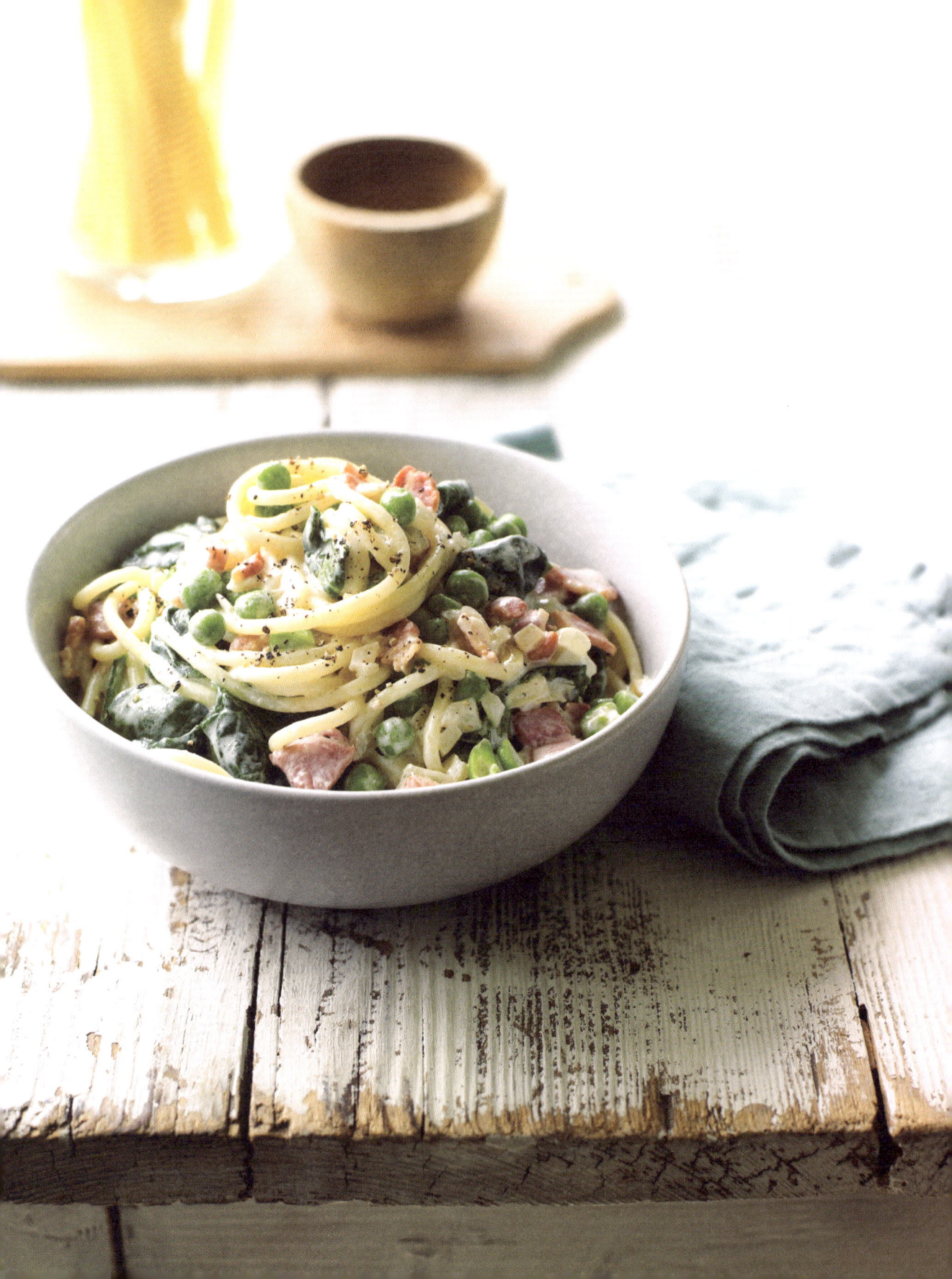

Das ist eines jener Gerichte, bei denen einem schon beim Anschauen das Gefühl beschleicht, dass man es besser nicht essen sollte. Nun, da habe ich gute Nachrichten für Sie: Nach einem Training ist das ein wohlverdienter Genuss, den man sich ohne jegliche Schuldgefühle gönnen kann. Die Kohlenhydrate aus den Spaghetti werden in die Muskeln umgeleitet, wo sie die Regeneration unterstützen und das Wachstum magerer Muskelmasse fördern.

RAHMIGE ZIEGENKÄSE-SPAGHETTI MIT SPINAT, BACON UND ERBSEN

PORTIONEN: 1
VORBEREITUNG: 5 MINUTEN
ZUBEREITUNG: 15 MINUTEN

100 g Spaghetti
Salz
2 EL Olivenöl
½ Zwiebel, abgezogen und gewürfelt
2 Scheiben Frühstücksspeck (Bacon), in Stücke geschnitten
50 ml heiße Gemüsebrühe
100 g TK-Erbsen
40–60 g Ziegenfrischkäse
50 g Spinat, gewaschen und abgetropft
frisch gemahlener schwarzer Pfeffer

Die Nudeln in kochendem Salzwasser nach Packungsanweisung garen. In der Zwischenzeit in einer großen Pfanne das Olivenöl erhitzen und die Zwiebel darin 3 Minuten gerade eben weich anschwitzen. Den Speck dazugeben und 5 Minuten mitbraten, dann die Brühe angießen und alles zum Kochen bringen. Einige Minuten köcheln lassen, bis die Flüssigkeit leicht eingekocht ist.

Die Erbsen und anschließend den Ziegenkäse dazugeben und rühren, bis der Käse geschmolzen ist und die Erbsen aufgetaut sind. Dann den Spinat in den Topf geben und zusammenfallen lassen. Die Nudeln abgießen und mit der Sauce vermengen. Nach Belieben mit Salz und Pfeffer abschmecken.

Es gibt kaum ein Gericht, das so zufrieden macht wie ein herrlich cremiger italienischer Risotto – in diesem Fall mit Pilzen und Parmesan, was geschmacklich wunderbar zum Reis passt. Risottogerichte sind nicht nur denkbar einfach zuzubereiten, sondern stehen auch im Handumdrehen auf dem Tisch.

CREMIGER PILZ-PARMESAN-RISOTTO

PORTIONEN: 2
VORBEREITUNG: 5 MINUTEN
ZUBEREITUNG:
   30–35 MINUTEN

2 EL Olivenöl
1 Zwiebel, abgezogen und gehackt
1 Knoblauchzehe, abgezogen und zerdrückt
250 g Maronenröhrlinge, geputzt und in Scheiben geschnitten
Salz
frisch gemahlener schwarzer Pfeffer
300 g Risottoreis (beispielsweise Arborio oder Carnaroli)
200 ml trockener Weißwein
300 ml heiße Hühnerbrühe
75 g Parmesan, frisch gerieben, plus etwas zum Servieren
1 Handvoll frisch gehackte glatte Petersilie

Das Olivenöl in einer hohen Pfanne bei mittlerer Temperatur erhitzen. Zwiebel und Knoblauch darin 5 Minuten anschwitzen. Die Pilze unterrühren, salzen und pfeffern und 5–7 Minuten mitbraten.

Den Reis dazugeben und 2–3 Minuten anbraten, bis er am Rand glasig wird (er darf nicht braun werden). Dann den Wein angießen und unter Rühren kochen lassen, bis er vollständig verdunstet ist.

Dann etwa ein Viertel der Brühe zugießen und unter ständigem Rühren köcheln lassen. Sobald der Reis die Flüssigkeit komplett aufgenommen hat, wieder ein Viertel der Brühe angießen, rühren und köcheln lassen. Diesen Vorgang wiederholen, bis die Brühe aufgebraucht und der Reis fast gar ist, das dauert etwa 20 Minuten. Dabei ständig rühren. Die Konsistenz erinnert am Ende an Porridge.

Den Parmesan und die Petersilie hinzufügen und unterrühren. Vor dem Servieren 5 Minuten ruhen lassen und anschließend mit Parmesan und etwas Pfeffer bestreut in Schalen servieren.

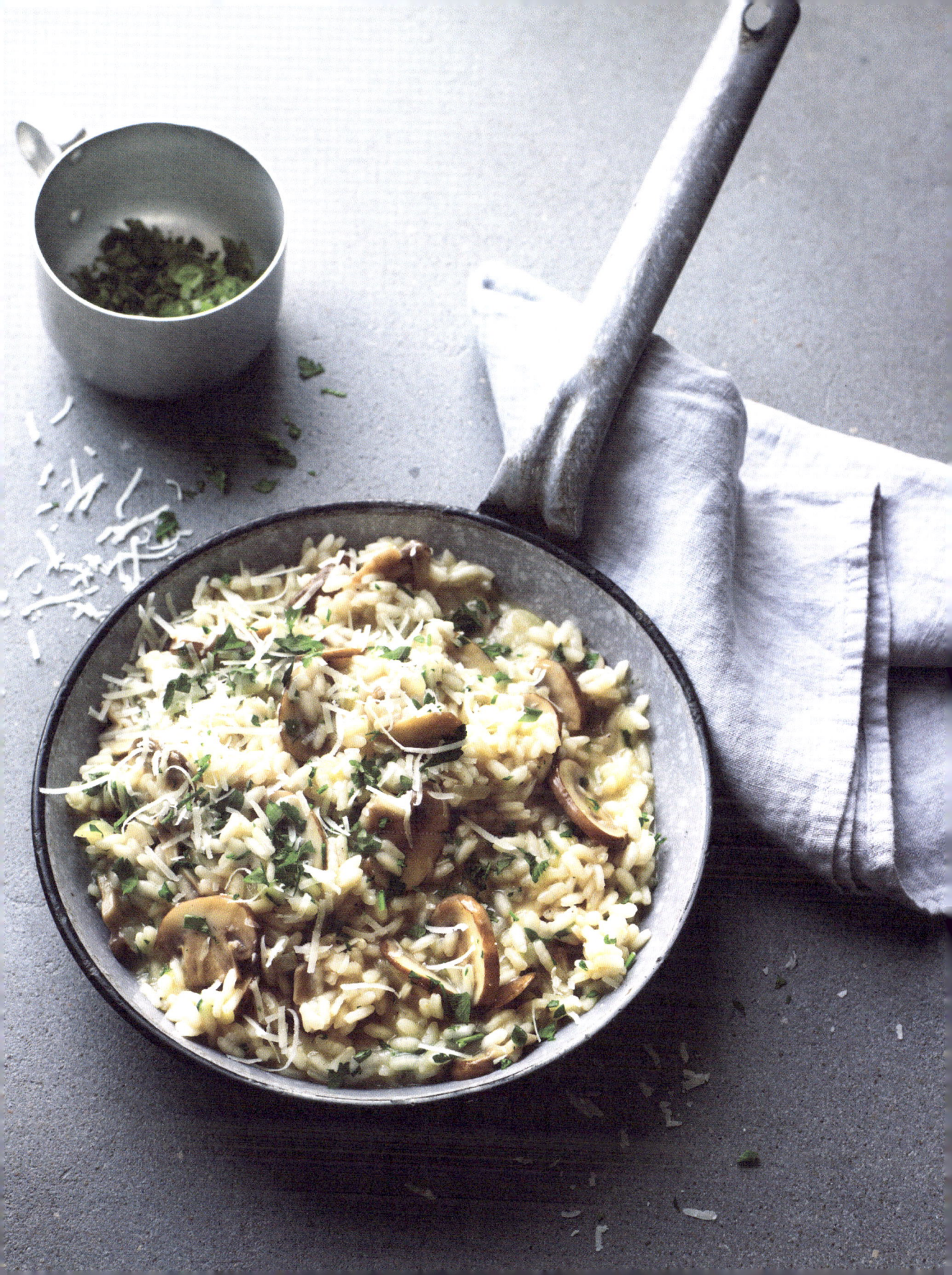

Avocados sind nicht nur lecker, sondern auch unglaublich nährstoffreich. Sie liefern große Mengen der Vitamine B5, B6, C, E und K – alles Nährstoffe, die bei der Unterstützung eines gut arbeitenden Immunsystems eine wichtige Rolle spielen. Darüber hinaus sind sie reich an einfach ungesättigten Fettsäuren, die dafür sorgen, die Werte des guten Cholesterins (HDL) stabil zu halten und die des schlechten Cholesterins (LDL) zu verringern.

SPAGHETTI MIT AVOCADOPESTO

PORTIONEN: 2
VORBEREITUNG: 5 MINUTEN
ZUBEREITUNG: 12 MINUTEN

50 g Pancetta
Salz
200 g Spaghetti
2 Handvoll frisch geriebener Parmesan
2 Handvoll frisch gehacktes Basilikum plus etwas zum Garnieren
  (nach Belieben)
2 Handvoll Pinienkerne
Fruchtfleisch von 1 Avocado, grob zerkleinert
Saft von ½ Zitrone
2 EL Butter aus Weidemilch
2 Knoblauchzehen, abgezogen und fein gehackt

In einem großen Topf reichlich Wasser zum Kochen bringen. In der Zwischenzeit den Pancetta fein würfeln (die Schwarte vorher abschneiden).

In das kochende Wasser 1 TL Salz sowie die Spaghetti geben, wieder aufkochen lassen und die Nudeln abgedeckt leicht sprudelnd in 10 Minuten bissfest garen.

Inzwischen den Parmesan mit Basilikum, Pinienkernen, Avocadofruchtfleisch und Zitronensaft im Mixer oder in der Küchenmaschine zu Pesto verarbeiten.

Die Butter in einer großen hohen Pfanne bei mittlerer Temperatur zerlassen. Knoblauch und Pancetta darin unter ständigem Rühren 5 Minuten anbraten. Die Temperatur auf eine niedrige Stufe reduzieren.

Die bissfest gegarten Nudeln mit einer Spaghettizange oder einer Küchenzange aus dem Wasser nehmen und in die Pfanne geben. Das Avocadopesto zugeben und alles gut vermengen.

In Schalen servieren und nach Belieben mit Basilikum garnieren.

Dieses Schmorgericht ist in der Variante mit Nudeln in den USA eine sehr beliebte Mahlzeit. Hier kommt jetzt statt Pasta das Pseudogetreide Quinoa zum Einsatz. Quinoa ist wesentlich nährstoffreicher als Nudeln und stellt darüber hinaus eine gute Quelle von Mineralstoffen wie Kalzium, Magnesium und Mangan dar. Supereinfach und superlecker!

THUNFISCH-SCHMORTOPF

PORTIONEN: 1
VORBEREITUNG: 5 MINUTEN
ZUBEREITUNG: 25 MINUTEN

150 g Thunfisch (aus der Dose)
190 g griechischer Joghurt (Vollfettstufe)
40 ml Hühnerbrühe
180 g Quinoa, gegart
½ rote Zwiebel, abgezogen und gewürfelt
110 g Brokkoli, gewaschen und grob gehackt
1 EL zerdrückter Knoblauch
½ TL gemahlener Kreuzkümmel
½ TL getrockneter Oregano
Salz
frisch gemahlener schwarzer Pfeffer
1 Handvoll frisch geriebener Parmesan
Blattgemüse zum Servieren (nach Belieben)

Den Backofen auf 200 °C Ober-/Unterhitze vorheizen. Alle Zutaten außer Parmesan in einer Schüssel mischen und mit Salz und Pfeffer würzen. In eine Auflaufform geben, den Parmesan darüber verteilen und die Form 20 Minuten in den Ofen stellen. Dazu beliebige Sorten Blattgemüse reichen.

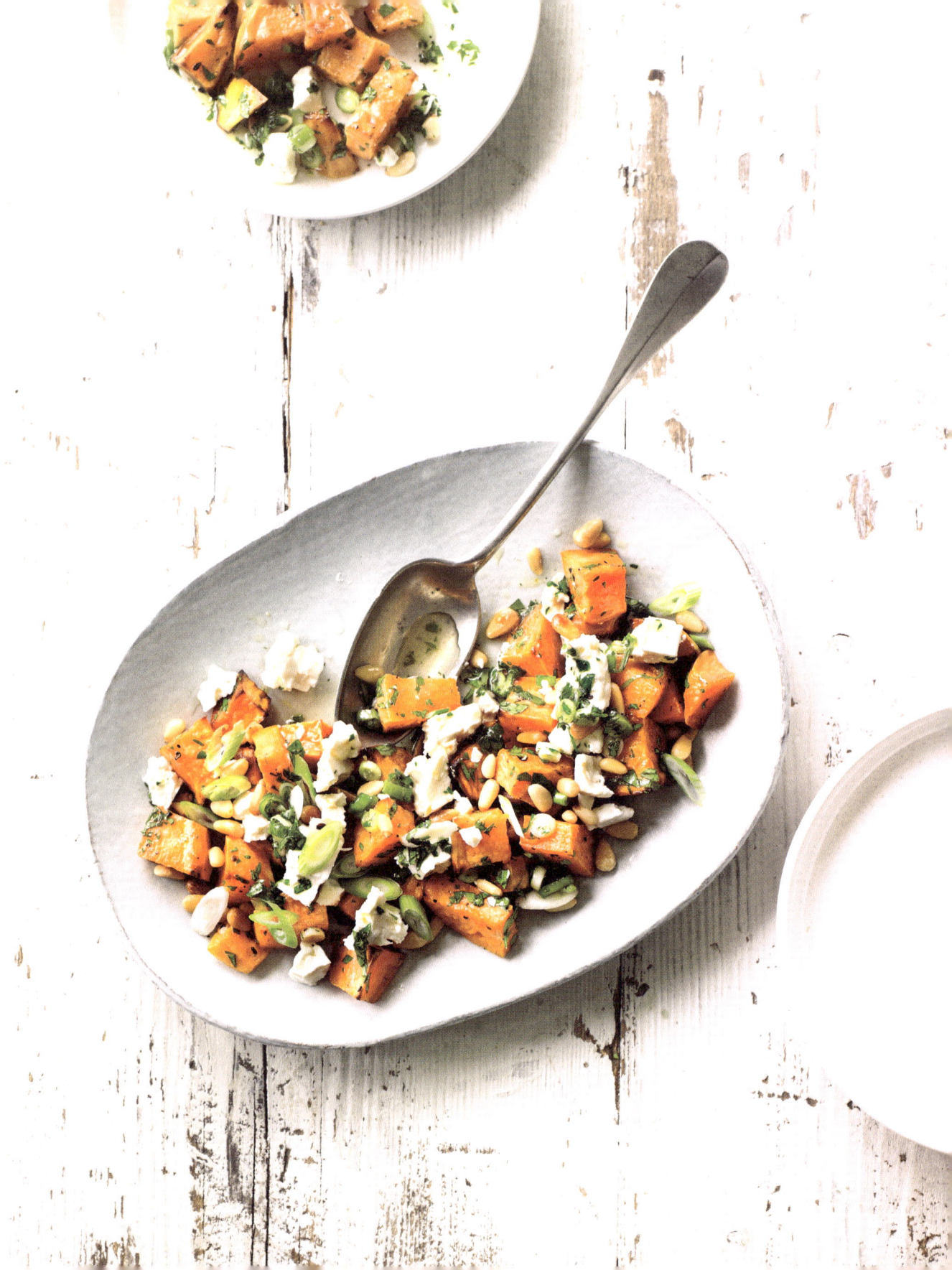

Wie wäre es einmal mit diesem Süßkartoffelsalat anstelle des üblichen Kartoffelsalats? Süßkartoffeln haben einen niedrigeren glykämischen Index als normale Kartoffeln. Der glykämische Index ist ein Maß dafür, wie stark und wie schnell der Blutzuckerspiegel bei bestimmten Lebensmitteln ansteigt. Aus diesem Grund ziehen Süßkartoffeln nicht so starke Blutzuckerspitzen nach sich wie herkömmliche Kartoffeln und helfen zudem bei der Fettverbrennung.

SÜSSKARTOFFELSALAT MIT FETA UND PINIENKERNEN

PORTIONEN: 2
VORBEREITUNG: 10 MINUTEN
ZUBEREITUNG: 35 MINUTEN

500 g Süßkartoffeln, geschält und in große Stücke geschnitten
1 EL natives Olivenöl extra
Salz
frisch gemahlener schwarzer Pfeffer
80 g Feta-Käse, grob zerbröselt
40 g Pinienkerne, geröstet

FÜR DAS DRESSING
2 Frühlingszwiebeln, geputzt und fein gehackt
1 Handvoll frisch gehackte glatte Petersilie
2 EL natives Olivenöl extra
1 EL flüssiger Honig
4 EL Weißweinessig

Den Backofen auf 200 °C Ober-/Unterhitze vorheizen. Die Süßkartoffeln mit Olivenöl, Salz und Pfeffer vermengen, auf einem mit Alufolie ausgelegten Backblech verteilen und im vorgeheizten Ofen 30–35 Minuten weich garen. Aus dem Ofen nehmen und auf Zimmertemperatur abkühlen lassen.

Alle Zutaten für das Dressing verquirlen und noch leicht nachwürzen. Die Kartoffelstücke auf einen Servierteller geben und mit dem Dressing beträufeln. Den zerbröselten Feta und die Pinienkerne darüberstreuen, alles behutsam mit den Händen vermengen, damit die Süßkartoffelstücke nicht auseinanderfallen, und servieren.

Das ist eine wunderbare Zubereitungsart für Hähnchenfleisch, denn es bleibt in der gehaltvollen Tomatensauce wunderbar saftig. Das cremige Limabohnenmus ist die ideale Ergänzung zum Huhn, denn es hilft dabei, die köstliche Tomatensauce bis zum letzten Rest aufzunehmen. Lima-bohnen sind ein guter Eiweiß- und Ballaststofflieferant und haben deshalb einen erheblich niedrigeren glykämischen Index als Kartoffeln, sodass ihre Auswirkung auf den Blutzuckerspiegel sehr viel geringer ist.

MOZZARELLA-HUHN

PORTIONEN: 2
VORBEREITUNG: 5 MINUTEN
ZUBEREITUNG: 20 MINUTEN

2 Hähnchenbrustfilets mit Haut (à etwa 200 g)
Salz
frisch gemahlener schwarzer Pfeffer
natives Olivenöl extra
½ mittelgroße Zwiebel, ab-gezogen und gehackt
2 Knoblauchzehen, abgezogen und zerdrückt
400 g stückige Tomaten (aus der Dose)
3 EL Tomatenmark
1 EL getrockneter Oregano

85 g grüne oder schwarze Oliven, entsteint und grob gehackt
1 Kugel Mozzarella (125 g), in Scheiben geschnitten

FÜR DAS LIMABOHNENMUS
1 EL Butter aus Weidemilch
½ mittelgroße Zwiebel, abgezogen und fein gehackt
1 Knoblauchzehe, abgezogen und zerdrückt
400 g Limabohnen (aus der Dose), abgebraust und abgetropft
2 EL Schlagsahne oder Crème fraîche

Den Backofen auf 200 °C Ober-/Unterhitze vorheizen. Das Fleisch salzen und pfeffern. 2 EL Olivenöl in einer großen Pfanne bei hoher Temperatur erhitzen und das Fleisch darin von beiden Seiten 3 Minuten scharf an-braten. Herausnehmen und beiseitestellen. Temperatur reduzieren, noch etwas Öl in die Pfanne geben und die Zwiebel darin 4–5 Minuten an-schwitzen, bis sie leicht gebräunt ist. Knoblauch dazugeben und kurz mitbraten. Tomaten dazugeben und Tomatenmark, Oregano, Oliven und einen Spritzer kaltes Wasser unterrühren. Zum Kochen bringen und unter regelmäßigem Rühren 5 Minuten kochen lassen. Temperatur reduzieren und das Hähnchenfleisch zugeben. Unter gelegentlichem Rühren 10 Mi-nuten köcheln, bis das Fleisch durchgegart ist. Abschmecken und nach Belieben nachwürzen.

Alles in eine feuerfeste Auflaufform geben. Mozzarella auf dem Fleisch verteilen und Pfeffer darübermahlen. 8–10 Minuten im vorgeheizten Ofen überbacken. In der Zwischenzeit die Butter in einem Topf zerlassen und die Zwiebel darin 3 Minuten anschwitzen. Knoblauch dazugeben und 1 Minute mit anschwitzen. Die Bohnen zugeben, 5 Minuten erhitzen, bis sie weich sind, dann zerdrücken und dabei Sahne oder Crème fraîche untermengen. Das Mus zum Huhn servieren.

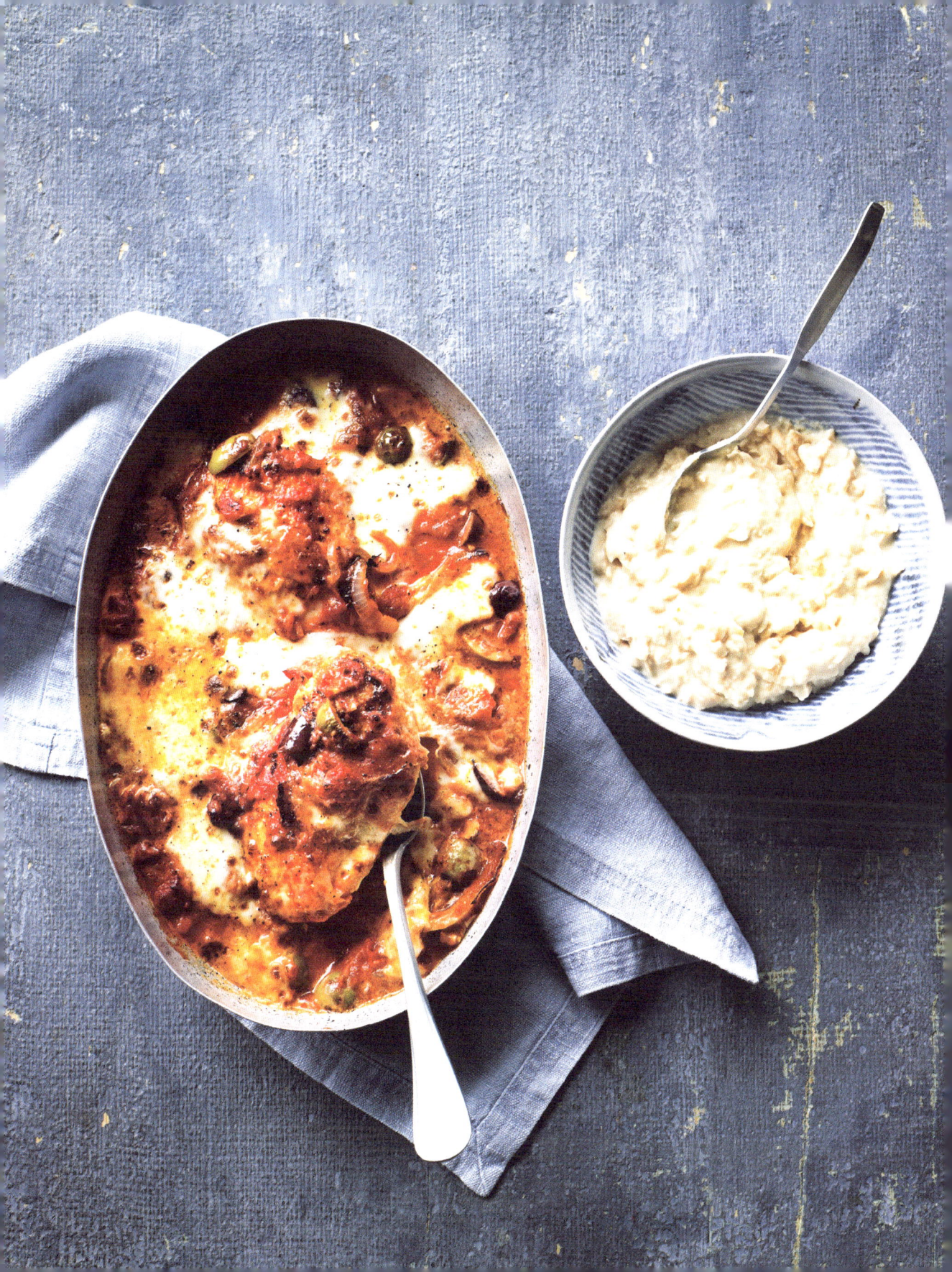

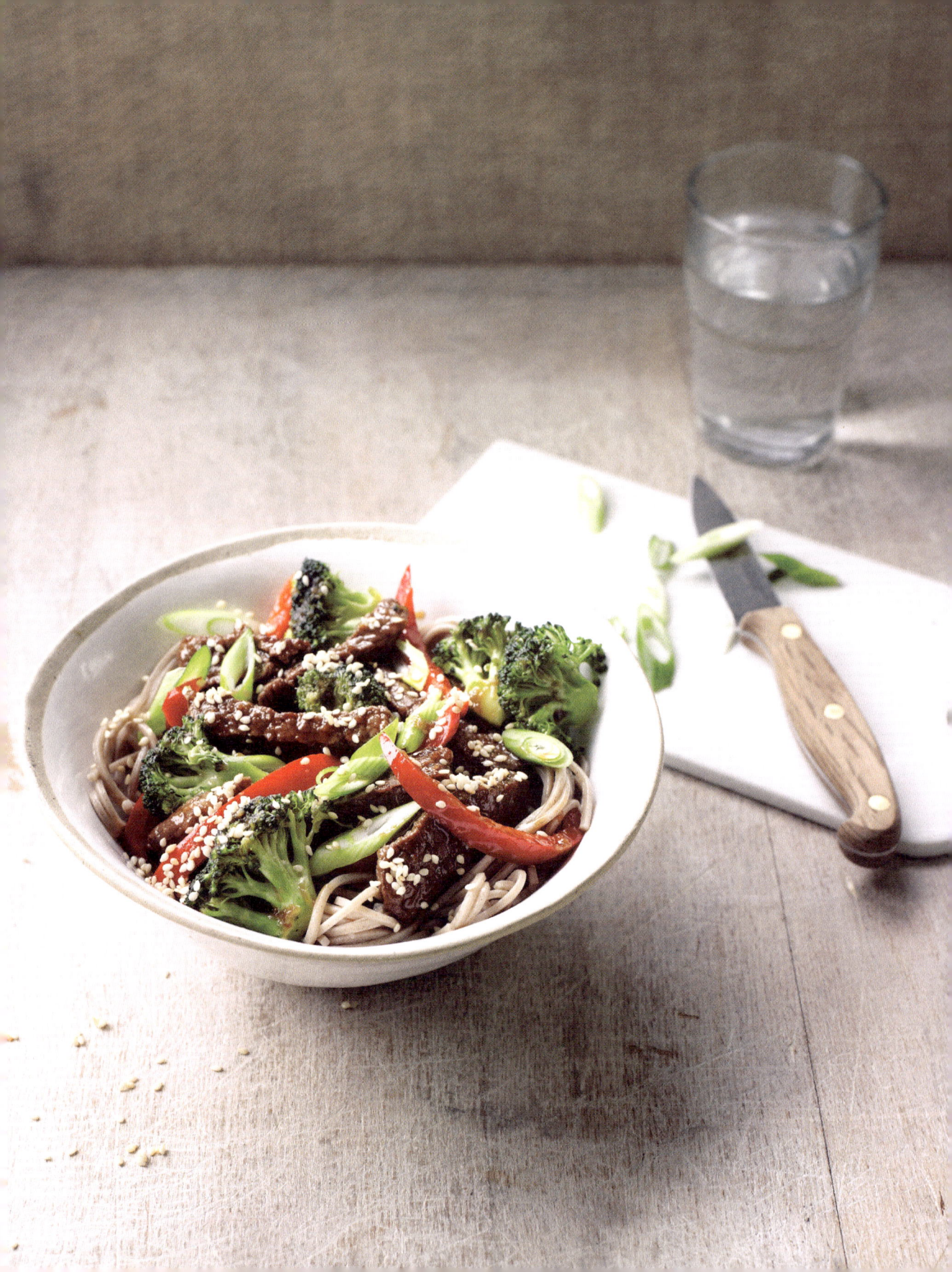

Wenn Sie einmal Lust auf ein Gericht mit asiatischer Note haben, kommt dieses Rezept wie gerufen – ein wunderbar ausgewogenes Nudelgericht mit Steak und Gemüse und einem sagenhaften Dressing. Soba-Nudeln bestehen aus Buchweizen und sind eine glutenfreie Alternative zu herkömmlichen Nudeln. Das in Buchweizen enthaltene Thiamin (auch als Vitamin B1 bekannt) unterstützt den Körper bei der Energiegewinnung aus der Nahrung. Last, but not least sind diese Nudeln auch noch eiweiß- und ballaststoffreich.

RINDERSTREIFEN MIT SOBA-NUDELN UND SESAM-HONIG-SAUCE

PORTIONEN: 1
VORBEREITUNG: 7 MINUTEN
ZUBEREITUNG: 20 MINUTEN

100 g Soba-Nudeln
1 EL Sesamöl aus gerösteten Sesamsamen
200 g Rumpsteak vom Rind aus Weidehaltung, in 2 cm dicke Streifen geschnitten
1 rote Paprikaschote, geputzt, gewaschen und in feine Streifen geschnitten
100 g Brokkoli, geputzt, gewaschen und in kleine Röschen geschnitten
2 Frühlingszwiebeln, geputzt und in feine Ringe geschnitten, 1 EL davon mit weißen Sesamsamen vermischt zum Garnieren

FÜR DIE SAUCE
40 ml Rinderbrühe
1 EL flüssiger Honig
2 EL Sojasauce
3 cm frischer Ingwer, geschält und fein gehackt
1 EL Sesamöl aus gerösteten Sesamsamen
1 Knoblauchzehe, abgezogen und zerdrückt
1 EL weißer Reisessig

Zunächst für die Sauce alle Zutaten verquirlen, dann beiseitestellen.

Die Nudeln in kochendem Wasser 5 Minuten garen, anschließend abgießen, unter kaltem Wasser abspülen und beiseitestellen. Einen Wok mit dem Sesamöl bei mittlerer bis hoher Temperatur erhitzen. Die Fleischstreifen in den Wok geben und 3–4 Minuten anbraten. Dann Paprika und Brokkoli dazugeben und unter gelegentlichem Rühren alles zusammen nochmals 5 Minuten garen.

Die Temperatur unter dem Wok reduzieren, dann die Sauce hineingeben und alles verrühren. Den Wok 2 Minuten kräftig schwenken, um alles gut zu vermischen. Mit den Frühlingszwiebeln und den Sesamsamen garniert servieren.

Dieses simple Gericht hat es wirklich in sich und ist trotzdem in nur 15 Minuten zubereitet. Die vom Reis gelieferten Kohlenhydrate sorgen dafür, die Muskeln nach einer harten Trainingseinheit wieder in Form zu bringen, sodass das die ideale Post-Work-out-Mahlzeit ist.

GEWÜRZREIS

PORTIONEN: 1
VORBEREITUNG: 5 MINUTEN
ZUBEREITUNG: 15 MINUTEN

200 ml Gemüsebrühe
2 EL rote Thai-Currypaste
1 frische rote Chilischote, entkernt und gehackt
100 g Basmatireis
1 EL Butter aus Weidemilch
1 mittelgroße Karotte, geschält und gerieben
100 g Edamame-Bohnen, gepalt und gegart
2 Eier (Größe M; möglichst aus Bio-Freilandhaltung), leicht verquirlt
Salz
frisch gemahlener schwarzer Pfeffer

In einem großen Topf Gemüsebrühe, Currypaste, Chili und Reis zum Kochen bringen. Dann den Deckel auflegen und 10 Minuten köcheln lassen, bis der Reis einen Großteil der Brühe aufgenommen hat. Die Butter in einer Pfanne zerlassen. Dann den Reis mit der geriebenen Karotte und den Edamame-Bohnen in die Pfanne geben und regelmäßig umrühren, bis der Reis feucht, aber nicht mehr nass ist. Anschließend die verquirlten Eier dazugeben und alles mit Salz und Pfeffer würzen.

Die Eier-Reis-Mischung einige Minuten erhitzen, ohne zu rühren. Anschließend durch behutsames Rühren die Mischung auflockern, einige Minuten damit fortfahren, bis die Eier leicht gegart und als kleine Klumpen im Reis sichtbar sind, und genießen.

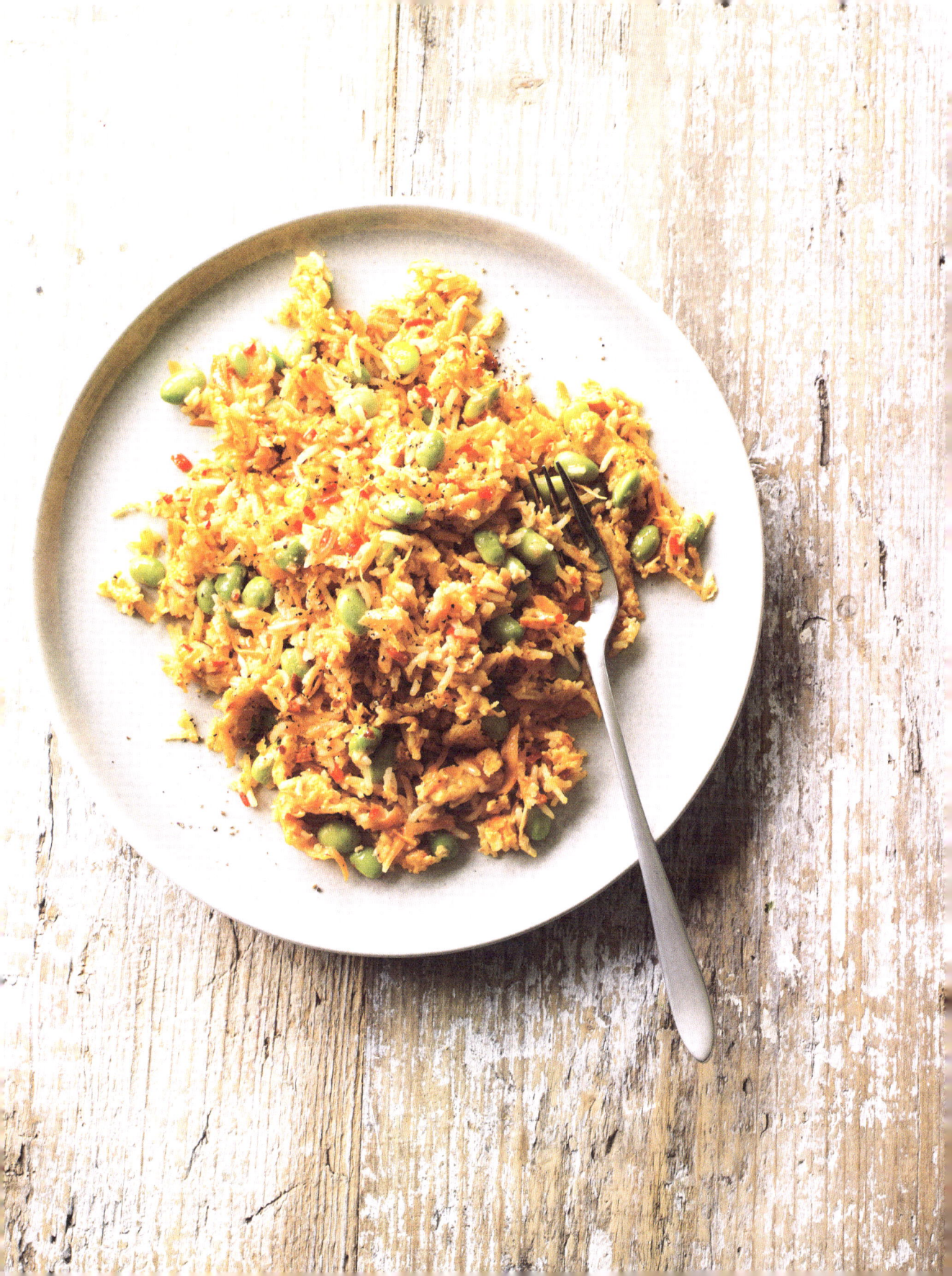

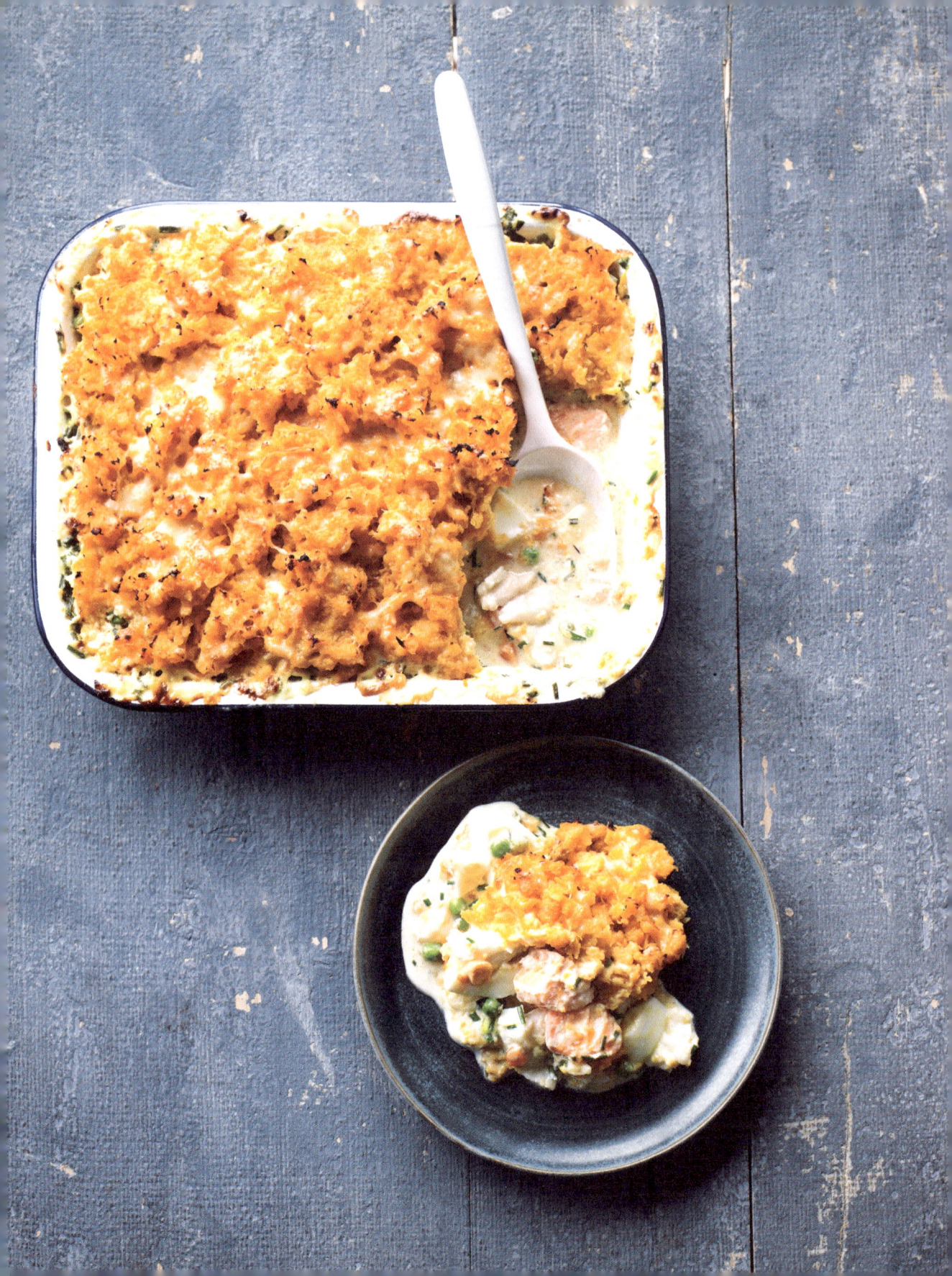

Dieses Gericht beruht auf einem Rezept von meinem Dad und in der Familie ist es zu einem echten Dauerbrenner geworden. Keiner von uns kann davon genug bekommen. Die wunderbar cremige Füllung und die würzige Käse-Butternuss-Kruste liefern alles, was das Herz begehrt an Farben, Aromen und Nährstoffen, die von dem Fisch, den Eiern und dem Gemüse beigesteuert werden. Die Verwendung von Kürbis und Süßkartoffeln anstelle von normalen Kartoffeln hilft dabei, den Blutzuckerspiegel stabil zu halten.

FISCHAUFLAUF MIT BUTTERNUSSKÜRBIS-KRUSTE

PORTIONEN: 4

VORBEREITUNG: 7 MINUTEN

ZUBEREITUNG: 35 MINUTEN

500 g Süßkartoffeln, geschält und in 3 cm große Würfel geschnitten
500 g Butternusskürbis, geschält und in 3 cm große Würfel geschnitten
1 EL Butter aus Weidemilch
4 Frühlingszwiebeln, geputzt und in feine Ringe geschnitten
1 mittelgroße Karotte, geschält und gewürfelt
250 g Schlagsahne
1 TL Dijonsenf
Saft von ½ Zitrone
25 g frisch geschnittene Schnittlauchröllchen (etwa 1 kleines Bund)
2 Handvoll frisch geriebener Cheddarkäse
400 g Fischfilet (gemischt, beispielsweise Kabeljau, geräucherter Schellfisch, Lachs, aber auch Garnelen)
3 hart gekochte Eier (Größe M; möglichst aus Bio-Freilandhaltung), gehackt
1 Handvoll TK-Erbsen plus einige Erbsen zum Servieren

Den Backofen auf 180 °C Ober-/Unterhitze vorheizen.

Die Süßkartoffeln und den Butternusskürbis 10 Minuten in kochendem Wasser garen. Das Gemüse mit der Hälfte der Butter verkneten und beiseitestellen.

Die restliche Butter in einer Pfanne bei mittlerer bis hoher Temperatur zerlassen. Frühlingszwiebeln und Karotte darin etwa 5 Minuten anschwitzen. Dann Sahne, Senf, Zitronensaft und Schnittlauchröllchen dazugeben und anschließend nach und nach den Käse unterrühren, bis er schmilzt.

Den Fisch auf dem Boden einer Auflaufform ausbreiten und die Eier darüber verteilen. Die Käsesauce darübergießen und dann die Erbsen darauf verteilen. Das Kartoffel-Butternuss-Mus in einer Schicht darauf verteilen und alles mit dem restlichen Käse bestreuen. 25 Minuten im vorgeheizten Ofen backen. Mit Erbsen garniert servieren.

In diesem simplen Gericht kommt das Geschmacksprofil der Makrele besonders gut zur Geltung. Die Makrele ist ein sehr nährstoffreicher Fettfisch und eine der besten Quellen für Omega-3-Fettsäuren und Vitamin D – beides Nährstoffe, die wichtig sind für eine optimale Funktion des Immunsystems sowie für gesunde Knochen. Makrele ist im Vergleich zu anderen Fischarten je nach Fanggebiet ökologisch relativ unbedenklich.

MAKRELE MIT KICHERERBSEN UND BASILIKUM-ZITRONEN-DRESSING

PORTIONEN: 1
VORBEREITUNG: 5 MINUTEN
ZUBEREITUNG: 10 MINUTEN

2 EL Olivenöl
400 g Kichererbsen (aus der Dose), abgebraust und abgetropft
70 ml Gemüsebrühe
5 Kirschtomaten, gewaschen und halbiert
1–2 Makrelenfilets mit Haut (je nach Größe)
Salz
frisch gemahlener Pfeffer

FÜR DAS DRESSING
2 EL natives Olivenöl extra
1 großes Bund frisches Basilikum, gewaschen, trocken geschüttelt und grob gehackt
1 Bund Frühlingszwiebeln, geputzt und in Ringe geschnitten
1 große Knoblauchzehe, abgezogen und zerdrückt
Saft von 1 Zitrone

In einem großen Topf 1 EL Olivenöl erhitzen, die Kichererbsen darin kurz erhitzen und mit einem Kartoffelstampfer leicht zerdrücken. Die Brühe und die Tomaten dazugeben und 3–4 Minuten köcheln lassen, bis sich alles verbunden hat. Dann beiseitestellen und etwas abkühlen lassen.

Alle Zutaten für das Dressing in der Küchenmaschine mixen und dann über die Kichererbsen gießen.

In der Zwischenzeit das restliche Olivenöl in einer großen beschichteten Pfanne bei mittlerer Temperatur erhitzen. Den Fisch rundum salzen und pfeffern und von beiden Seiten 3 Minuten braten, zuerst mit der Hautseite nach unten. Zum Servieren die Makrele auf den Kichererbsen anrichten.

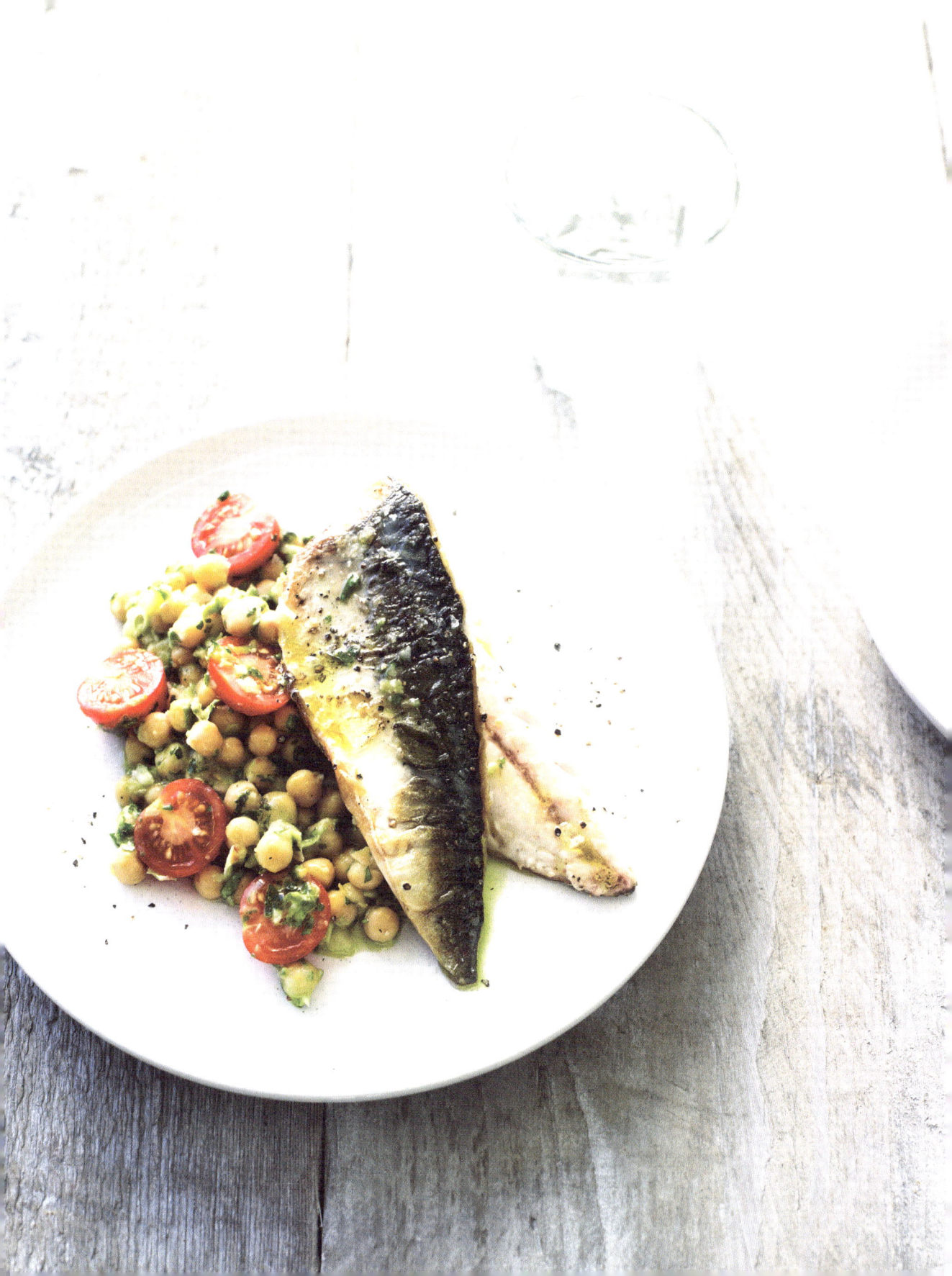

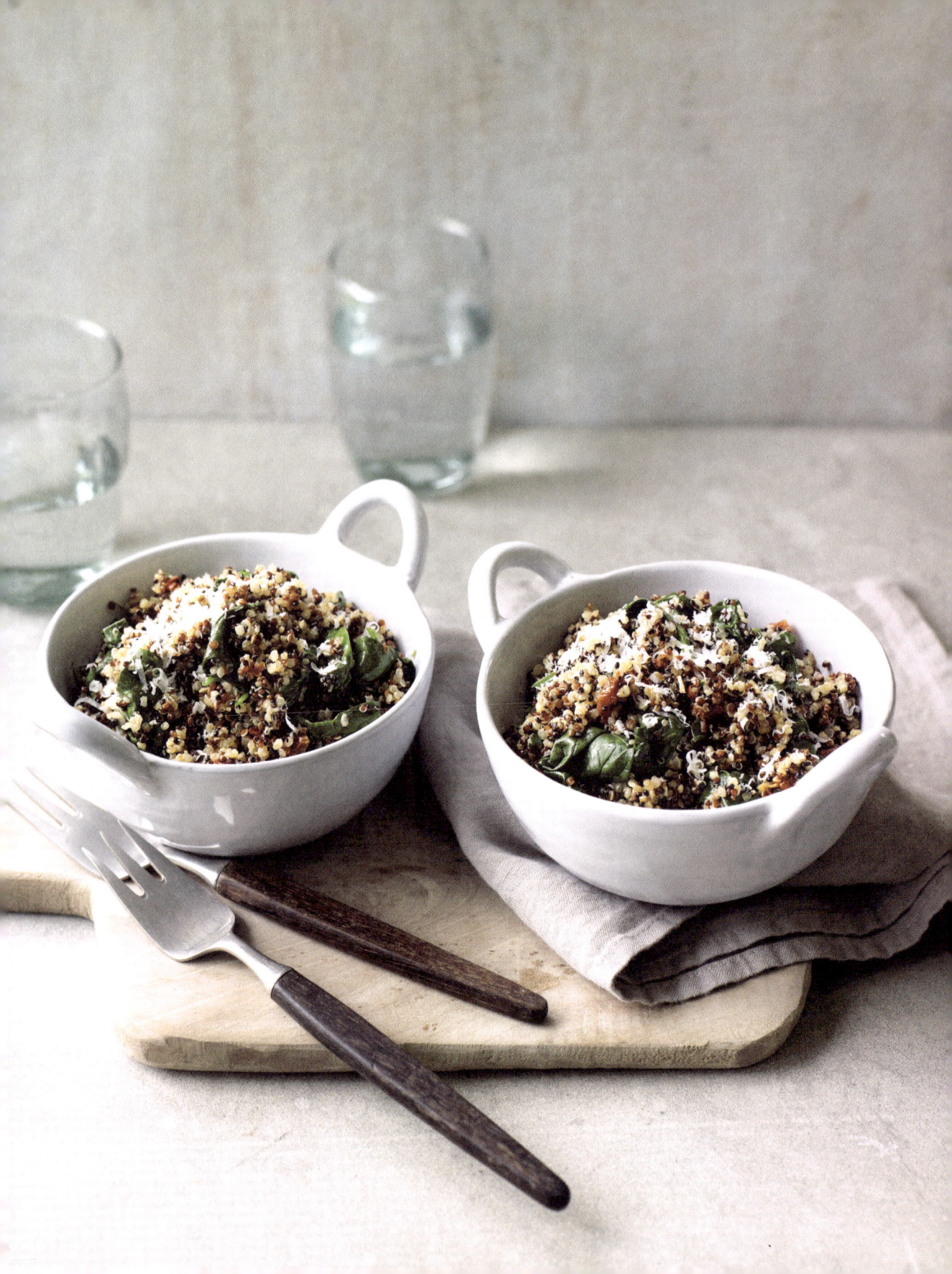

Quinoa ist eines der wenigen pflanzlichen Lebensmittel, das alle neun essenziellen Aminosäuren liefert. Die kleinen Samen enthalten darüber hinaus Eisen, B-Vitamine, Magnesium, Phosphor, Kalium, Kalzium, Vitamin E und Ballaststoffe. Ein hausgemachtes Tomatenpesto bereichert dieses nährstoffreiche Kraftpaket zudem durch sein würziges Aroma.

TOMATENPESTO-QUINOA MIT SPINAT

PORTIONEN: 1
VORBEREITUNG: 10 MINUTEN
ZUBEREITUNG: 8 MINUTEN

150 g bunte Quinoa
200 g junger Spinat
Salz
1 Handvoll frisch geriebener Parmesan (nach Belieben) plus etwas
    zum Servieren

FÜR DAS PESTO
1 Handvoll getrocknete Tomaten, grob geschnitten
1 Handvoll frisch gehacktes Basilikum plus etwas zum Garnieren
    (nach Belieben)
1 Handvoll frisch geriebener Parmesan
1 Handvoll Pinienkerne
Saft von ½ Zitrone
frisch gemahlener schwarzer Pfeffer

Die Quinoa in Wasser bei geringer Temperatur nach Packungsanweisung garen (ich verwende für einen kräftigeren Geschmack Hühnerbrühe statt Wasser).

Während die Quinoa gart, alle Zutaten für das Pesto in einer Küchenmaschine oder einem Mixer zu einem groben Mus verarbeiten.

Wenn die Quinoa gar ist, die Temperatur auf eine mittlere Stufe erhöhen und Spinat, Pesto, Salz und Parmesan dazugeben. Gut umrühren und erhitzen, bis der Spinat zusammengefallen ist und das Pesto sich gleichmäßig verteilt hat.

Mit Parmesan und nach Belieben mit Basilikum garniert sofort servieren.

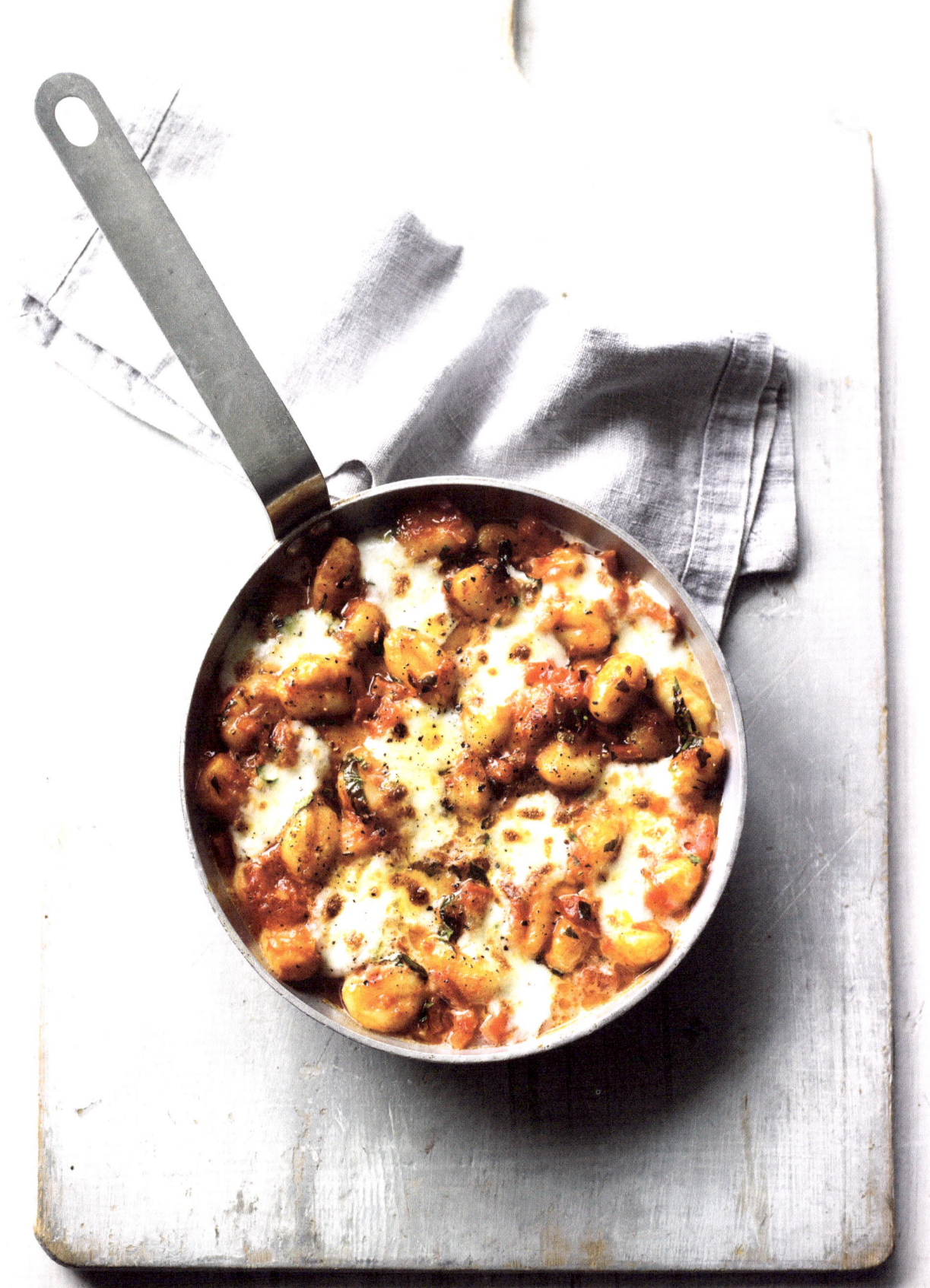

Dieses Gericht gönne ich mir nur zu besonderen Gelegenheiten, zum Beispiel an einem Tag mit hoher sportlicher Belastung. Mit seiner großen Bandbreite verschiedener Texturen und Geschmacksrichtungen, von knusprigem Käse bis zu den bissfest gegarten Gnocchi mit köstlicher Tomatensauce, ist diese Mahlzeit eine wahre Gaumenfreude.

GNOCCHI-TOMATEN-AUFLAUF

PORTIONEN: 4
VORBEREITUNG: 5 MINUTEN
ZUBEREITUNG: 25 MINUTEN

1 EL natives Olivenöl extra
1 Zwiebel, abgezogen und fein gehackt
1 rote Paprikaschote, gewaschen, entkernt und fein gehackt
1 Knoblauchzehe, abgezogen und fein gehackt
400 g stückige Tomaten (aus der Dose)
500 g Gnocchi (aus dem Kühlregal)
1 Handvoll frisch gehacktes Basilikum
1 Kugel Mozzarella (125 g), in Stücke gezupft

Den Backofengrill auf eine hohe Temperatur vorheizen. Das Olivenöl in einer großen Pfanne erhitzen. Zwiebel und Paprika darin 5 Minuten anschwitzen. Den Knoblauch dazugeben und 1 Minute mit anschwitzen. Dann die Tomaten und die Gnocchi unterrühren und alles erhitzen, bis es leicht köchelt. 10–15 Minuten unter gelegentlichem Rühren köcheln lassen, bis die Gnocchi weich sind und die Sauce eingedickt ist. Abschmecken, das Basilikum unterrühren und in eine große ofenfeste Form umfüllen.

Den Mozzarella darüber verteilen und alles 5–6 Minuten im vorgeheizten Ofen überbacken, bis der Käse goldgelb ist und Blasen wirft. Auf Tellern anrichten und servieren.

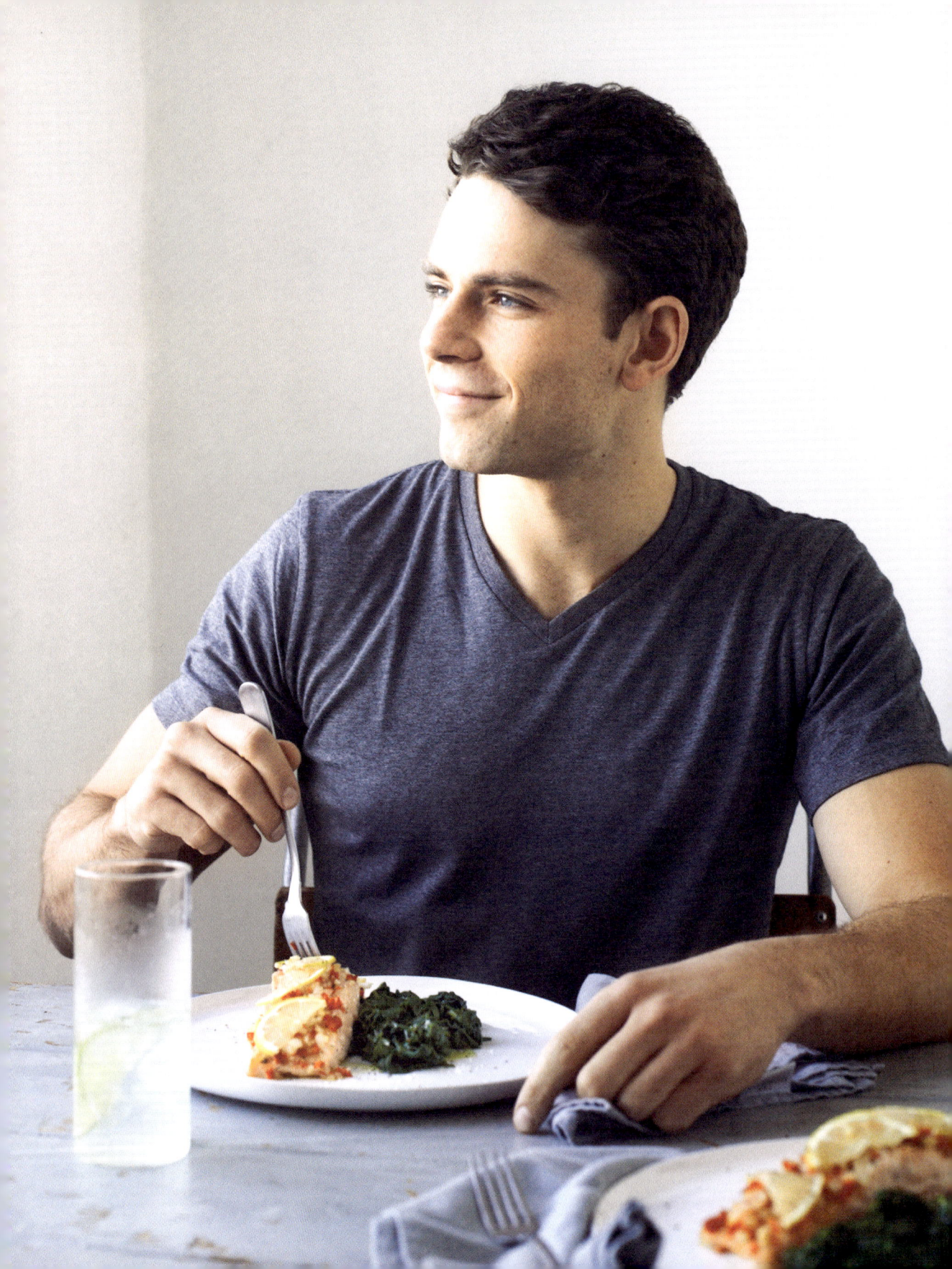

LOW-CARB-REZEPTE

Die meisten Gerichte des 2MD-Konzepts stammen aus diesem Abschnitt – zwei Mahlzeiten, die Sie an Ruhetagen zu sich nehmen, und eine der beiden Mahlzeiten an den Trainingstagen. Die Rezepte sind darauf ausgerichtet, Sie mit so vielen Nährstoffen wie möglich zu versorgen. Außerdem erhöht der Verzehr vorwiegend kohlen-hydratarmer Gerichte die Chancen auf Fettverbrennung.

Pilze sind besonders reich an B-Vitaminen, die im Körper zur Aufspaltung von Fett und Kohlenhydraten und somit zur Energieversorgung beitragen. Darüber hinaus enthalten sie Betaglukane, von denen man annimmt, dass sie unser Immunsystem stärken und die Abwehrkraft gegen Allergien erhöhen. Das Selen sowie das Ergothionein (eine Aminosäure) können außerdem unsere Zellen vor Schäden schützen, die chronische Krankheiten verursachen.

PILZ-OMELETTE

PORTIONEN: 1
VORBEREITUNG: 5 MINUTEN
ZUBEREITUNG: 5 MINUTEN

1 EL Butter aus Weidemilch
100 g frische Pilze (beliebige Sorte), in Scheiben geschnitten
Salz
frisch gemahlener schwarzer Pfeffer
3 Eier (Größe M; möglichst aus Bio-Freilandhaltung)
100 g Parmesan, frisch gerieben
1 Handvoll frisch gehackte glatte Petersilie zum Garnieren
Blattgemüse zum Servieren

Die Butter in einer Pfanne bei mittlerer Temperatur zerlassen. Die Pilze zugeben und mit Salz und Pfeffer würzen.

Während die Pilze garen, die Eier leicht verquirlen und über die Pilze gießen. Dann den Parmesan darüberstreuen und die Temperatur reduzieren (Eier garen bei geringer Temperatur am besten). 1–2 Minuten garen, dann das Omelette mit einem Pfannenwender vom Pfannenrand lösen und zur Hälfte falten. Das Omelette, sobald es auf der Unterseite goldgelb ist, auf einen Teller gleiten lassen und mit Petersilie garnieren.

Dazu beliebige Sorten Blattgemüse reichen.

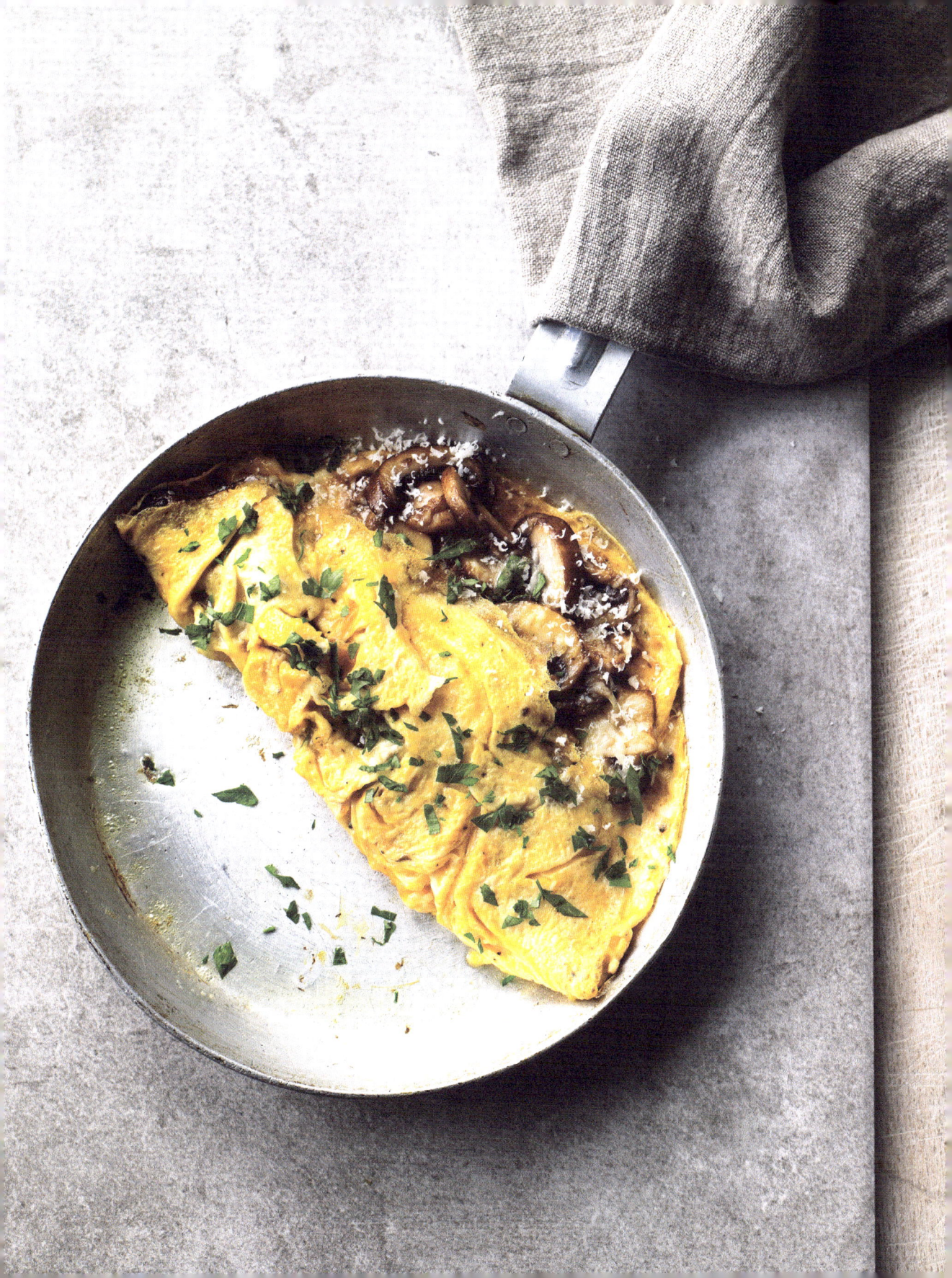

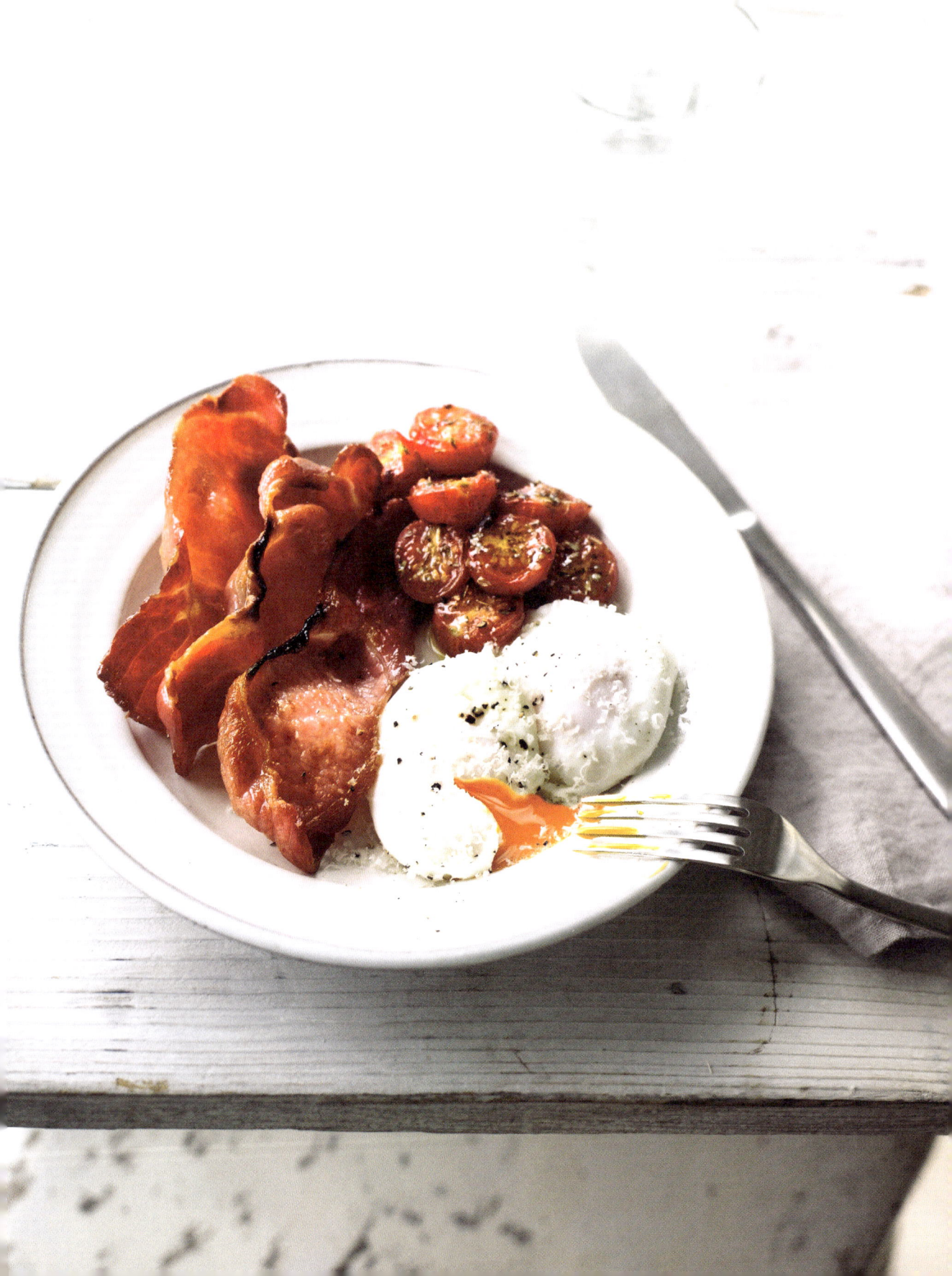

Auch einfache Gerichte sind lecker, aber ich peppe sie gern so weit wie möglich auf. Hier ist es besonders wichtig, den Frühstücksspeck und die Eier frisch auf dem Wochenmarkt oder – noch besser – direkt in einem Hofladen zu kaufen. Freilandhennen, die gesundes, natürliches Futter bekommen, geben die Vorteile in Form von nährstoffreichen und schmackhaften Eiern an uns weiter.

KLASSISCHER FRÜHSTÜCKSSPECK MIT POCHIERTEN EIERN

PORTIONEN: 1
VORBEREITUNG: 2 MINUTEN
ZUBEREITUNG: 7 MINUTEN

Salz
frisch gemahlener schwarzer Pfeffer
1 EL getrockneter Oregano
5 Kirschtomaten, halbiert
1 EL natives Olivenöl extra
2 Scheiben Frühstücksspeck (Bacon; vorzugsweise Bioware)
2–3 Eier (Größe M; möglichst aus Bio-Freilandhaltung)
1 EL frisch geriebener Parmesan

Den Backofengrill auf eine hohe Temperatur vorheizen.

Salz, Pfeffer und Oregano über die Tomaten streuen und alles mit dem Öl beträufeln. Mit dem Frühstücksspeck unter den Grill stellen und 7 Minuten backen, dabei nach der Hälfte der Zeit wenden.

In der Zwischenzeit etwas Wasser in einem Topf erhitzen, dann die Eier einzeln und nacheinander in einen Becher oder ein Glas aufschlagen und langsam in das kochende Wasser gleiten lassen – kein Quirlen oder Essig erforderlich. 3 Minuten in siedendem Wasser garen.

Die Eier vorsichtig mit einem Schaumlöffel herausheben und auf einen Teller geben. Mit Salz und Pfeffer würzen und mit Parmesan bestreuen. Mit dem Frühstücksspeck und den Tomaten servieren.

Mir macht es großen Spaß, immer wieder neue Rezepte für Eier aus-
zuprobieren, weil diese besonders reich an Vitamin A sind. Sie passen
perfekt zu Räucherlachs – ein hervorragender Lieferant des für die
Energieverwertung wichtigen Niacins.

MINI-FRITTATAS MIT RÄUCHERLACHS

PORTIONEN: 2
VORBEREITUNG: 5 MINUTEN
ZUBEREITUNG: 20 MINUTEN

6 Eier (Größe M, möglichst aus Bio-Freilandhaltung)
100 g griechischer Joghurt (Vollfettstufe)
1–2 Frühlingszwiebeln, in feine Ringe geschnitten
40 g Ziegenfrischkäse
30 g Spinat, grob gehackt
Butter aus Weidemilch zum Einfetten
100 g Räucherlachs, in feine Streifen geschnitten
Zitronenspalten zum Servieren

Den Backofen auf 180 °C Ober-/Unterhitze vorheizen.

Die Eier mit dem Joghurt in einer Schüssel verrühren. Frühlingszwiebeln, Ziegenfrischkäse und Spinat dazugeben.

Sechs kleine Muffinformen mit Butter einfetten, dann die Eimischung gleichmäßig darauf verteilen. 20 Minuten backen, bis die Eimischung durchgegart ist.

Dann die Frittatas mit den Lachsstreifen garnieren und mit Zitronen-spalten servieren.

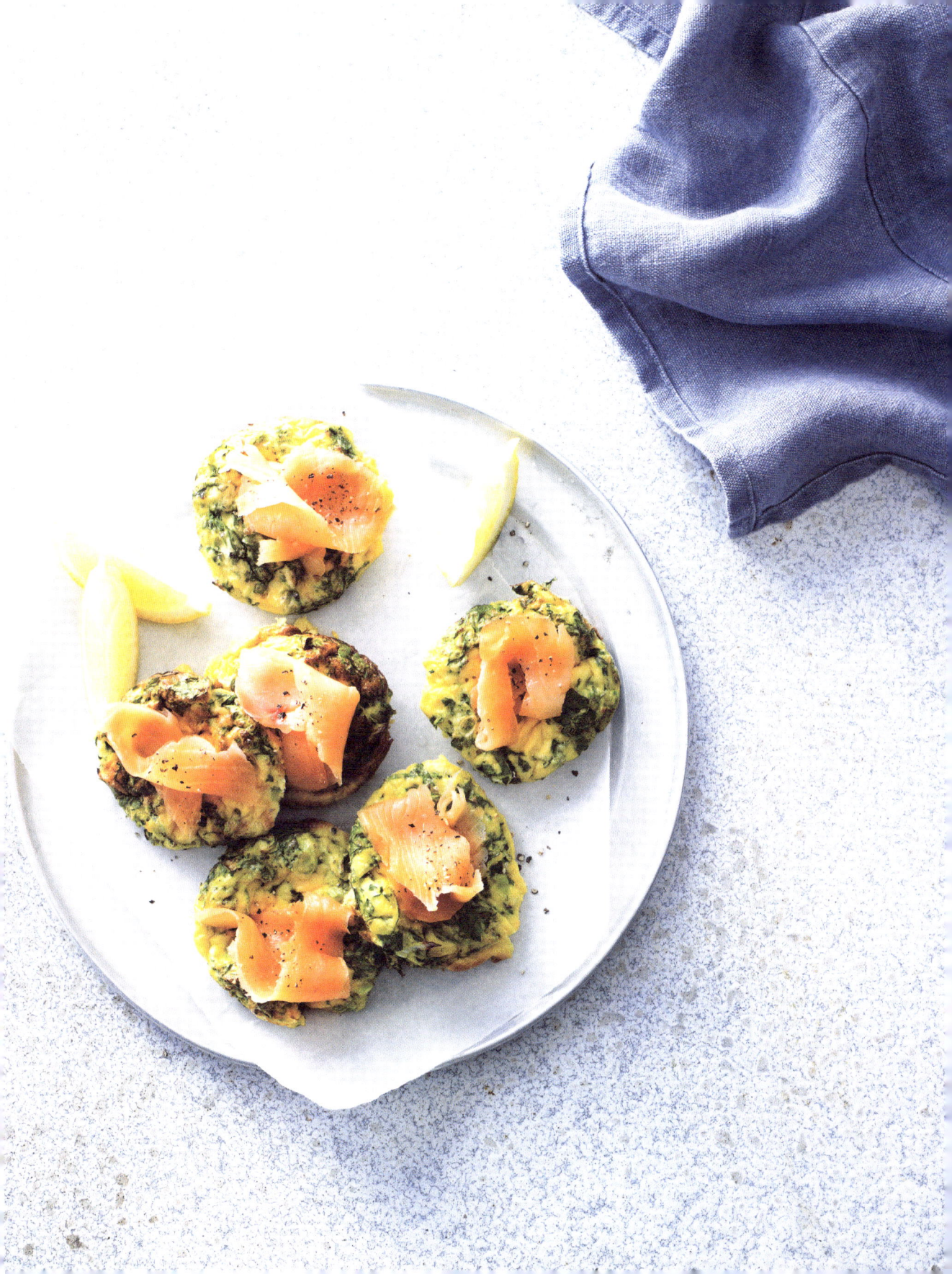

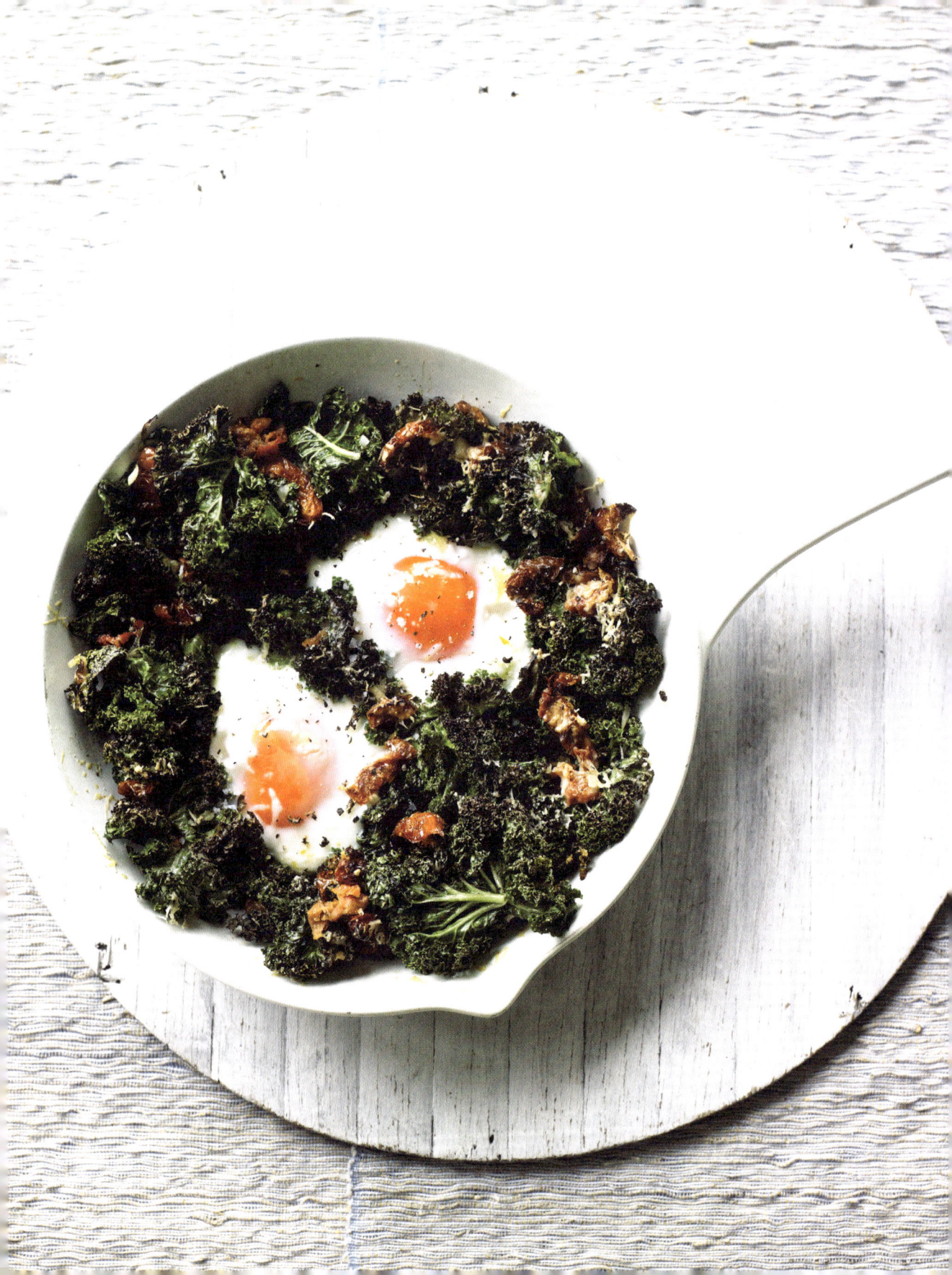

Dieses Gericht kombiniert zwei Superfoods mit Superpower: Eier und Kohl. Kohl ist reich an den Vitaminen C, K und D sowie an Kalzium und Eisen, um nur einige wenige zu nennen. Eier gehören zu den wertvollsten Nahrungsmitteln, da sie eine kleine Menge von fast allen Nährstoffen enthalten, die wir für eine optimale Gesundheit benötigen. In diesem unkomplizierten, schnell gebackenen Gericht sind der Kohl und die Eier die perfekte Grundlage für die getrockneten Tomaten, den Parmesan und den Knoblauch.

GEBACKENER KOHL MIT EIERN

PORTIONEN: 1
VORBEREITUNG: 5 MINUTEN
ZUBEREITUNG: 15 MINUTEN

1 EL Butter aus Weidemilch
½ Zwiebel, abgezogen und fein gehackt
1 Knoblauchzehe, abgezogen und fein gehackt
2–3 Handvoll Grünkohl
Salz
frisch gemahlener schwarzer Pfeffer
2 Eier (Größe M; möglichst aus Bio-Freilandhaltung)
6 getrocknete Tomaten
1 Handvoll frisch geriebener Parmesan

Den Backofen auf 180 °C Ober-/Unterhitze vorheizen.

In einer großen, ofenfesten Pfanne die Butter auf mittlerer bis hoher Stufe zerlassen. Zwiebel und Knoblauch dazugeben und unter Rühren etwa 1 Minute anschwitzen. Dann die Hälfte des Kohls darin unter häufigem Rühren etwa 2 Minuten anbraten, bis der Kohl zusammenfällt. Den restlichen Kohl unterrühren und wiederholen. Mit Salz und Pfeffer würzen, dann etwa 5 Minuten unter gelegentlichem Rühren köcheln lassen, bis der Kohl weich wird.

Mit der Rückseite eines Löffels zwei Mulden in den Kohl drücken. In jede Mulde ein Ei aufschlagen. Die Tomaten rund um die Eier geben und alles mit Parmesan bestreuen, um sicherzustellen, dass das Eigelb flüssig bleibt. 10 Minuten im Backofen backen und dann genießen.

Als ich von meiner Reise nach Südamerika zurückkam, war ich ganz verrückt nach Guacamole. Ich mag meine gern auf einem Bett aus Spinat und Karotten, man kann sie aber ganz nach Lust und Laune auch für jeden anderen Salat verwenden. Avocados enthalten mehr Kalium als Bananen. Kalium unterstützt die Herzgesundheit und kontrolliert das vor allem nach körperlicher Betätigung wichtige Flüssigkeitsgleichgewicht im Körper.

GUACAMOLE-BOWL MIT EI

PORTIONEN: 1
VORBEREITUNG: 5 MINUTEN
ZUBEREITUNG: 7 MINUTEN

2 Eier (Größe M; möglichst aus Bio-Freilandhaltung)
1 ganze Avocado ohne Schale und Stein
Saft von ½ Limette
20 g Gurke, gewürfelt
1 EL griechischer Joghurt (Vollfettstufe)
Salz
frisch gemahlener schwarzer Pfeffer
1 mittelgroße Karotte, gerieben
1 rote Paprikaschote, in feine Streifen geschnitten
1 Handvoll Spinat
frischer Koriander zum Garnieren

Die Eier in kochendem Wasser 7 Minuten garen, dann den Topf vom Herd nehmen und nach und nach kaltes zu dem kochenden Wasser gießen, damit die Eier nicht aufplatzen. Vor dem Pellen 5 Minuten in kaltem Wasser abkühlen lassen.

Die Avocado mit den hart gekochten Eiern, Limettensaft, Gurkenwürfeln und Joghurt in einer Schüssel grob zerdrücken. Anschließend mit Salz und Pfeffer abschmecken.

Karotten, Paprika und Spinat in eine Schüssel geben, die Avocadomischung zugeben und mit Koriander garnieren.

Das ist eine weitere fleischfreie Alternative, die schnell zubereitet und sehr lecker ist. Getrocknete Tomaten haben einen tollen, intensiven Geschmack und sind ein ausgezeichneter Lieferant der Vitamine C und K, die das Immunsystem unterstützen und die Knochen stärken. Verwenden Sie hierfür die in Öl eingelegten getrockneten Tomaten, weil sie viel leichter zu pürieren sind.

FRITTATA MIT ZIEGENKÄSE UND TOMATENPESTO

PORTIONEN: 2
VORBEREITUNG: 7 MINUTEN
ZUBEREITUNG: 5 MINUTEN

FÜR DIE FRITTATA
1 EL Olivenöl
1 mittelgroße Zwiebel, abgezogen und fein gehackt
4 Eier (Größe M; möglichst aus Bio-Freilandhaltung), verquirlt
100 g Ziegenfrischkäse
1 Handvoll Rucola

FÜR DAS PESTO
1 Handvoll frisch geriebener Parmesan
1 Handvoll getrocknete Tomaten
1 Handvoll Pinienkerne
1 Knoblauchzehe, abgezogen

Den Backofen auf 200 °C Ober-/Unterhitze vorheizen.

Alle Zutaten für das Pesto in der Küchenmaschine zu einem Mus verarbeiten.

Das Öl in einer ofenfesten Pfanne erhitzen und die Zwiebel darin in etwa 5 Minuten glasig anschwitzen. Die Pfanne vom Herd nehmen und die verquirlten Eier zugeben.

Die Pfanne in den Backofen schieben und 10–15 Minuten backen, bis die Eier gar sind.

Die Pfanne vorsichtig aus dem Backofen nehmen, Stücke des Ziegenkäses auf der Frittata verteilen, mit dem Pesto beträufeln und zum Servieren mit dem Rucola garnieren.

Diese Gläser kann man wunderbar mit zur Arbeit nehmen oder unterwegs genießen. Garnelen sind besonders reich an Eiweiß, enthalten Kalzium, Kalium und Phosphor und sind ein ausgezeichneter Lieferant von Selen, Magnesium und Zink, die das Immunsystem, die Hautgesundheit und die Zellreproduktion unterstützen.

GARNELENSALAT IM GLAS

PORTIONEN: 1

VORBEREITUNG: 10 MINUTEN

FÜR DEN GARNELENSALAT

200 g Spinat

1 rote Paprikaschote, in feine Streifen geschnitten

1 mittelgroße Karotte, geschält und gerieben

1 Handvoll Pinienkerne

5 Kirschtomaten, halbiert

100 g Garnelen, gegart und geschält

Salz

frisch gemahlener schwarzer Pfeffer

FÜR DAS DRESSING

2 EL natives Olivenöl extra

1 EL Weißweinessig

½ EL Dijonsenf

Die Zutaten für den Salat in der oben aufgeführten Reihenfolge in das Glas schichten, dabei auf jede Lage ein wenig Salz und Pfeffer geben.

Die Zutaten für das Dressing vermischen und separat aufbewahren.

Das Dressing auf den Salat geben und genießen.

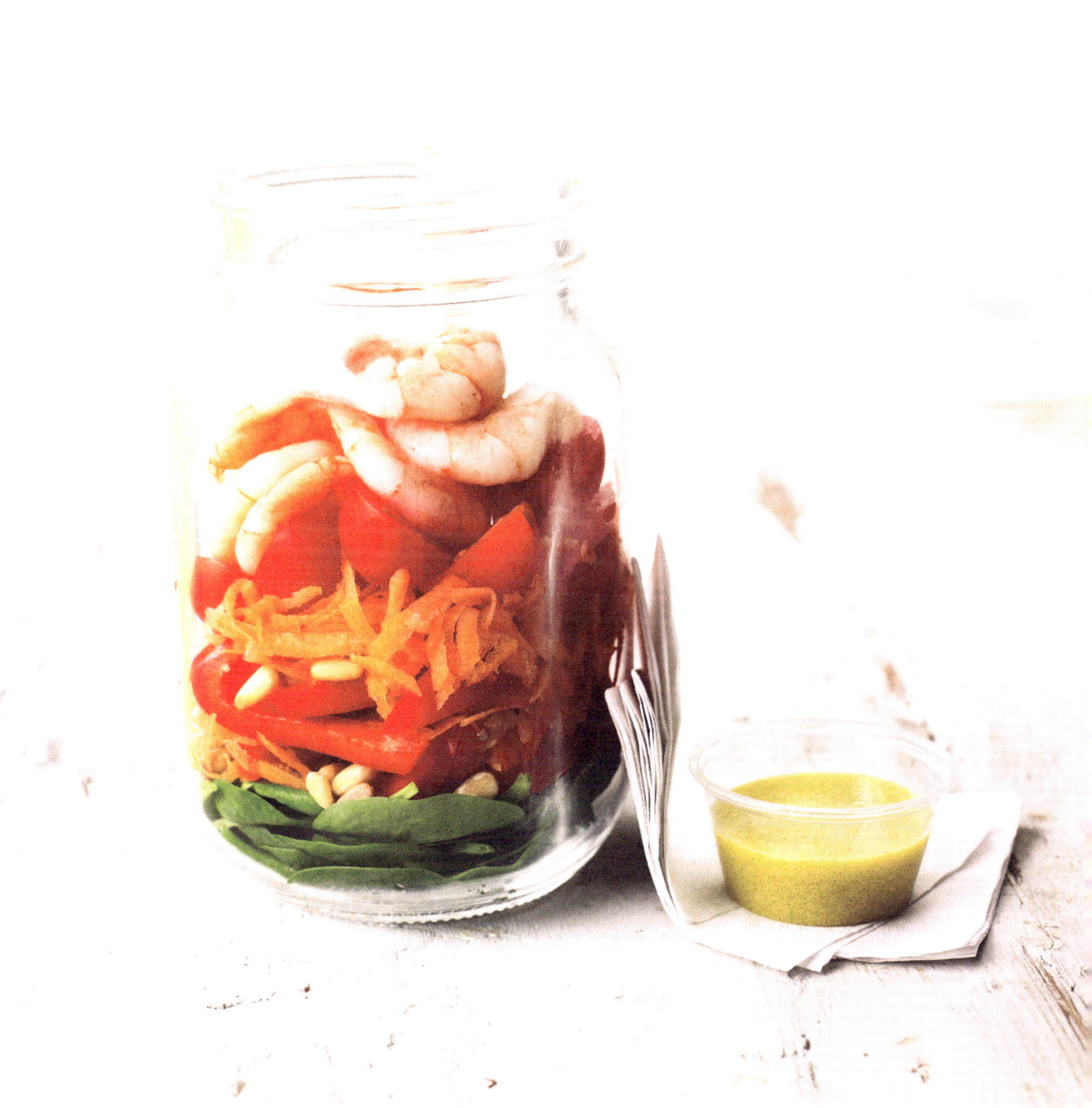

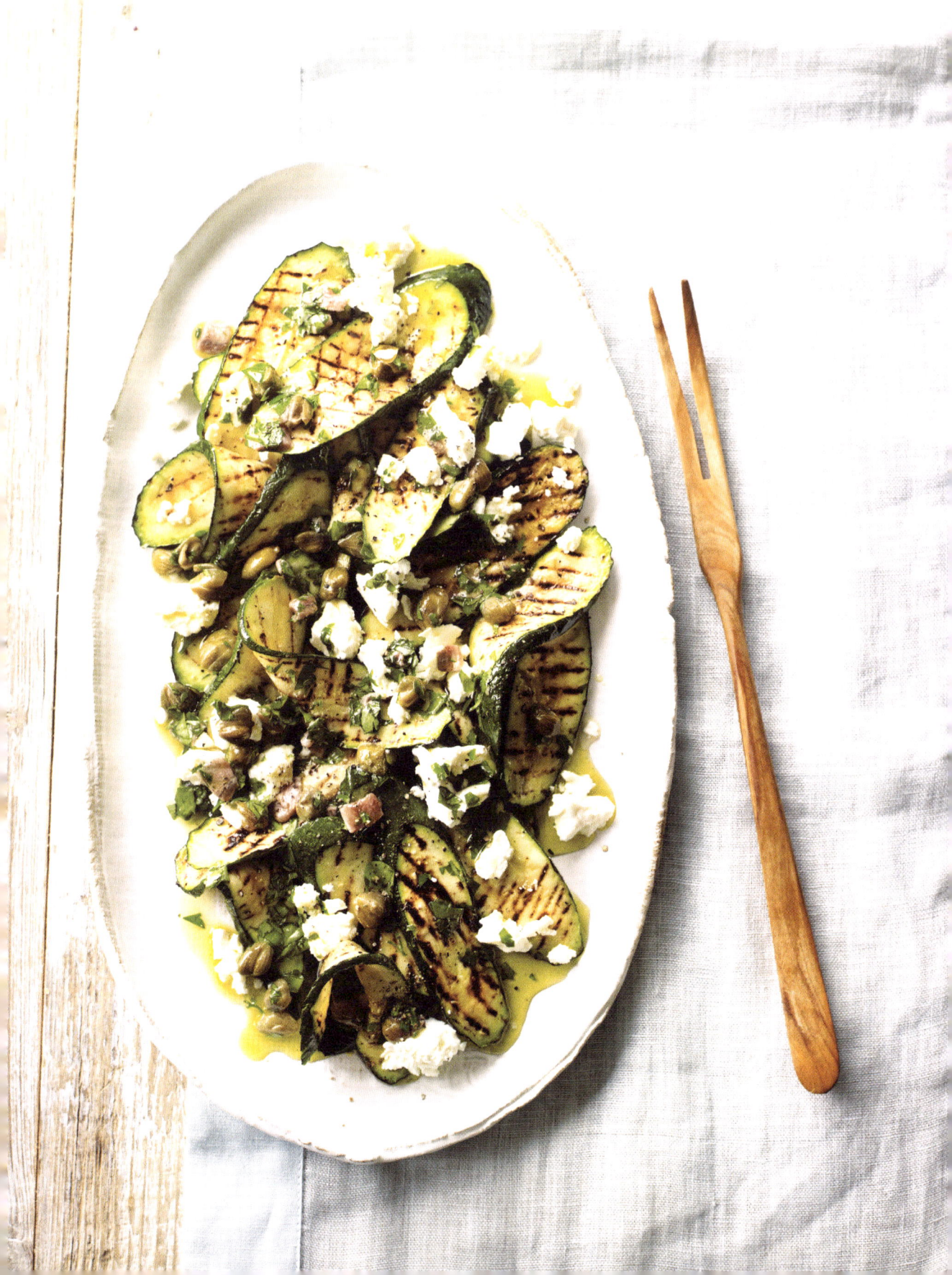

Zucchini enthalten das Antioxidans Vitamin C und hohe Mengen an Kalium, die zur Regulierung des Blutdrucks beitragen sowie nach einem Work-out den Kaliumhaushalt ausgleichen können. Dieser unkomplizierte Sommersalat ist im Handumdrehen fertig.

ZUCCHINISALAT MIT SARDELLEN UND KAPERN

PORTIONEN: 2
VORBEREITUNG: 5 MINUTEN
ZUBEREITUNG: 10 MINUTEN

4 Zucchini, der Länge nach in Scheiben geschnitten
3 EL natives Olivenöl extra
Salz
frisch gemahlener schwarzer Pfeffer
1 Handvoll frisch gehackte glatte Petersilie, plus etwas zum Garnieren (nach Belieben)
2 Sardellen, abgetropft (abgespült, falls gesalzen) und fein gehackt
2 EL Kapern (aus dem Glas)
Saft von ½ Zitrone
100 g Feta-Käse, zerbröselt

Die Zucchinischeiben mit etwas Olivenöl bestreichen, mit Salz und Pfeffer würzen und in einer Grillpfanne 5 Minuten grillen, dabei nach der Hälfte der Zeit wenden.

Petersilie, restliches Öl, Sardellen, Kapern und Zitronensaft in einer kleinen Schüssel vermischen.

Alle Zutaten in einer großen Schüssel vermengen und nach Belieben mit Petersilie garnieren.

Ich liebe den intensiv würzigen Geschmack von Ziegenfrischkäse, der diesem Gericht mit Schweinefleisch ein cremiges Finish verleiht. Darüber hinaus enthält er sehr viel weniger Laktose als Kuhmilchkäse und ist deshalb leichter zu verdauen. Laktose ist der natürliche Zucker in Milchprodukten, der von einigen Menschen nur schwer verdaut werden kann.

SCHWEINELENDE MIT ZIEGENKÄSECREME

PORTIONEN: 1

VORBEREITUNG: 5 MINUTEN

ZUBEREITUNG: 15 MINUTEN

70 g griechischer Joghurt (Vollfettstufe)
120 g Ziegenfrischkäse
6 EL natives Olivenöl extra
1 Handvoll frisch gehackte glatte Petersilie
2 Frühlingszwiebeln, in feine Ringe geschnitten
frisch gemahlener schwarzer Pfeffer
300 g Schweinelende
Salz
2 große Tomaten, halbiert
70 g Baby-Rucola
70 g Spinat
1 Handvoll Pinienkerne
Saft von ½ Zitrone

Joghurt, Ziegenfrischkäse und 2 EL kaltes Wasser in einer Schüssel glatt rühren. 3 EL Öl, Petersilie und Frühlingszwiebeln unterrühren. Mit Pfeffer würzen.

Eine Pfanne auf mittlerer bis hoher Stufe erhitzen. Die Schweinelende mit 1 EL Öl bestreichen und mit Salz und Pfeffer würzen. 12–15 Minuten braten, bis die Lende rumdum schön gebräunt ist. Aus der Pfanne nehmen, 10 Minuten ruhen lassen und dann in feine Scheiben schneiden.

In der Zwischenzeit die Schnittfläche der Tomaten mit 1 EL Öl bestreichen und großzügig mit Salz und Pfeffer würzen. Die Tomaten mit der Schnittfläche nach unten in eine Pfanne geben und 3–4 Minuten anbraten, bis die Schnittfläche gebräunt und das Fruchtfleisch gerade eben weich ist.

Rucola, Spinat und Pinienkerne mit dem restlichen Öl und dem Zitronensaft in einer Schüssel vermengen. Mit Salz und Pfeffer würzen. Die Fleischscheiben auf den Salat geben, die Ziegenkäsesauce darüberträufeln und mit den Tomaten als Beilage servieren.

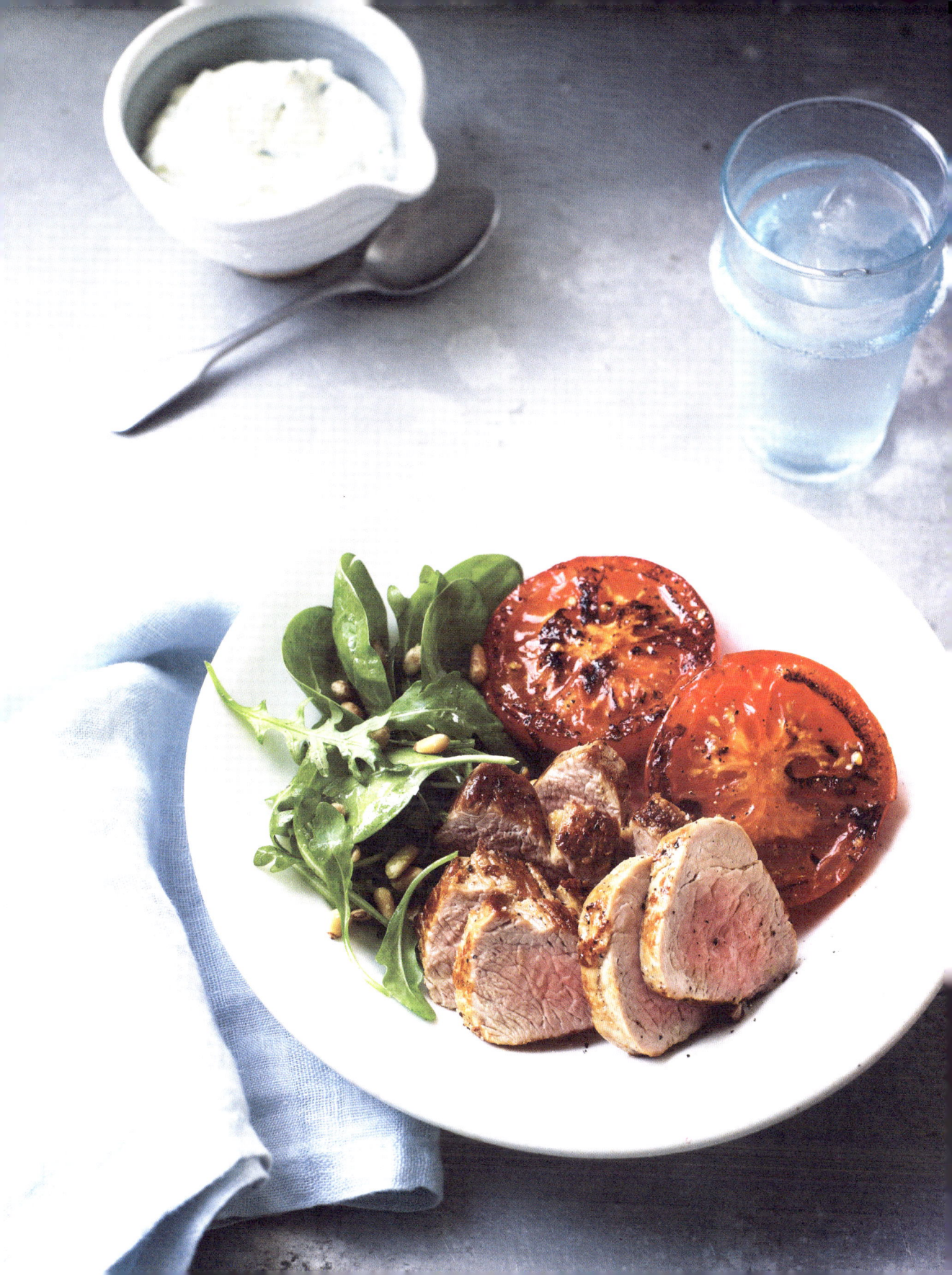

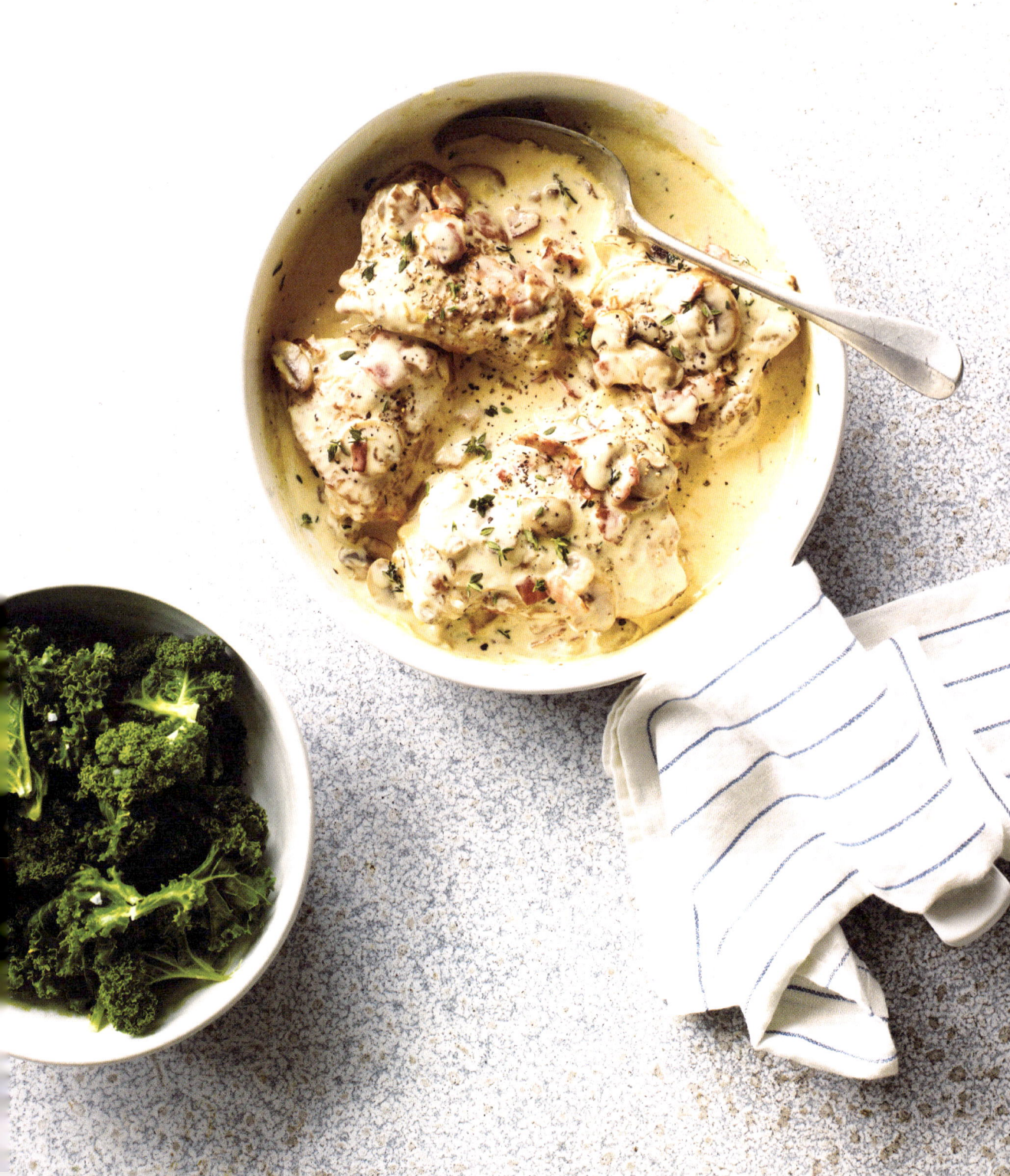

Dieses einfache Gericht könnte nicht besser schmecken. Verwenden Sie möglichst Bio-Milchprodukte von Kühen aus Weidehaltung, da sie viel mehr Vitamine und Mineralstoffe enthalten als die üblichen Sorten aus Milch von Kühen, die mit Getreide gefüttert werden. Im Rahmen mehrerer Studien wurde festgestellt, dass Bio-Milch mehr fettlösliche Nährstoffe enthält – Omega-3-Fettsäuren, Vitamin E und Betakarotin – als herkömmliche Milch sowie ein gesünderes Omega-3:6-Verhältnis.

HÄHNCHENSCHENKEL MIT CREMIGER BACON-PILZ-SAUCE

PORTIONEN: 1
VORBEREITUNG: 5 MINUTEN
ZUBEREITUNG: 25 MINUTEN

FÜR DAS HÄHNCHENFLEISCH
4 Hähnchenschenkel mit Haut
Salz
frisch gemahlener schwarzer Pfeffer
1 EL getrocknete italienische Kräutermischung
1 EL natives Olivenöl extra

FÜR DIE SAUCE
1 EL natives Olivenöl extra
180 g Champignons (alternativ Maronenröhrlinge), in feine Scheiben geschnitten
5 Scheiben gebratener Frühstücksspeck (Bacon), gewürfelt
200 g süße Sahne
Salz
5 Zweige frischer Thymian, Blättchen abgezupft

Den Backofen auf 180 °C Ober-/Unterhitze vorheizen.

Die Hähnchenschenkel großzügig mit Salz und Pfeffer und der italienischen Kräutermischung würzen. Das Öl in einer großen Pfanne auf mittlerer bis hoher Stufe erhitzen. Die Hähnchenschenkel mit der Hautseite nach unten in die Pfanne geben und etwa 5 Minuten anbraten. Die Hähnchenschenkel mit der Hautseite nach oben auf ein mit Alufolie ausgelegtes Backblech geben und 20 Minuten im Ofen vollständig durchgaren.

In der Zwischenzeit die Sauce zubereiten. Dafür das Öl in einer großen Pfanne bei mittlerer Temperatur erhitzen, die Pilze hinzufügen und 3 Minuten anschwitzen. Dann Bacon, Sahne, Salz und Thymian dazugeben. Zum Kochen bringen, dann die Temperatur auf eine sehr niedrige Stufe reduzieren. Etwa 2 Minuten köcheln lassen. Abschmecken und gegebenenfalls nochmals mit Salz würzen.

Die gegarten Hähnchenschenkel in die Pfanne geben. Sauce und Pilze über dem Fleisch verteilen. Dazu beliebige Sorten Blattgemüse reichen.

Pizza gehört zu meinen absoluten Lieblingsgerichten, ist aber leider nicht die Art von Mahlzeit, die man regelmäßig essen sollte. Mit dieser Auberginenpizza dagegen kann man seinen Heißhunger auf Pizza ohne Schuldgefühle oder mögliche Nebenwirkungen stillen. Da sie außerdem glutenfrei, fleischlos und kohlenhydratarm ist, eignet sie sich hervorragend für alle, die auf diese Kriterien achten.

AUBERGINEN-MINIPIZZEN

PORTIONEN: 2
VORBEREITUNG: 30 MINUTEN
ZUBEREITUNG: 25 MINUTEN

2 EL Olivenöl
1 große Aubergine, in 2 cm dicke Scheiben geschnitten, gesalzen, 30 Minuten ziehen gelassen und trocken getupft
1 TL getrocknete italienische Kräutermischung
1 Handvoll frisch gehacktes Basilikum
100 g Parmesan, frisch gerieben
200 g hochwertiger Mozzarella, in dicke Scheiben geschnitten

FÜR DIE SAUCE
2–3 EL natives Olivenöl extra
3 große Knoblauchzehen, sehr fein gehackt
1 Dose (400 g) stückige Tomaten
1 TL getrocknete italienische Kräutermischung
1 TL getrockneter Oregano

Den Backofen auf 190 °C Ober-/Unterhitze vorheizen.

Zunächst für die Sauce das Öl in einer hohen Pfanne bei mittlerer Temperatur erhitzen und den Knoblauch darin anschwitzen, bis er duftet – aber nicht braun werden lassen. Tomaten, italienische Kräutermischung und Oregano dazugeben und köchelnd eindicken lassen, dabei die Tomaten während des Garens zerkleinern. Etwas Wasser dazugeben, falls die Sauce zu dickflüssig ist.

Ein Backblech mit Alufolie auslegen und mit etwas Öl einpinseln, dann die Auberginenscheiben darauflegen. Die Scheiben mit etwas zusätzlichem Öl beträufeln, einige Prisen der italienischen Kräutermischung darüberstreuen und etwa 25 Minuten im Backofen garen.

Die Auberginen aus dem Ofen nehmen. Sauce, Basilikum, Parmesan und Mozzarella darauf verteilen. Zurück in den Ofen schieben und 2–3 Minuten überbacken, bis der Käse geschmolzen ist. Sofort servieren.

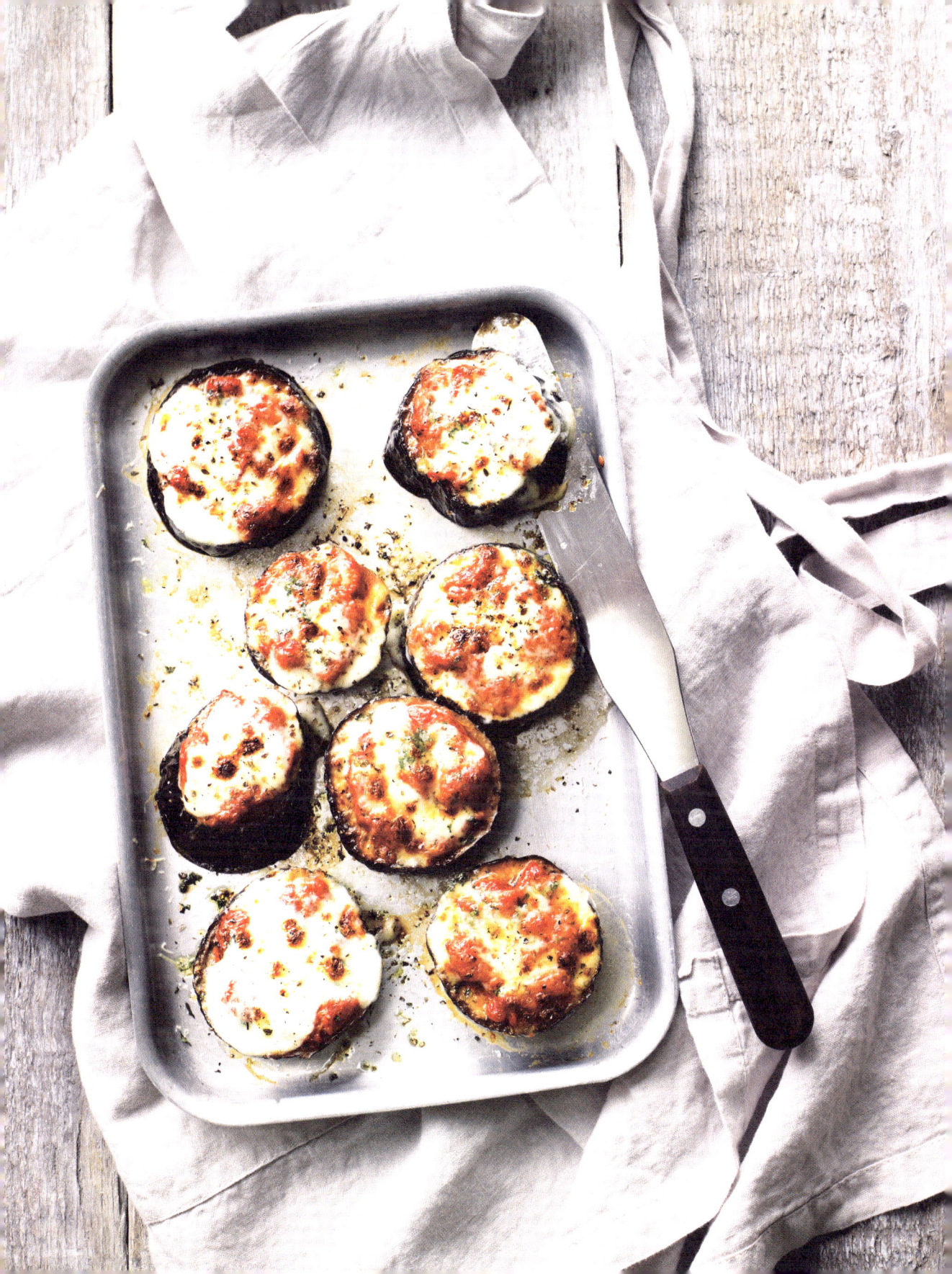

*Mit etwas dunkelgrünem Blattgemüse wird aus diesem gehaltvollen Rind-
fleischgericht eine schnelle, sättigende und schmackhafte Mahlzeit, die
reich an natürlichen, gesunden Proteinen ist und Omega-6-Fettsäuren
enthält, die lange satt halten. Verwenden Sie möglichst Rindfleisch von
Weidetieren, da es weniger gesättigte Fette enthält als herkömmliches
Rindfleisch.*

BŒUF STROGANOFF

PORTIONEN: 2
VORBEREITUNG: 5 MINUTEN
ZUBEREITUNG: 20 MINUTEN

250 g Rinderfilet, in 0,5–1 cm breite Scheiben, dann in 1 cm breite
   Streifen geschnitten
Salz
frisch gemahlener schwarzer Pfeffer
1 TL edelsüßes Paprikapulver
Saft von 1 Zitrone
1 EL Butter aus Weidemilch
1 rote Zwiebel, abgezogen und fein gehackt
2 Handvoll frische Shiitakepilze, grob gehackt
1 Knoblauchzehe, abgezogen und fein gehackt
1 EL englischer Senf
200 ml Rinderbrühe
50 g Sauerrahm (alternativ Crème fraîche)
Olivenöl
1 Spritzer Weinbrand
2–3 Stängel frische glatte Petersilie, fein gehackt

Das Fleisch mit Salz, Pfeffer, Paprikapulver und Zitronensaft würzen und
einige Minuten beiseitestellen.

Die Butter in einer großen Pfanne erhitzen. Die Zwiebel darin 2 Minuten
anschwitzen, dann die Pilze und den Knoblauch dazugeben und 5 Minuten
weich garen. Den Senf in die Pfanne rühren und die Zwiebel und die Pilze
damit sorgfältig überziehen. Die Brühe angießen und alles köcheln lassen,
bis die Flüssigkeit auf etwa die Hälfte eingekocht ist. Den Sauerrahm einrühren und die Pfanne einige Minuten beiseitestellen.

In einer zweiten Pfanne etwas Olivenöl erhitzen und die Rindfleischstreifen
darin 1 Minute anbraten und wenden, bis sie gebräunt, aber in der Mitte
noch rosafarben sind. Die Pilz-Zwiebel-Mischung unterheben, den Weinbrand hinzufügen und 1 Minute einkochen lassen, bis er fast verdunstet
ist. Mit Petersilie garniert servieren.

Dazu beliebige Sorten dunkelgrünes Blattgemüse reichen.

Diese Burger kann man sehr gut im Voraus zubereiten, weil sie sich im Kühlschrank einige Tage halten. Für ein schnelles, einfaches Mittagessen für unterwegs muss man dann nur noch einen frischen Salat zubereiten und die Burger aus dem Kühlschrank holen. Das Beste an ihnen ist, dass sie anders als viele andere Burger keine Semmelbrösel enthalten und deshalb nur aus magerem Eiweiß bestehen.

TERIYAKI-PUTEN-BURGER

PORTIONEN: 2
VORBEREITUNG: 10 MINUTEN
ZUBEREITUNG: 10 MINUTEN

250 g Putenhackfleisch
1 TL geriebener frischer Ingwer
2 EL Teriyaki-Sauce plus etwas zum Einstreichen
Salz
frisch gemahlener schwarzer Pfeffer
2 Scheiben Ananas (aus der Dose)
2 Scheiben Cheddarkäse
100 g Gurke, in Scheiben geschnitten
2 Handvoll Rucola
1 rote Paprikaschote, in feine Streifen geschnitten
1 Avocado ohne Schale und Kern, in 2 cm große Würfel geschnitten

FÜR DAS DRESSING
3 EL Teriyaki-Sauce
2 EL Reisessig oder Apfelessig
3 EL Olivenöl
1 EL Ananassaft (aus der Dose mit den Ananasscheiben)

Den Backofengrill auf mittlere bis hohe Temperatur vorheizen. Puten-hackfleisch, Ingwer und Teriyaki-Sauce vermischen und großzügig mit Salz und Pfeffer würzen. Aus der Masse zwei Patties formen.

Die Patties von jeder Seite etwa 5 Minuten grillen, dabei mit der restlichen Teriyaki-Sauce einpinseln, bis sie die gewünschte Garstufe erreicht haben. Gleichzeitig die Ananasscheiben goldbraun grillen. Den Grill ausschalten, die Käsescheiben auf die Patties geben und mit der Resttemperatur schmelzen lassen.

In der Zwischenzeit die Zutaten für das Dressing sorgfältig mit der Gurke, dem Rucola, der Paprikaschote und der Avocado vermischen.

Die gegrillten Ananasscheiben auf die Burger geben und mit dem Salat als Beilage servieren.

Rote Bete und Ziegenkäse sind eine perfekte Kombination. Gesundheits-studien zufolge kann Rote Bete den Blutdruck senken, die Leistungsfä-higkeit beim Sport stärken und zur Vorbeugung von Demenz beitragen. Darüber hinaus ist sie eine großartige Quelle von Betain, von dem man annimmt, dass es entzündungshemmend wirkt, die inneren Organe schützt und das Risiko von Gefäß- oder Herzerkrankungen reduziert.

ZIEGENKÄSESALAT MIT GEBACKENER ROTER BETE UND WALNÜSSEN

PORTIONEN: 2
VORBEREITUNG: 5 MINUTEN
ZUBEREITUNG: 20 MINUTEN

250 g rohe Rote Bete, geschält und in Spalten geschnitten
4 EL natives Olivenöl extra
3 EL Balsamico-Essig
Salz
frisch gemahlener schwarzer Pfeffer
250 g grüne Bohnen, geputzt
150 g Rucola
100 g Ziegenkäserolle, in 6 Scheiben geschnitten
50 g Walnusskerne, grob gehackt

Den Backofen auf 200 °C Ober-/Unterhitze vorheizen.

Die Rote Bete mit 1 EL Öl, 1 EL Essig und einer großzügigen Menge Salz und Pfeffer in eine Auflaufform geben. 8–10 Minuten backen, bis sie leicht klebrig sind.

In der Zwischenzeit Salzwasser in einem Topf zum Kochen bringen, die grünen Bohnen darin 1 Minute blanchieren, dann abgießen. Die Bohnen mit der Roten Bete vermengen und weitere 5 Minuten garen.

Für das Dressing das restliche Öl und den Essig in einer kleinen Schüssel vermischen und großzügig mit Salz und Pfeffer würzen. Den Rucola in eine Schüssel geben und mit etwas Dressing vermengen.

Die Käsescheiben in den gehackten Walnusskernen wälzen, sodass die Oberseiten bedeckt sind, dann in die Auflaufform mit der Roten Bete und den grünen Bohnen geben und erneut einige Minuten in den Ofen schieben, damit die Nüsse geröstet und weich werden.

Den Salat auf Teller verteilen und mit dem restlichen Dressing beträufelt servieren.

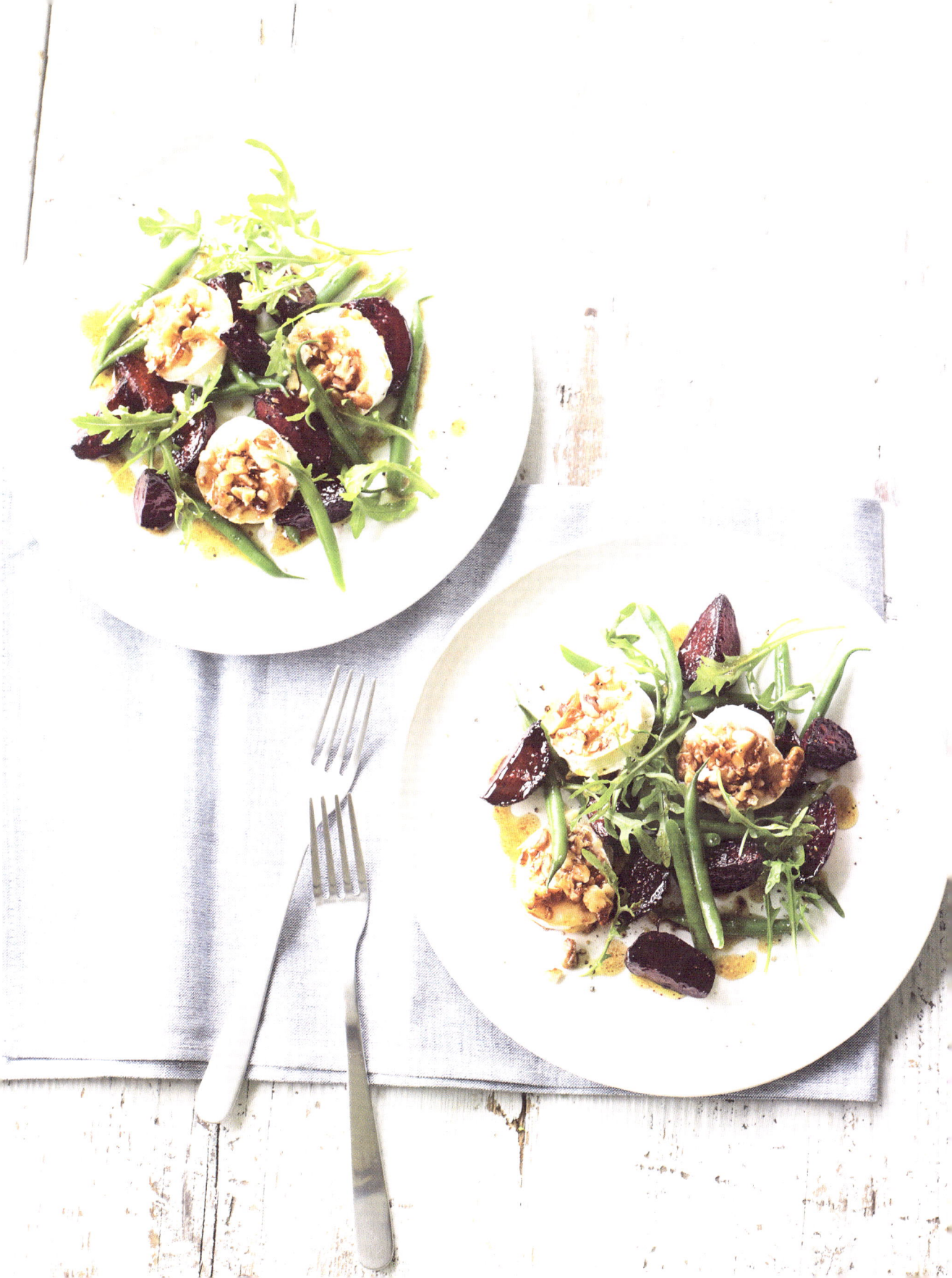

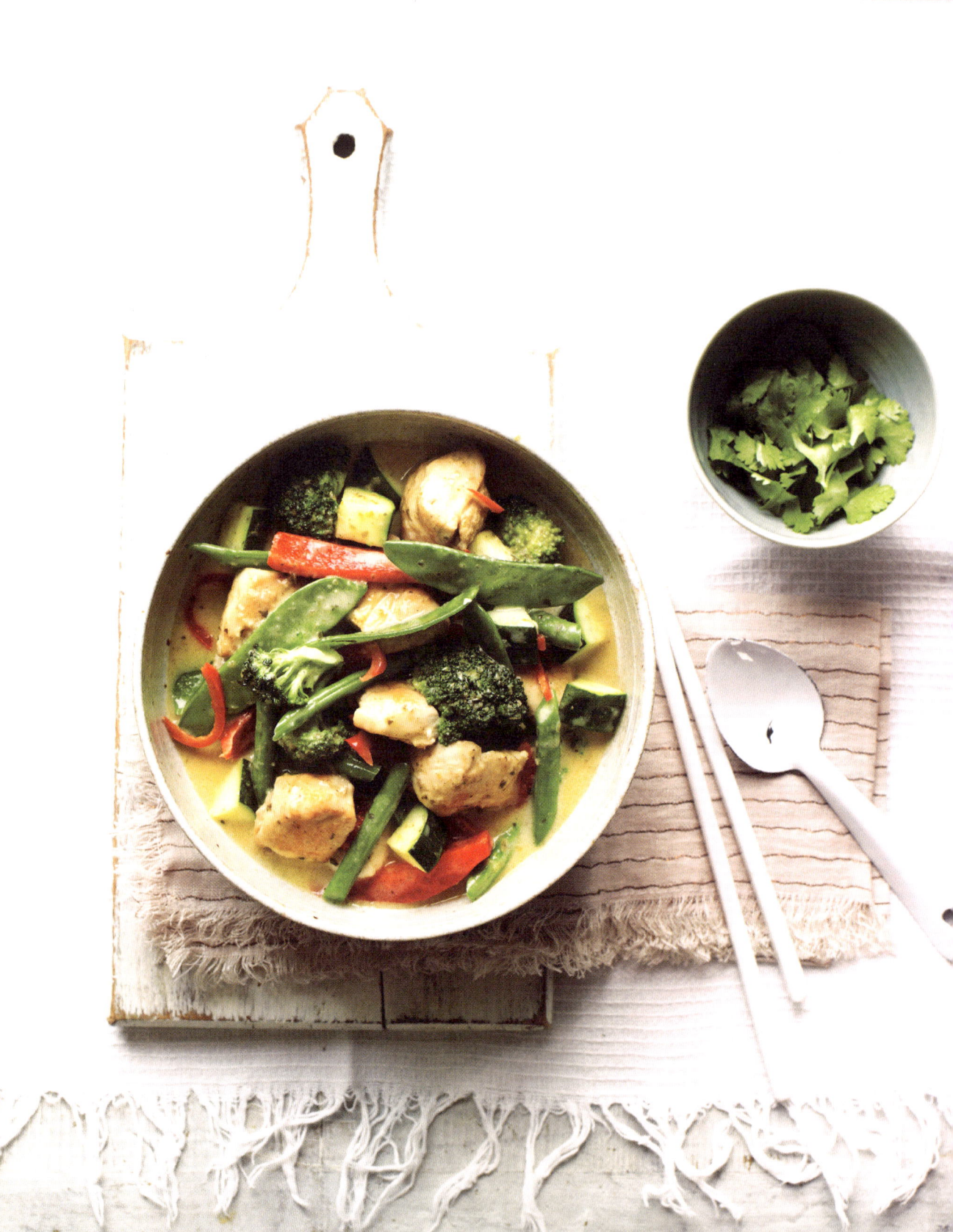

Dieses preiswerte, geschmacksintensive Gericht mit seinem knackigen Gemüse erhält durch die Kokoscreme ein ganz besonderes Thai-Aroma. Die Zucchini, die Paprikaschote, der Brokkoli und die grünen Bohnen sind darüber hinaus ausgezeichnete Lieferanten der Vitamine A, C und K, die das Immunsystem, die Knochen und die weißen Blutzellen gesund erhalten.

GRÜNES THAI-HÄHNCHENCURRY

PORTIONEN: 2
VORBEREITUNG: 5 MINUTEN
ZUBEREITUNG: 10 MINUTEN

2 EL Olivenöl
1 frische rote Chilischote, in feine Streifen geschnitten
1 EL grüne Thai-Currypaste
1 Hähnchenbrustfilet ohne Haut, in 3 cm große Würfel geschnitten
300 g Kokoscreme
100 g Kaiserschoten, geputzt
1 rote Paprikaschote, in feine Streifen geschnitten
100 g grüne Bohnen, geputzt
100 g Brokkoli, in kleine Röschen gebrochen
1 Zucchini, gewürfelt
1 Handvoll frisch gehackter Koriander zum Servieren (nach Belieben)

Einen Wok bei hoher Temperatur erhitzen, dann das Öl, die Chilistreifen und die Thai-Currypaste hineingeben. Alles 2 Minuten garen, dann das Hähnchenfleisch hinzufügen und weitere 5 Minuten rundum bräunen.

Die Kokoscreme mit dem gesamten Gemüse in den Wok geben und 5–10 Minuten bei hoher Temperatur erhitzen, bis das Gemüse gar ist. Nach Belieben mit frisch gehacktem Koriander garnieren und servieren.

Ich habe versucht, mehr fleischlose Gerichte in meinen Speiseplan auf-
zunehmen. Das ist gesünder, besser für die Umwelt und erfordert in der
Küche etwas mehr Kreativität. Portobello-Pilze sind eine tolle Option, weil
sie nach dem Garen eine wunderbar fleischige Textur haben. Außerdem
enthalten sie Selen, das zur Stärkung des Immunsystems beitragen kann.

PORTOBELLO-PILZE MIT BLAUSCHIMMELKÄSE

PORTIONEN: 1
VORBEREITUNG: 5 MINUTEN
ZUBEREITUNG: 16 MINUTEN

2 frische Portobello-Pilze, Stiele entfernt und gehackt
50 g Butter aus Weidemilch
Salz
frisch gemahlener schwarzer Pfeffer
2 Zweige frischer Thymian
1 EL Olivenöl
½ Zwiebel, abgezogen und in feine Streifen geschnitten
2 Knoblauchzehen, abgezogen und fein gehackt
50 g Blauschimmelkäse
50 g frischer Schnittlauch, gehackt

Den Backofen auf 200 °C Ober-/Unterhitze vorheizen.

Die Pilze mit der flachen Seite nach oben auf ein mit Backpapier ausgelegtes Backblech legen. Die Butter gleichmäßig auf den Pilzen verteilen,
mit Salz und Pfeffer würzen, auf jeden Pilz einen Thymianzweig geben
und 10 Minuten im Ofen backen.

Das Öl in einer Pfanne erhitzen, die Zwiebel und den Knoblauch darin
weich anschwitzen. Die gehackten Pilzstiele und eine Prise schwarzen
Pfeffer dazugeben und weich garen.

Die Mischung in die gebackenen Pilzköpfe geben, dann den Blauschimmelkäse darauf verteilen. Weitere 6 Minuten im Ofen backen, bis
die Oberseite goldgelb ist und schön blubbert.

Die Pilze auf einer Servierplatte anrichten, den Schnittlauch darüberstreuen und mit einem Blattgemüse nach Wahl servieren.

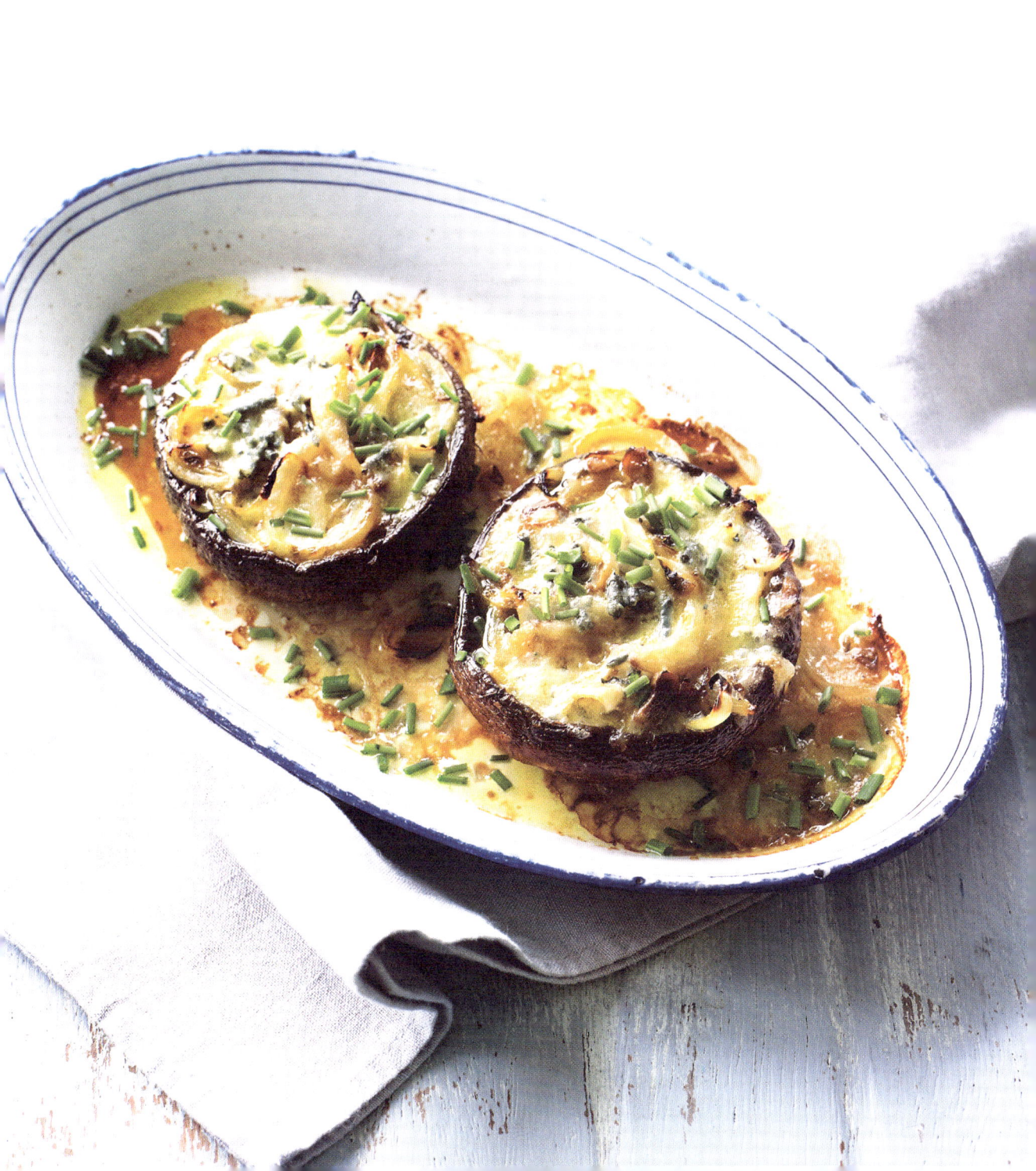

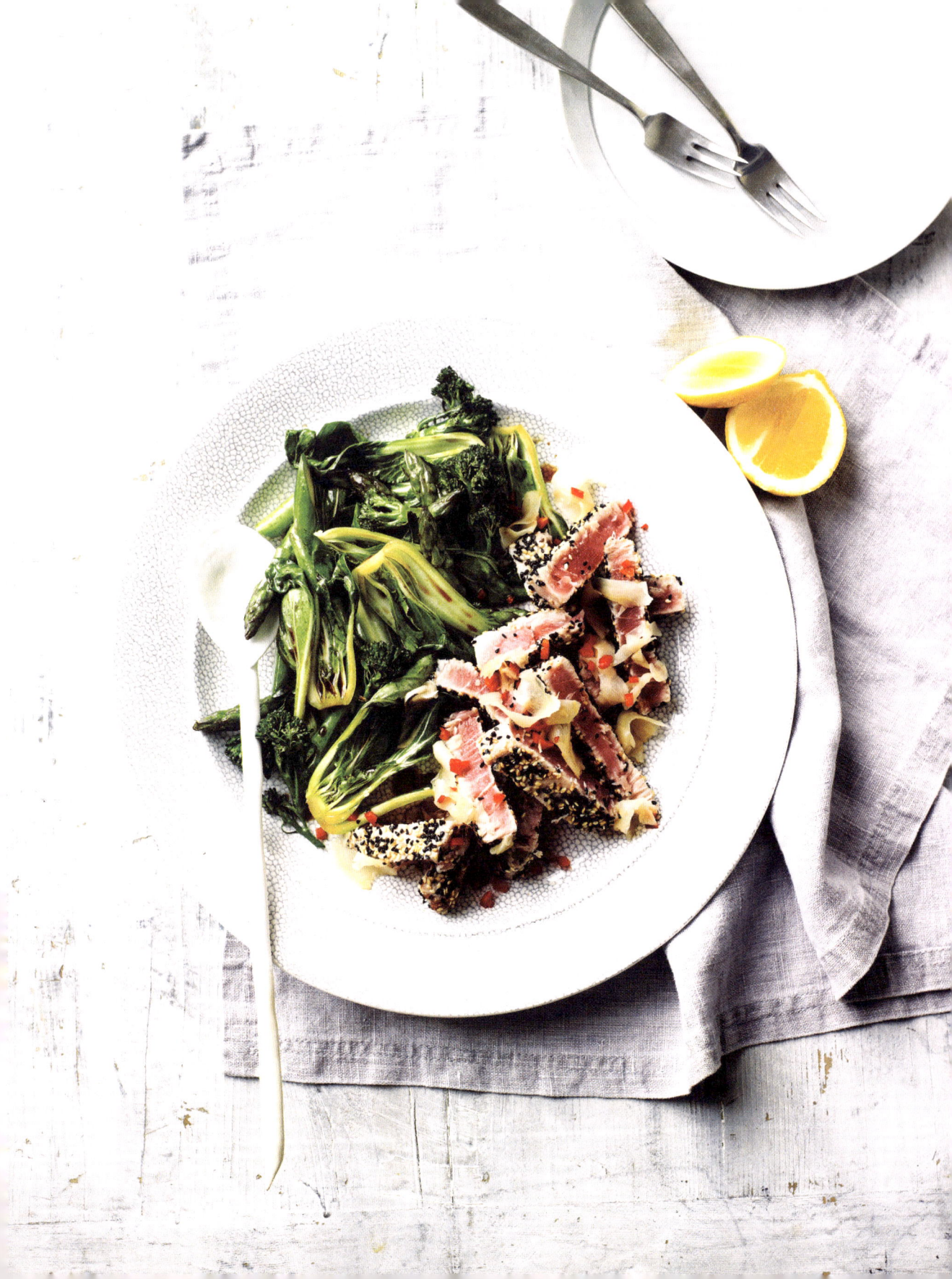

Dieses Gericht könnte nicht einfacher zuzubereiten sein und bietet jede Menge authentischer asiatischer Aromen, die den Thunfisch perfekt abrunden. Fisch sollte immer so frisch wie möglich sein. Zum einen kann man am Geruch erkennen, ob ein Fisch frisch ist – frischer Fisch darf nicht nach Fisch riechen –, und zum anderen an den Augen, die klar und nicht milchig sein dürfen. Frischer Fisch schmeckt viel besser und hat einen höheren Nährstoffgehalt als tiefgekühlter.

GEBRATENER THUNFISCH MIT ASIATISCHEM SPARGELSALAT

PORTIONEN: 1
VORBEREITUNG: 5 MINUTEN
ZUBEREITUNG: 5 MINUTEN

200 g (Gelbflossen-)Thunfischsteak (aus nachhaltiger Zucht)
Salz
frisch gemahlener schwarzer Pfeffer
2 EL schwarze und weiße Sesamsamen
2 EL Sesamöl aus gerösteten Samen
100 g Brokkolini, in 3 cm breite Streifen geschnitten
1 Kopf Pak Choi, in 3 cm breite Streifen geschnitten
100 g Spargel, in 3 cm lange Stücke geschnitten
2 EL dunkle oder helle Sojasauce
2 EL Teriyaki-Sauce
3 EL eingelegter Ingwer
1 frische rote Chilischote, fein gehackt
Saft von ½ Zitrone

Den Thunfisch mit etwas Salz und Pfeffer würzen, dann in den Sesamsamen wenden, dabei die Samen leicht in das Fleisch drücken, und beiseitestellen.

Eine Pfanne und einen Wok bei hoher Temperatur erhitzen und in beide jeweils 1 EL Sesamöl geben.

Den Thunfisch in der Pfanne von jeder Seite 20 Sekunden anbraten. Das Gemüse, die Sojasauce und die Teriyaki-Sauce in den Wok geben und 5 Minuten garen. Den Thunfisch aus der Pfanne nehmen und in 2 cm breite Streifen schneiden.

Den Thunfisch auf einem großen Teller anrichten, Ingwer und Chili darauf verteilen und mit dem Zitronensaft beträufeln.

Den Thunfisch mit dem Gemüse als Beilage servieren.

Blumenkohlreis ist in den vergangenen Jahren immer beliebter geworden, weil vielen bewusst geworden ist, welch großartige Alternative er zu echtem Reis darstellt. Heute ziehe ich Blumenkohlreis dem weißen stärkehaltigen Reis vor. Mir schmeckt er am besten, wenn er einige Minuten in Butter gebraten wurde, weil er dann sein Aroma voll entfaltet und seine Konsistenz besonders lecker ist.

GARNELENCURRY MIT TOMATEN

PORTIONEN: 2
VORBEREITUNG: 5 MINUTEN
ZUBEREITUNG: 20 MINUTEN

FÜR DEN BLUMENKOHLREIS

2 Knoblauchzehen, abgezogen und zerdrückt
½ Kopf Blumenkohl, in kleine Röschen geteilt
½ Zwiebel, abgezogen
1 EL frischer Ingwer
1 TL Sesamöl
2 EL Butter aus Weidemilch
2 EL zuckerfreie Fischsauce

FÜR DIE SAUCE

2 EL Olivenöl
½ große Zwiebel, abgezogen und in feine Streifen geschnitten
2 Knoblauchzehen, abgezogen und in Scheiben geschnitten
1 frische grüne Chilischote, entkernt und in Scheiben geschnitten
3 EL Currypaste
1 EL Tomatenmark
100 ml Gemüsebrühe
100 ml Kokoscreme
200 g rohe Garnelen
frisch gehackter Koriander zum Garnieren

Für den Blumenkohlreis Knoblauch, Blumenkohl, Zwiebel und Ingwer in einer Küchenmaschine zerkleinern und beiseitestellen.

Für die Sauce das Olivenöl in einer großen Pfanne erhitzen. Zwiebel, Knoblauch und die Hälfte der Chilischote darin 5 Minuten anschwitzen. Die Currypaste dazugeben und 1 Minute mit anschwitzen. Dann das Tomatenmark, die Brühe und die Kokoscreme dazugeben und alles etwa 10 Minuten köcheln lassen.

Zurück zum Blumenkohlreis: Das Sesamöl und die Butter in einer separaten Pfanne erhitzen und die Blumenkohlmischung darin 3 Minuten anbraten, dann die Fischsauce zugeben und einkochen lassen. Beiseitestellen und warm halten.

Die Garnelen zur Currymischung geben und alles etwa 3 Minuten garen, bis die Garnelen undurchsichtig sind. Restlichen Chili und Koriander darüberstreuen und mit dem Blumenkohlreis als Beilage servieren.

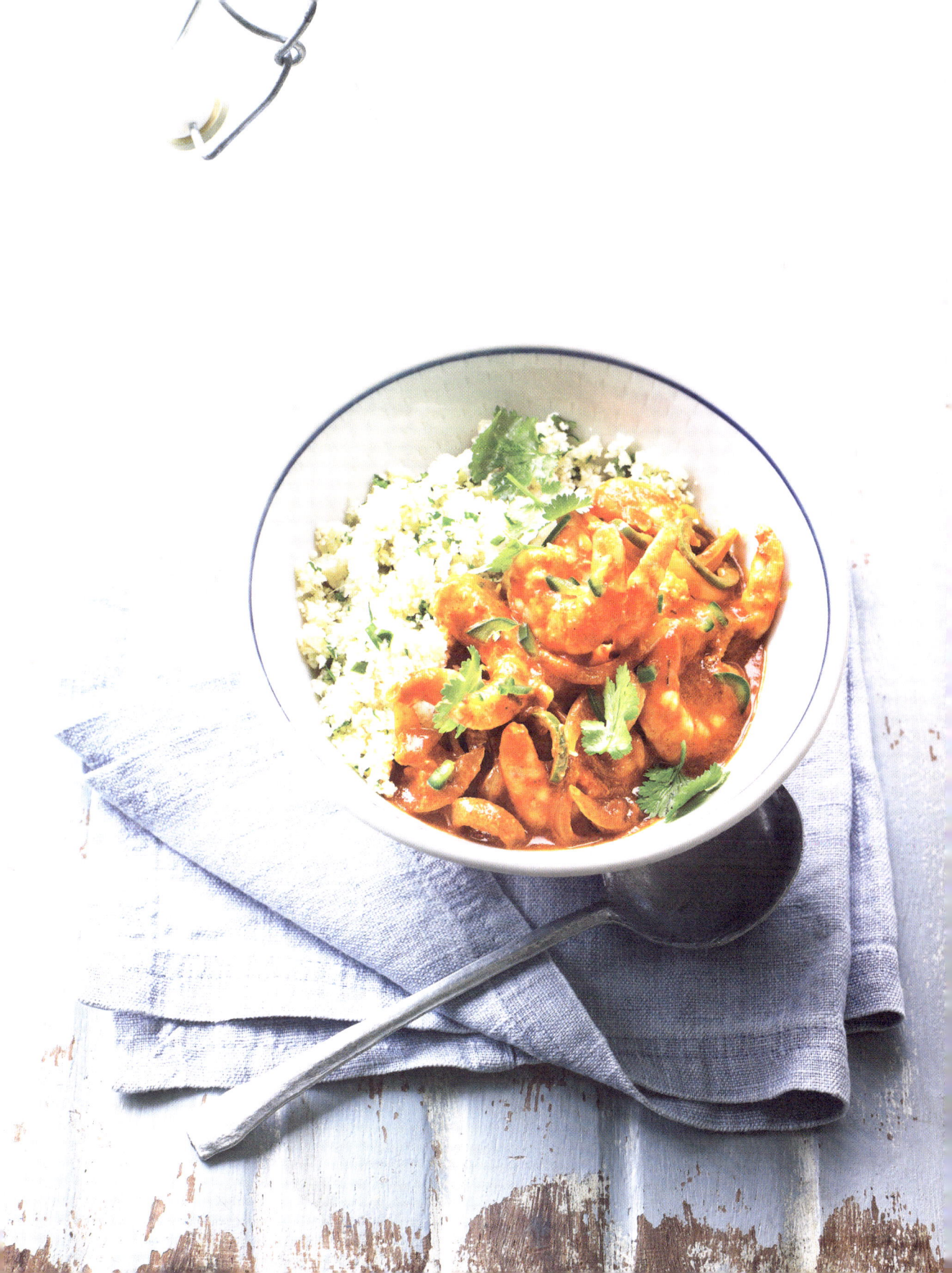

Dieses Gericht kommt ganz ohne Kochen auf den Tisch, Ausreden sind hier also fehl am Platz. Thunfisch ist besonders reich an Kalium und B-Vitaminen, also sehr gut für die Herzgesundheit. Ich habe immer einige Dosen Thunfisch im Schrank – er ist ein hervorragender Lieferant von magerem Eiweiß, aus dem man, wenn man wenig Zeit hat, unglaublich schnell Mahlzeiten und Snacks zubereiten kann.

THUNFISCH AUF SALATBETT

PORTIONEN: 1
ZUBEREITUNG: 10 MINUTEN

1 Dose Thunfisch (160 g), abgetropft
1 EL griechischer Joghurt (Vollfettstufe)
½ rote Zwiebel, abgezogen und fein gehackt
2 Frühlingszwiebeln, fein gehackt
3 Essiggurken, fein gehackt
1 EL Doppelrahmfrischkäse (nach Belieben)
Saft von ½ Zitrone
Salz
frisch gemahlener schwarzer Pfeffer
1 Kopf Romanasalat

Den Thunfisch mit Joghurt, Zwiebel, Frühlingszwiebeln, Essiggurken, Doppelrahmfrischkäse (falls verwendet) und Zitronensaft vermischen. Mit Salz und Pfeffer würzen.

Die großen Blätter aus dem Salat herauslösen, waschen, trocken schütteln und 2–3 EL der Thunfischmischung auf jedes Blatt geben.

Die Mittelmeerkost genießt den Ruf, eine der gesündesten der Welt zu sein. Verwenden Sie für dieses Gericht qualitativ hochwertiges Hähnchenfleisch und für die mediterran inspirierte Sauce zwei der bevorzugten Zutaten dieser Region: Zitrone und Joghurt. Joghurt mit vollem Fettgehalt ist reich an Kalzium, Eiweiß und Milchsäurebakterien. Achten Sie darauf, immer Joghurt mit vollem Fettgehalt zu verwenden, weil den Low-Fat-Versionen häufig viel Zucker zugefügt wird.

HÄHNCHENBRUST MIT ZITRONEN-JOGHURT-SAUCE

PORTIONEN: 1
VORBEREITUNG: 2 MINUTEN
ZUBEREITUNG: 20 MINUTEN

1 großes Hähnchenbrustfilet mit Haut
2 EL Olivenöl
2 TL edelsüßes Paprikapulver
Salz
frisch gemahlener schwarzer Pfeffer
2 EL griechischer Joghurt (Vollfettstufe)
2 Frühlingszwiebeln, fein gehackt
Saft von ½ Zitrone
1 EL Butter aus Weidemilch
200 g Frühkohl (alternativ Weißkohl), fein gehackt

Das Hähnchenfleisch mit 1 EL Öl bestreichen, mit Paprikapulver, Salz und Pfeffer würzen und beiseitestellen.

Das restliche Öl in einer Pfanne auf mittlerer bis hoher Stufe erhitzen. Das Hähnchenfleisch darin unter mehrmaligem Wenden 15–20 Minuten braten, bis es gar und leicht gebräunt ist.

Inzwischen den Joghurt mit Frühlingszwiebeln, Zitronensaft, etwas Salz und Pfeffer verrühren und beiseitestellen.

In einem Topf die Butter bei mittlerer bis hoher Temperatur zerlassen. Den Frühkohl dazugeben, mit Salz und Pfeffer würzen und 5–8 Minuten garen, bis der Kohl zusammenfällt.

Das Hähnchenfilet auf ein Bett aus Frühkohl geben, die Joghurtsauce darüberträufeln und servieren.

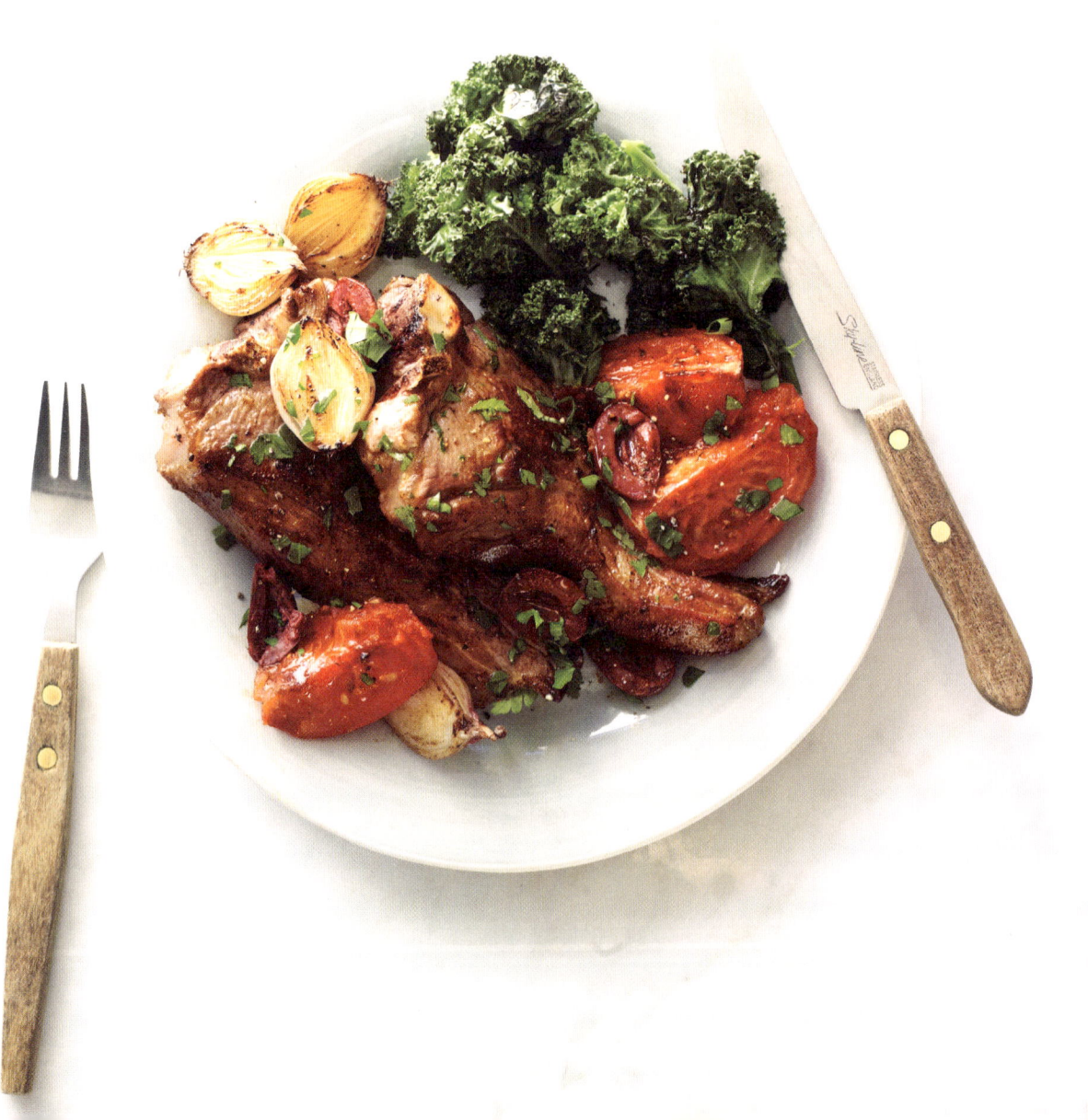

Ich liebe italienisches Essen. In Italien kocht man so unkompliziert wie möglich und lässt die Aromen der hochwertigen Zutaten für sich selbst sprechen. Lamm ist eine ausgezeichnete Quelle von Vitamin B12 und Eisen, die das Nervensystem und die roten Blutkörperchen gesund halten.

ITALIENISCHE LAMMKOTELETTS

PORTIONEN: 2

VORBEREITUNG: 5 MINUTEN

ZUBEREITUNG: 15 MINUTEN

2 EL natives Olivenöl extra
2 Lammkoteletts (à 250 g, 4 cm dick)
1 TL edelsüßes Paprikapulver
Salz
frisch gemahlener schwarzer Pfeffer
4 Schalotten, abgezogen und halbiert
1 EL Butter aus Weidemilch (alternativ Kokosöl)
400 g Grünkohl
4 Flaschentomaten, geviertelt
1 Handvoll Kalamata-Oliven, entsteint
1 Handvoll frisch gehackte glatte Petersilie

Den Backofen auf 200 °C Ober-/Unterhitze vorheizen.

1 EL Olivenöl in einer großen, ofenfesten Pfanne bei mittlerer bis hoher Temperatur erhitzen. Die Lammkoteletts mit dem restlichen Öl bestreichen, mit Paprikapulver, Salz und Pfeffer würzen und 2–3 Minuten von jeder Seite anbraten.

Die Schalotten in die Pfanne geben, alles in den Ofen schieben und das Lamm nach Geschmack garen (6–8 Minuten für medium-rare).

Inzwischen die Butter in einer Pfanne zerlassen und den Kohl darin 5–7 Minuten mit reichlich Salz garen, damit er schön knackig bleibt.

Tomaten, Oliven und Petersilie zum Lamm geben und mit den Schalotten vermengen.

Das mediterrane Gemüse über das Lamm geben und den Kohl als Beilage dazu servieren.

Lachs ist ein hervorragender Lieferant von Vitamin B12, das für das Wachstum und die Bildung der roten Blutkörperchen sowie ein gesundes Nervensystem gebraucht wird. Außerdem ist er sehr lecker und diese Art der Zubereitung ist so unglaublich einfach, dass Ihre Mahlzeit in etwas mehr als 20 Minuten auf dem Tisch steht.

ÜBERBACKENER LACHS MIT SPINAT

PORTIONEN: 2
VORBEREITUNG: 5 MINUTEN
ZUBEREITUNG: 20 MINUTEN

2 Lachsfilets (à 250 g)
2 frische rote Chilischoten, fein gehackt
½ Zwiebel, abgezogen und fein gehackt
1 Knoblauchzehe, abgezogen und fein gehackt
1 EL Olivenöl
Salz
frisch gemahlener schwarzer Pfeffer
4 sehr dünne Zitronenscheiben
1 EL Butter aus Weidemilch
400 g Spinat

Den Backofen auf 200 °C Ober-/Unterhitze vorheizen.

Die Lachsfilets jeweils auf ein 20 × 20 cm großes Stück Alufolie geben.

Chili, Zwiebel, Knoblauch und Öl in einer kleinen Schüssel vermischen.

Den Lachs mit Salz und Pfeffer würzen, dann die Chilimischung darauf verteilen und die Zitronenscheiben drauflegen. Die Filets mit der Folie umwickeln und 20 Minuten im Ofen backen.

Nach 15 Minuten die Butter in einer Pfanne bei mittlerer Temperatur zerlassen und den Spinat zugeben. Mit Salz und Pfeffer würzen und 5 Minuten garen, bis er zusammenfällt.

Den Lachs aus dem Ofen und aus der Folie nehmen und die Zitronenscheiben entfernen. Dazu den Spinat reichen.

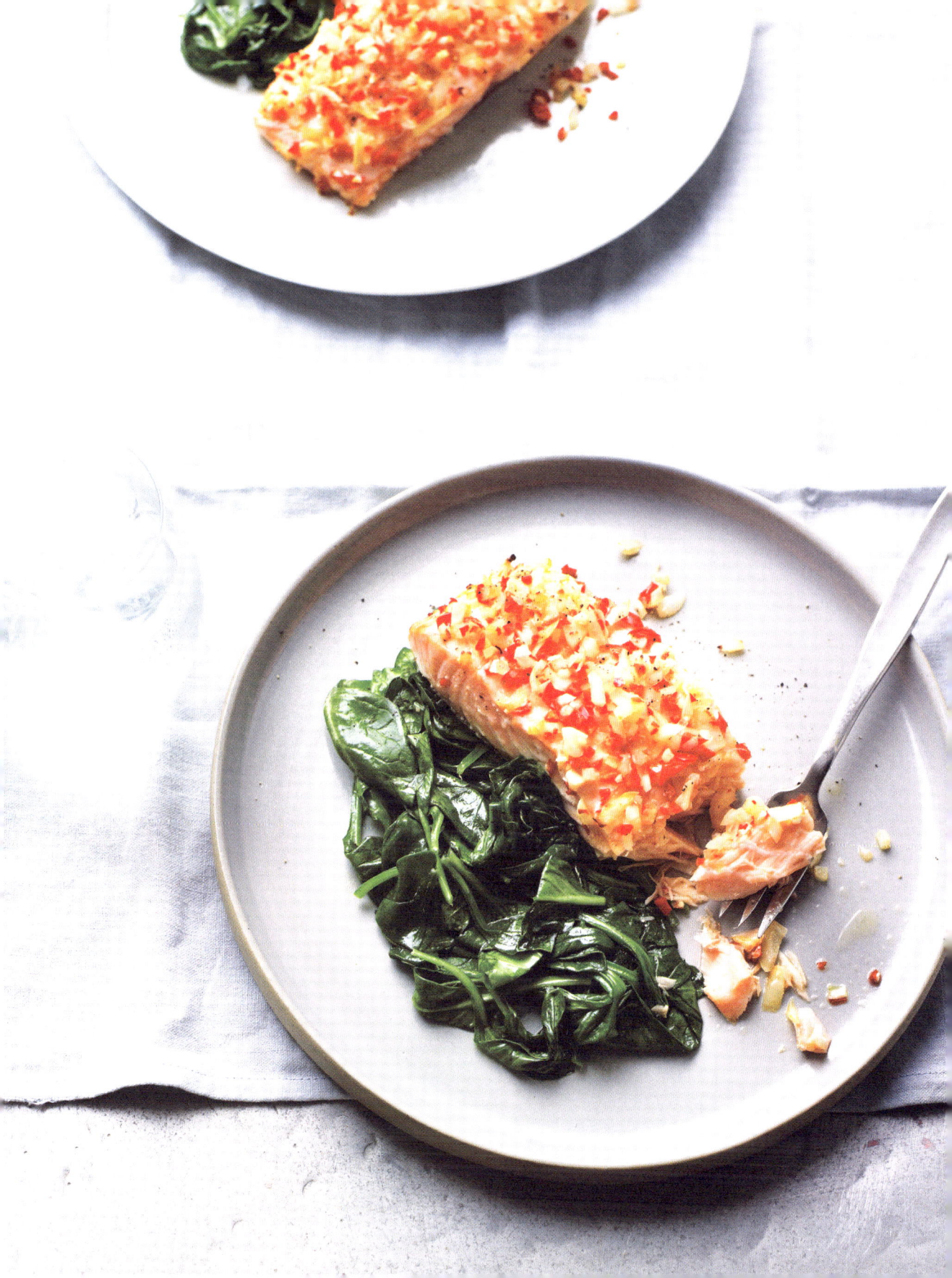

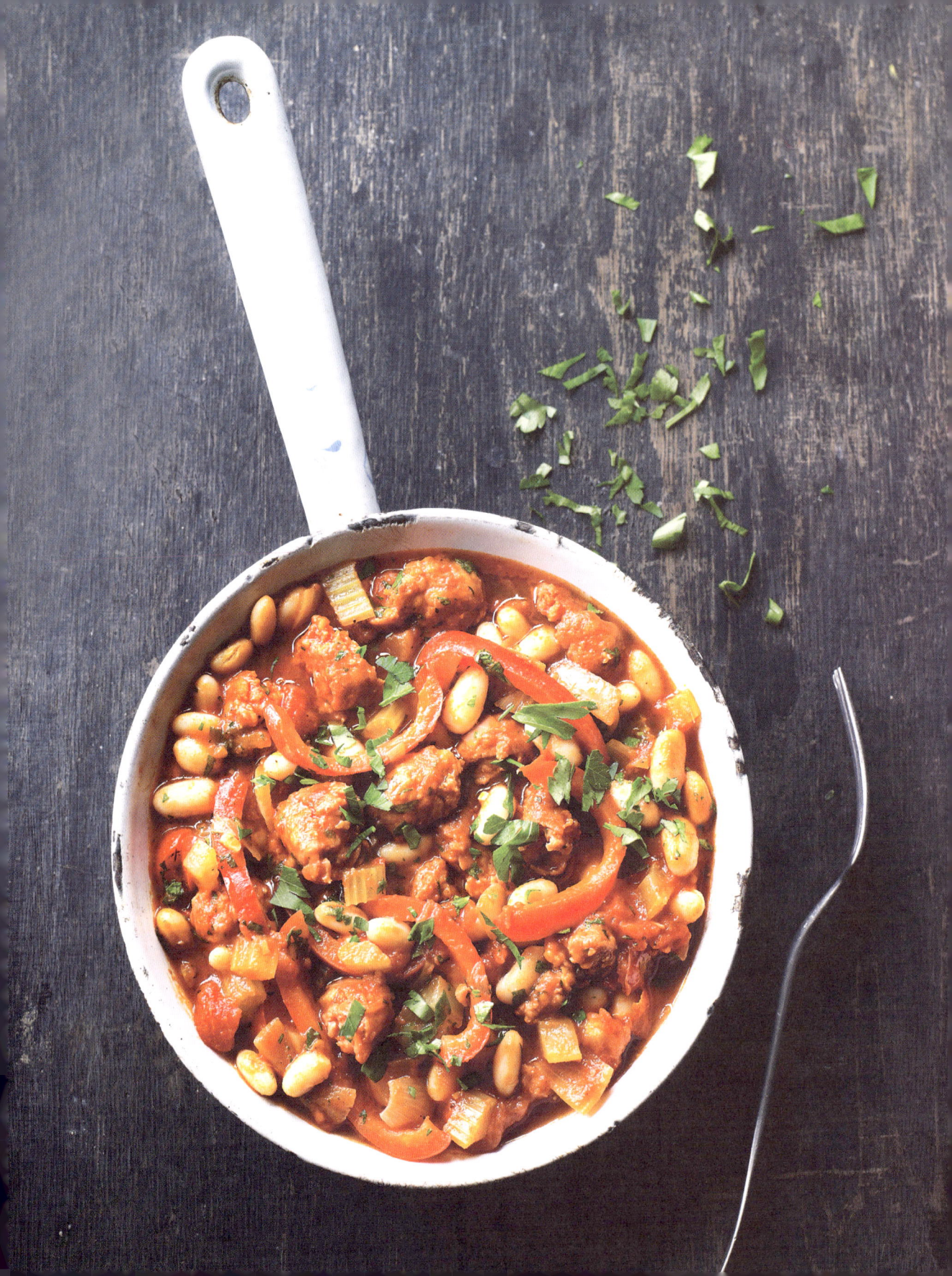

Gibt es irgendjemanden der keine Pfannengerichte mag? Es ist doch toll, einfach ein paar Zutaten in die Pfanne zu geben und ohne viel Arbeit am Ende ein schmackhaftes Gericht auf dem Teller zu haben. Ich verwende für Gerichte mit Tomatensauce besonders gern Bohnen, weil sie sämtliche Aromen der Sauce in sich aufzunehmen scheinen. Darüber hinaus sind sie reich an Vitamin E und enthalten Selen.

CHORIZO-BOHNEN-PFANNE

PORTIONEN: 2
VORBEREITUNG: 2 MINUTEN
ZUBEREITUNG: 20 MINUTEN

150 g geräucherte rohe Chorizo-Wurst, Darm entfernt
1 Zwiebel, abgezogen und gehackt
2 Stangen Sellerie, klein geschnitten
1 rote Paprikaschote, in Streifen geschnitten
1 Knoblauchzehe, abgezogen und gehackt
150 ml trockener Weißwein
1 Dose Flaschentomaten (200 g)
Salz
frisch gemahlener schwarzer Pfeffer
1 Dose Cannellini-Bohnen (200 g; alternativ Kichererbsen), abgegossen und abgebraust
1 Handvoll frisch gehackte glatte Petersilie zum Garnieren

Die Chorizo in einer großen Pfanne braten, bis das Fett austritt. Zwiebel, Sellerie, Paprika und Knoblauch dazugeben und weich garen.

Den Wein und die Tomaten einrühren. Mit Salz und Pfeffer würzen und 15 Minuten köcheln lassen, bis die Sauce eindickt. Gelegentlich umrühren, um die Tomaten zu zerkleinern.

Die Bohnen dazugeben und 5 Minuten mitgaren. Die Petersilie darüberstreuen und heiß oder warm in einer Schale servieren.

Dieses Gericht ist eine großartige Alternative zu den allseits beliebten Pasta-Gerichten. Die köstlich nach Käse schmeckende Parmigiana zerfließt geradezu auf dem Teller, wenn sie aus dem Ofen kommt. Achten Sie darauf, Auberginen immer mit Schale zu verarbeiten, weil in ihr wichtige Mikronährstoffe enthalten sind, darunter Vitamin E, das zur Stärkung des Immunsystems beiträgt.

AUBERGINEN-PARMIGIANA MIT MEDITERRANEM SALAT

PORTIONEN: 4
VORBEREITUNG: 5 MINUTEN
ZUBEREITUNG: 1 STUNDE

FÜR DIE PARMIGIANA

3 Auberginen, in 1 cm dicke Scheiben geschnitten
5–8 EL natives Olivenöl extra
1 Zwiebel, abgezogen und gewürfelt
2 Knoblauchzehen, abgezogen und fein gehackt
25 g frisches Basilikum, grob klein gezupft, plus einige Blätter zum Garnieren
680 g Passata (ohne Zuckerzusatz)
Salz
frisch gemahlener schwarzer Pfeffer
250 g Mozzarella, abgetropft und in grobe Stücke gezupft
1 Handvoll frisch geriebener Parmesan

FÜR DEN SALAT

2 Handvoll Rucola
1 Handvoll schwarze Oliven, entsteint
8 Kirschtomaten, geviertelt
½ große Gurke, gewürfelt
½ rote Zwiebel, abgezogen und in feine Streifen geschnitten
1 EL Olivenöl
2 EL Weißweinessig
Salz
frisch gemahlener schwarzer Pfeffer

Den Backofengrill auf eine hohe Temperatur vorheizen. Die Auberginen dünn mit Olivenöl bestreichen und auf ein mit Backpapier ausgelegtes Backblech geben. Falls erforderlich, portionsweise von jeder Seite 4–5 Minuten grillen, bis sie schön gebräunt sind, und beiseitestellen.

Inzwischen 1 EL Öl in einem Topf erhitzen. Zwiebel, Knoblauch und die Hälfte des Basilikums darin 3–4 Minuten goldgelb anschwitzen. Die Passata dazugeben, mit Salz und Pfeffer würzen und alles 5 Minuten köcheln lassen.

Den Backofen auf 180 °C Ober-/Unterhitze vorheizen. Auberginen, Tomatensauce und Mozzarella in eine ofenfeste Form schichten und das restliche Basilikum darübergeben. Wiederholen, bis alle Zutaten aufgebraucht sind. Den Parmesan darüberstreuen und 40–45 Minuten backen, bis die Parmigiana goldgelb ist und blubbert. Mit Basilikumblättern garnieren.

Für den Salat Rucola, Oliven, Tomaten, Gurken und Zwiebel vermengen. Öl und Essig darüberträufeln und gut mit Salz und Pfeffer würzen.

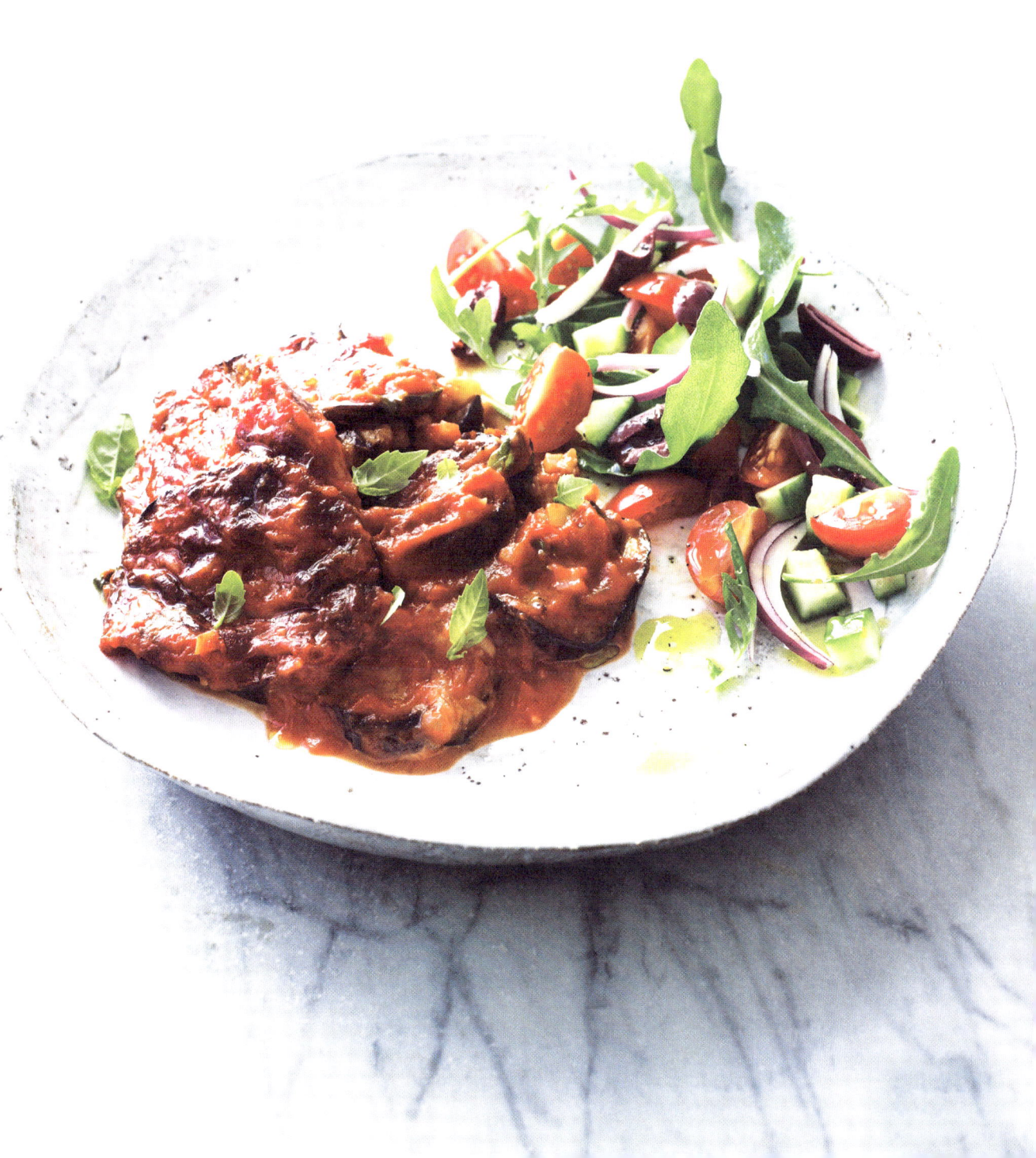

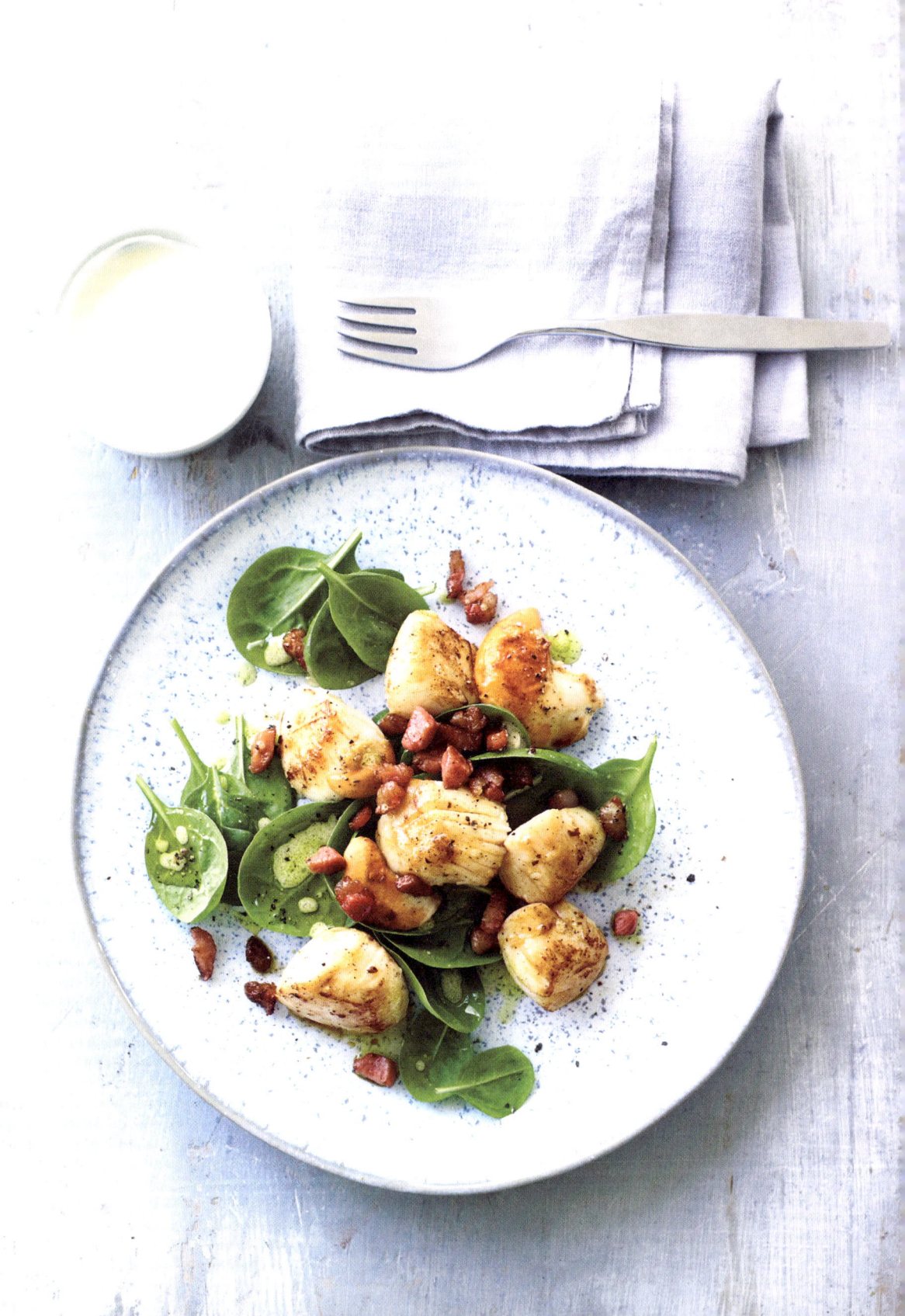

Das ist vielleicht eines der schnellsten und einfachsten Gerichte, das Sie jemals zubereitet haben – und doch ist es auch eines der leckersten. Der würzige, leicht salzige Pancetta ist eine perfekte Ergänzung zu den Jakobsmuscheln. Spinat kann mit einer endlos langen Liste von Vitaminen und Mineralstoffen aufwarten, einschließlich Kalium, Mangan, Zink, Magnesium, Eisen, Kalzium und Folsäure.

JAKOBSMUSCHELN MIT PANCETTA UND SPINAT

PORTIONEN: 1
VORBEREITUNG: 2 MINUTEN
ZUBEREITUNG: 4 MINUTEN

1 EL natives Olivenöl extra
½ TL Dijonsenf
1 TL Weißweinessig
Salz
frisch gemahlener schwarzer Pfeffer
25 g Spinat
25 g Crème fraîche
Saft von ¼ Zitrone
40 g Pancetta, gewürfelt
6 große frische Jakobsmuscheln

Öl, Senf und Essig in einer großen Schüssel verrühren und mit Salz und Pfeffer würzen. Den Spinat auf einem Teller anrichten und das Dressing darüberträufeln.

Die Crème fraîche mit der Hälfte des Zitronensafts in einer separaten Schüssel vermischen und beiseitestellen.

Eine Pfanne stark erhitzen, den Pancetta darin 2 Minuten anbraten, bis das Fett beginnt auszutreten, dann die Jakobsmuscheln dazugeben und von jeder Seite weitere 30 Sekunden bis 1 Minute braten, bis sie undurchsichtig und gerade eben gar sind. Den restlichen Zitronensaft in die Pfanne geben.

Die Jakobsmuscheln auf dem Spinat anrichten, dann den Pancetta und den Pfannensud mit einem Löffel darauf verteilen. Zum Schluss die Mischung aus Zitronensaft und Crème fraîche darüberträufeln.

Ich habe bereits erwähnt, dass Pesto zu meinen Lieblingssaucen gehört, weil es so vielseitig ist und zu fast jedem Gericht passt. Besonders lecker aber ist es in Kombination mit Fisch. Fettfisch hat einen hohen Omega-3-Gehalt und soll die Gesundheit des Herz-Kreislauf-Systems fördern. Ich versuche, ihn so oft wie möglich auf den Tisch zu bringen (mindestens zweimal in der Woche) und mit diesem Rezept gelingt eine einfach köstliche Variante problemlos.

GEBACKENE MAKRELE MIT KNOBLAUCHPESTO

PORTIONEN: 1
VORBEREITUNG: 5 MINUTEN
ZUBEREITUNG: 25 MINUTEN

FÜR DIE GEBACKENE MAKRELE
2 Makrelenfilets
3 Zitronenscheiben
½ rote Paprikaschote, fein gehackt
½ rote Zwiebel, abgezogen und fein gehackt
1 Zucchini, gehackt
1 EL Zitronensaft
1 Handvoll frisch gehackte glatte Petersilie
Salz
frisch gemahlener schwarzer Pfeffer
1 Handvoll Rucola

FÜR DAS PESTO
1 Handvoll frisches Basilikum
1 EL Zitronensaft
2 EL natives Olivenöl extra
1 Knoblauchzehe, abgezogen und zerdrückt

Den Backofen auf 180 °C Ober-/Unterhitze vorheizen.

Die Makrelenfilets mit der Hautseite nach unten auf ein mit Backpapier ausgelegtes Backblech legen. Die Zitronenscheiben halbieren und auf den Fisch geben. Paprika, Zwiebel und Zucchini darauf verteilen und den Zitronensaft darüberträufeln.

Mit Petersilie bestreuen, nach Geschmack mit Salz und Pfeffer würzen und 25 Minuten im Ofen backen.

In der Zwischenzeit das Pesto zubereiten. Dafür Basilikum, Zitronensaft, Öl und Knoblauch in einem Standmixer oder einer Küchenmaschine zu einer glatten Paste verarbeiten.

Den Fisch aus dem Ofen nehmen, mit dem Gemüse auf die Rucolablätter geben und zum Anrichten das Knoblauchpesto in kleinen Klecksen darauf verteilen.

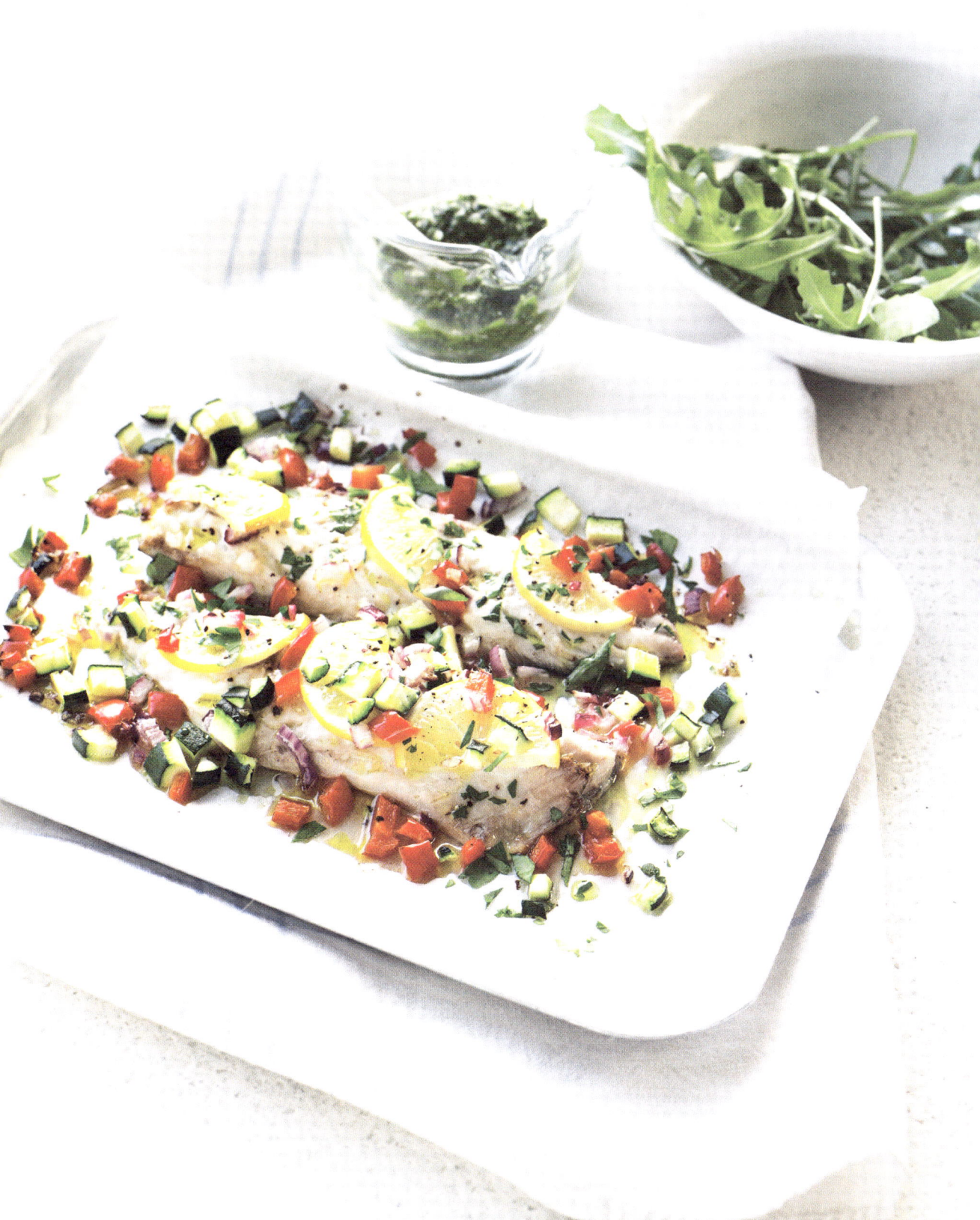

Dies ist eines der Gerichte, die ich besonders gern als erste Mahlzeit nach dem Fasten esse, weil es sich irgendwie wie ein Brunch anfühlt und ich, ehrlich gesagt, von Eiern nicht genug bekommen kann. Geben Sie so viel oder so wenig Chilipulver zu, wie Sie mögen – es enthält Karotinoide, die zur Verbesserung der Insulinregulierung beitragen.

SHAKSHUKA

PORTIONEN: 2–3
VORBEREITUNG: 5 MINUTEN
ZUBEREITUNG: 25 MINUTEN

2 EL Olivenöl
½ Zwiebel, abgezogen und gewürfelt
1 Knoblauchzehe, abgezogen und fein gehackt
1 rote Paprikaschote, gewürfelt
2 Dosen stückige Tomaten (à 400 g)
1 TL Chilipulver
1 TL gemahlener Kreuzkümmel
1 TL edelsüßes Paprikapulver
Salz
frisch gemahlener schwarzer Pfeffer
5 Eier (Größe M; möglichst aus Bio-Freilandhaltung)
1 Handvoll frisch gehackte glatte Petersilie zum Garnieren

Das Öl in einer großen Pfanne bei mittlerer Temperatur erhitzen. Die Zwiebel darin einige Minuten anschwitzen, dann den Knoblauch dazugeben und 2 Minuten mit anschwitzen. Die Paprika 5–7 Minuten mitgaren, Tomaten und Gewürze einrühren und 5–7 Minuten köcheln lassen, bis die Sauce beginnt einzudicken.

Mit Salz und Pfeffer oder Chilipulver (für mehr Würze!) nach Belieben nachwürzen.

Die Eier nacheinander in gleichmäßigem Abstand direkt in die Tomaten-mischung aufschlagen. Ich verteile in der Regel vier Eier am äußeren Rand und gebe ein Ei in die Mitte.

Den Deckel auf die Pfanne legen. 10–15 Minuten köcheln lassen, bis die Eier gar sind und die Sauce leicht eingedickt ist. Die Pfanne im Auge behalten, damit die Sauce nicht zu stark eindickt oder sogar anbrennt. Mit Petersilie garnieren und sofort servieren.

Dieses Gericht schmeckt einfach so schon gut, kann aber bei viel Appetit auch mit pochierten Eiern zubereitet werden. Mangold eignet sich hervorragend als Grundlage für viele Gerichte, weil er im Vergleich zu anderem grünem Blattgemüse milder im Geschmack ist. Beim Kauf von Mangold sollte man darauf achten, dass die Blätter leuchtend grün sind und weder Blätter noch Stängel Druckstellen haben. Die Blätter sollten nicht welk sein. Mangold enthält hohe Mengen an Vitamin K, das für eine funktionierende Blutgerinnung und gesunde Knochen unerlässlich ist.

CREMIGER MANGOLD MIT PINIENKERNEN

PORTIONEN: 1
VORBEREITUNG: 2 MINUTEN
ZUBEREITUNG: 10 MINUTEN

2 EL Pinienkerne
1 EL Butter aus Weidemilch
½ rote Zwiebel, abgezogen und gewürfelt
1 großes Bund Regenbogen-Mangold (alternativ Mangold), grob gehackt
Salz
frisch gemahlener schwarzer Pfeffer
6 EL Doppelrahmfrischkäse
1 TL frisch geriebene Muskatnuss
2 pochierte Eier (nach Belieben)

Eine Pfanne auf mittlerer bis hoher Stufe erhitzen. Die Pinienkerne darin ohne Fettzugabe 3–5 Minuten unter häufigem Wenden rösten. Sobald sie beginnen zu bräunen, die Butter hinzufügen und schmelzen lassen, dann die Zwiebel dazugeben. Weitergaren, bis die Zwiebel glasig wird, dann den Mangold dazugeben und mit Salz und Pfeffer würzen. 5–7 Minuten garen, bis der Mangold zusammenfällt.

Inzwischen Doppelrahmfrischkäse, Muskat und 2 EL Wasser in einem mittelgroßen Topf verrühren. Bei mittlerer Temperatur unter häufigem Rühren erhitzen, bis der Käse schmilzt und die Mischung am Rand gerade eben blubbert. Den Mangold mit einem Schaumlöffel in den Topf mit der Käsemischung geben, dabei sämtliche überschüssige Flüssigkeit in der Pfanne belassen. Alles gründlich vermischen und mit Salz und Pfeffer würzen.

Damit die Mahlzeit etwas mehr sättigt, zwei pochierte Eier daraufgeben: Zum Pochieren der Eier etwas Wasser in einem Topf zum Kochen bringen, dann die Temperatur zu einem Köcheln reduzieren. Ein Ei in eine Tasse aufschlagen und vorsichtig in das Wasser gleiten lassen. Mit dem anderen Ei ebenso verfahren und beide Eier 3 Minuten kochen. Die Eier vorsichtig mit einem Schaumlöffel aus dem Topf nehmen.

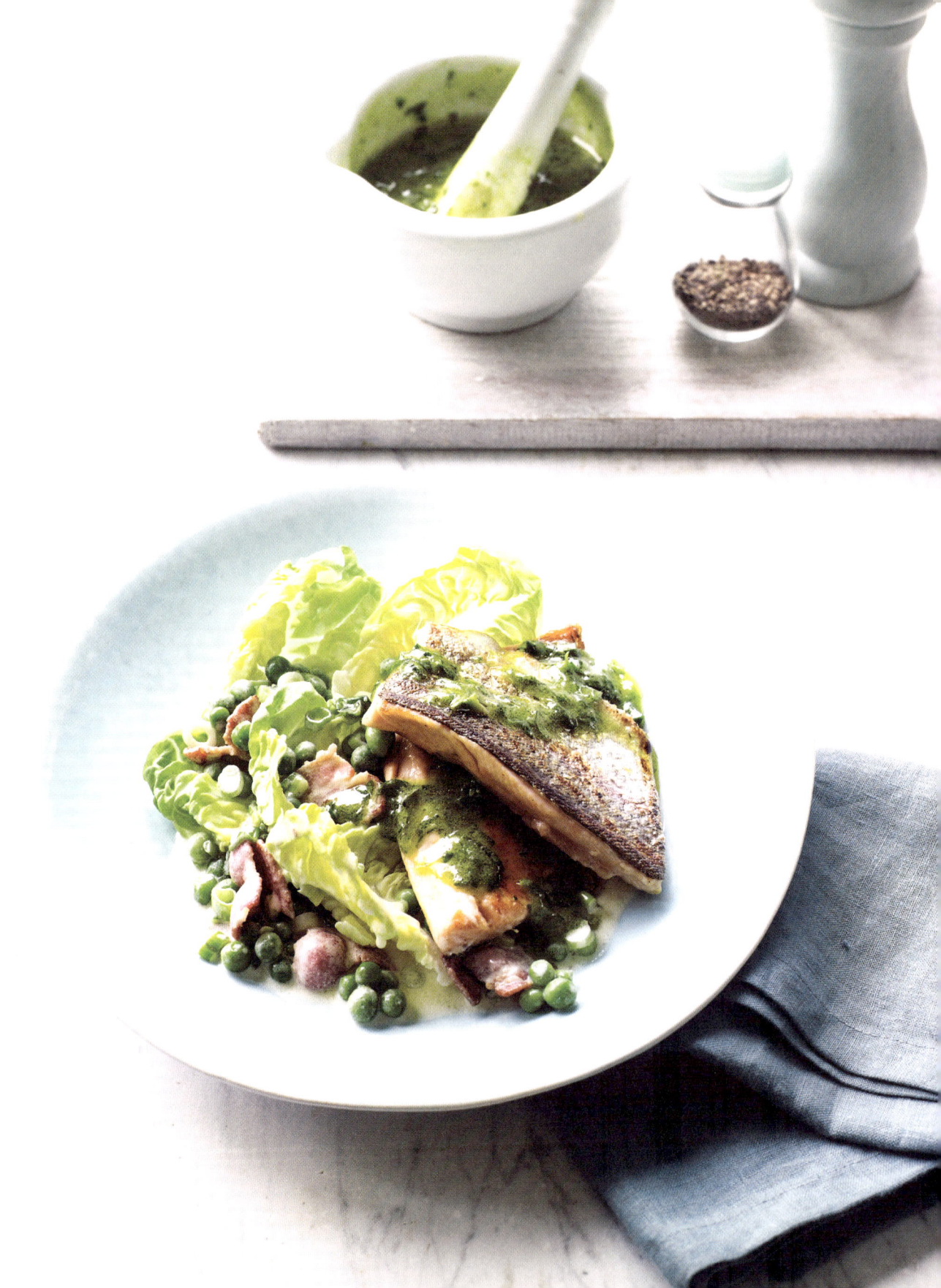

Eine Portion Forelle enthält sieben Vitamine aus dem Vitamin-B-Komplex, die die Umwandlung von Nahrung in Energie unterstützen. Servieren Sie diese Forelle in einer köstlich cremigen Sauce und vergessen Sie nicht, zum Schluss einen Spritzer Zitronensaft zuzugeben.

FORELLE MIT SPECK UND ERBSEN

PORTIONEN: 1
VORBEREITUNG: 7 MINUTEN
ZUBEREITUNG: 15 MINUTEN

FÜR DAS DRESSING

1 Handvoll frische glatte Petersilie
1 Handvoll frische Minze
1 Handvoll frisches Basilikum
1 Prise Salz
1 TL englischer Senf
1 EL Bio-Apfelessig
100 ml Rapsöl

FÜR DIE SAUCE

75 ml trockener Weißwein
1 Knoblauchzehe, abgezogen und in feine Scheiben geschnitten
1 Zweig frischer Thymian
75 ml Fischbrühe
75 g süße Sahne
30 g Butter aus Weidemilch

FÜR DIE FORELLE

25 ml Rapsöl plus etwas für den Fisch
50 g durchwachsener Räucherspeck, in 2 cm breite Streifen geschnitten
50 g frische Erbsen
Salz
frisch gemahlener schwarzer Pfeffer
1 Frühlingszwiebel, fein gehackt
200 g Meerforellenfilet
2 Romana-Salatherzen, in einzelne Blätter zerpflückt

Zunächst das Dressing zubereiten: Die Kräuter mit Salz und Senf in einem Mörser zu einer Paste zermahlen, dann mit Essig und Öl verrühren.

Für die Sauce Wein, Knoblauch und Thymian in einem Topf bei hoher Temperatur 5 Minuten einkochen lassen. Die Fischbrühe dazugeben, alles auf die Hälfte einkochen lassen, dann die Sahne hinzufügen und zum Kochen bringen. Zum Schluss die Butter einrühren.

Öl in einem separaten Topf erhitzen, Speck darin goldgelb braten. Erbsen zugeben, mit Salz und Pfeffer würzen und die eingekochte Fischbrühe angießen. 5 Minuten kochen, dann die Frühlingszwiebel dazugeben.

Etwas Öl in einer Grillpfanne erhitzen, die Forelle mit Salz und Pfeffer würzen und mit der Hautseite nach unten 2 Minuten braten. Wenden und weitere 2 Minuten braten.

Einige Salatblätter auf einen Teller geben, die Erbsen, den Speck und die Fischsauce mit einem Löffel darauf verteilen, den Fisch darauf anrichten und mit dem Kräuterdressing beträufeln.

Bei einem Besuch in Rom vor nicht allzu langer Zeit war ich von diesem Pesto sofort restlos begeistert. Getrocknete Tomaten geben jedem einfachen Gericht einen Extrakick, sorgen aber bei diesem für eine regelrechte Geschmacksexplosion. Ich esse das Pesto besonders gern zu Zucchinetti, die ausgesprochen reich sind an den immunstärkenden Vitaminen K und C. Darüber hinaus sehen sie aus wie Nudeln und haben auch deren Konsistenz, verursachen aber keine Blutzuckerspitzen.

HÄHNCHENBRUST MIT ZUCCHINETTI UND TOMATENPESTO

PORTIONEN: 1
VORBEREITUNG: 8 MINUTEN
ZUBEREITUNG: 10 MINUTEN

FÜR DIE HÄHNCHENBRUST
Olivenöl
1 Hähnchenbrustfilet mit Haut, in 3 cm große Würfel geschnitten
3 Zucchini, mit einem Spiralschneider oder einem Gemüseschäler in feine Streifen geschnitten

FÜR DAS PESTO
1 Handvoll getrocknete Tomaten
1 Handvoll frisches Basilikum plus etwas zum Garnieren
1 Handvoll frisch geriebener Parmesan
1 Handvoll Pinienkerne
2 EL natives Olivenöl extra
Salz
frisch gemahlener schwarzer Pfeffer

Etwas Öl in einer Pfanne bei mittlerer Temperatur erhitzen. Das Hähnchenfleisch darin unter gelegentlichem Umrühren 5–7 Minuten braten, bis es gar ist.

Inzwischen alle Zutaten für das Pesto in einer Küchenmaschine zu einer glatten Paste verarbeiten. Falls die Mischung zu dickflüssig ist, noch etwas Olivenöl zugeben.

Die Zucchinetti in einem trockenen Wok oder einer trockenen Pfanne auf hoher Stufe erhitzen und 2 Minuten garen.

Die Zucchinetti, sobald sie gar sind, vom Herd nehmen, dann das Pesto und das Hähnchenfleisch unterheben. Etwas Basilikum darüberstreuen und servieren.

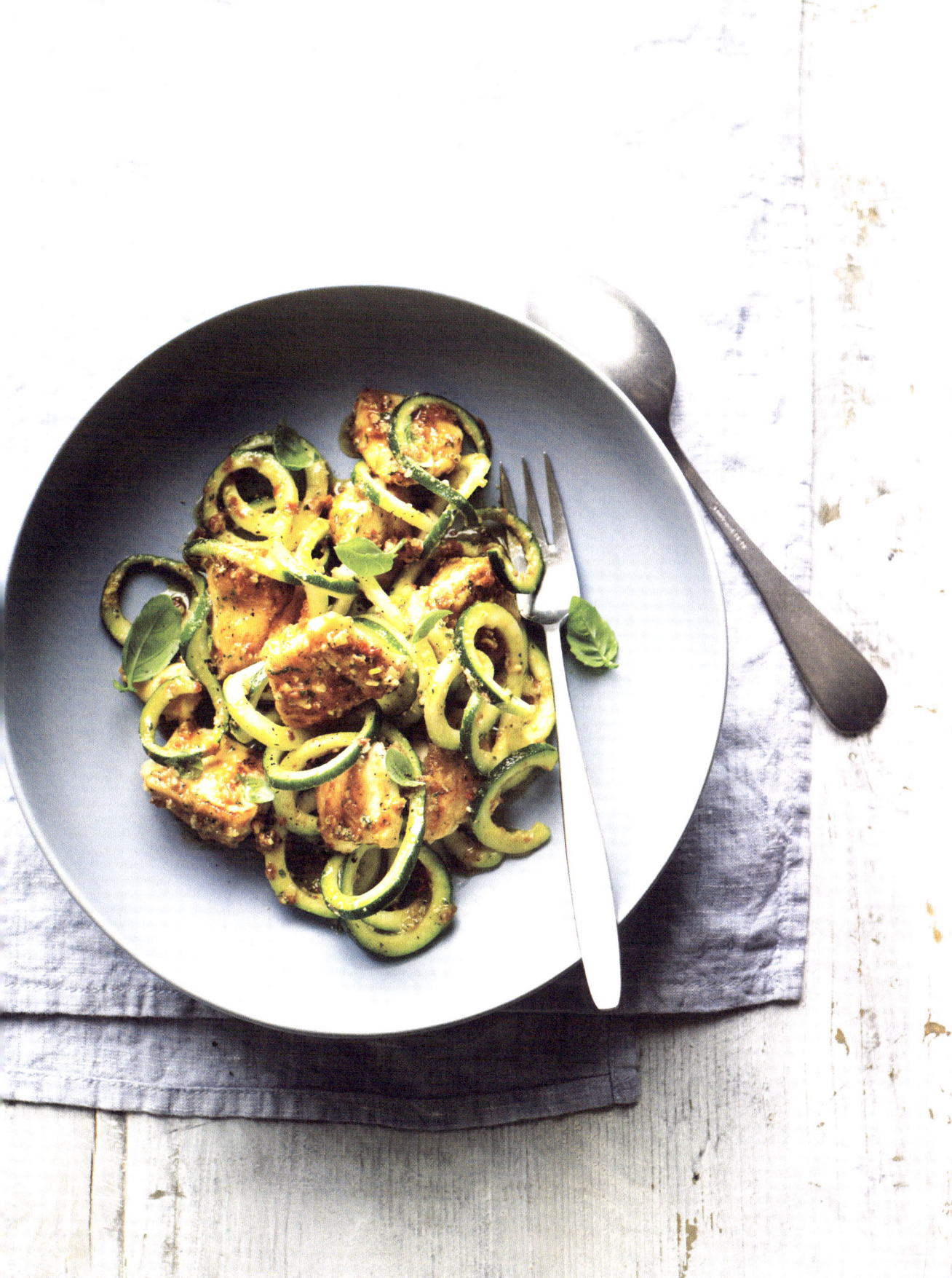

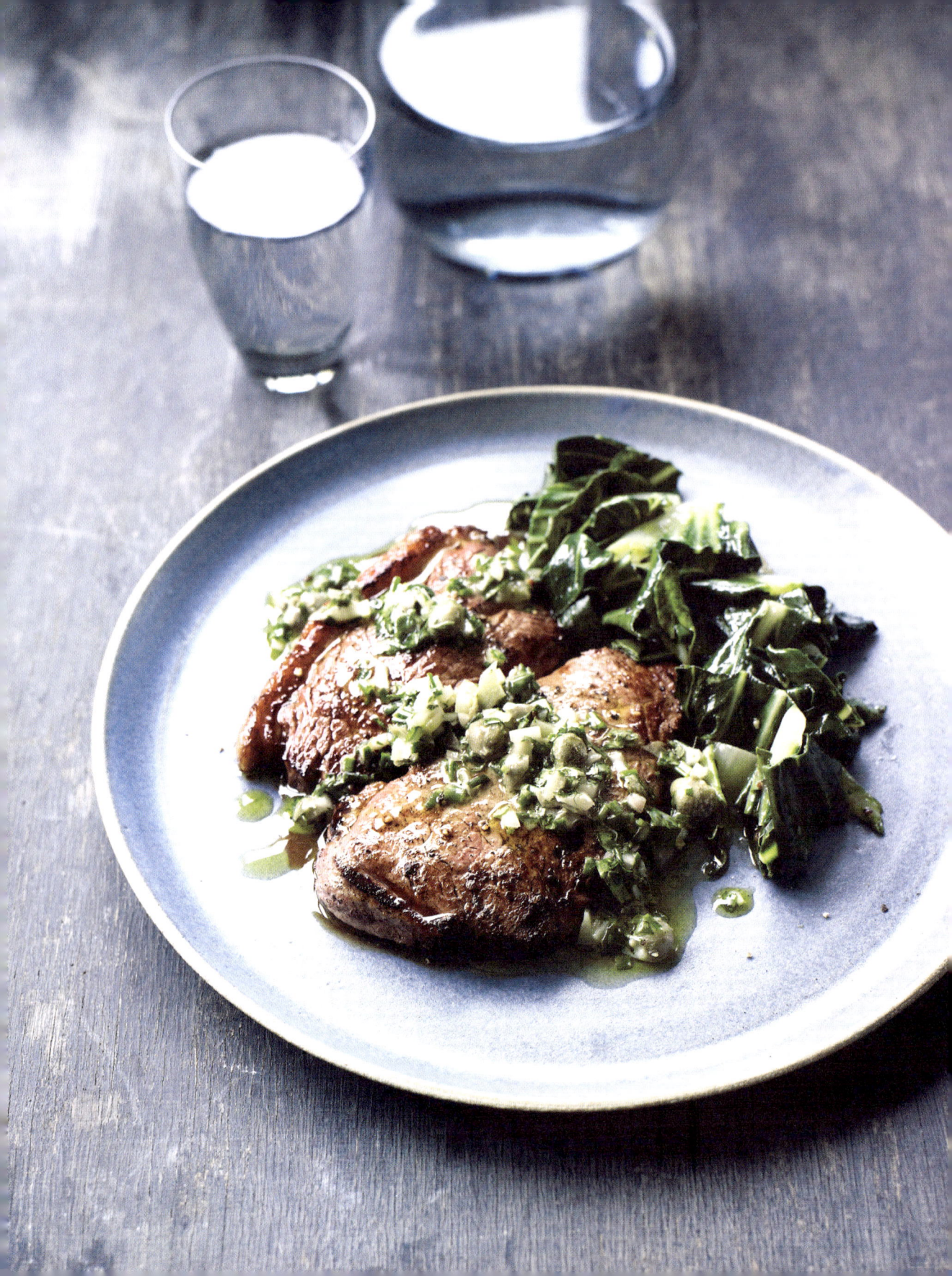

Diese unglaublich vielseitige Vinaigrette kann als Sauce, Dressing oder Marinade zum Einsatz kommen. Hier wird sie zu herrlich zartem Mangold gereicht, der 13 verschiedene Inhaltsstoffe mit antioxidativen Eigenschaften zu bieten hat. Dieses Gericht ist blitzschnell gemacht und kann in 15 Minuten auf dem Tisch stehen.

RUMPSTEAK MIT KRÄUTER-VINAIGRETTE UND MANGOLD

PORTIONEN: 1
VORBEREITUNG: 5 MINUTEN
ZUBEREITUNG: 10 MINUTEN

FÜR DIE KRÄUTERVINAIGRETTE
1 Schalotte, abgezogen und fein gehackt
3 kleine Essiggurken, fein gehackt
1 Handvoll frisch gehackter Koriander
1 Handvoll frisch gehackter Schnittlauch
1 TL Dijonsenf
2 TL Weißweinessig
1 TL Honig
4 EL Rapsöl
1 TL Kapern (aus dem Glas)

FÜR DAS RUMPSTEAK
2 EL Butter aus Weidemilch
1 EL natives Olivenöl extra
250 g Rindersteak aus Weidehaltung
200 g Mangold
Salz
frisch gemahlener schwarzer Pfeffer

Alle Zutaten für die Vinaigrette in einer Schüssel vermischen und beiseitestellen.

Eine Pfanne bei hoher Temperatur erhitzen, dann die Hälfte der Butter und des Öls zugeben. Das Steak darin von einer Seite 2 Minuten bräunen, ohne es zu bewegen. Das Steak wenden und weitere 2 Minuten braten, dann die Pfanne vom Herd nehmen und das Steak darin ruhen lassen.

Die restliche Butter in einem Topf erhitzen. Den Mangold darin 5 Minuten garen, bis er zusammenfällt. Mit Salz und Pfeffer würzen.

Das Steak auf einen Teller geben, die Vinaigrette darüberträufeln und den Mangold als Beilage dazu reichen.

Die Sauce vierge ist eine französische Sauce aus Olivenöl, Zitronensaft, gehackten Tomaten und gehacktem Basilikum. Das in Tomaten enthaltene Lycopin besitzt antioxidative Eigenschaften, die der Bildung freier Radikale vorbeugen, die zu oxidativem Stress führen.

WOLFSBARSCH MIT SAUCE VIERGE

PORTIONEN: 1
VORBEREITUNG: 5 MINUTEN
ZUBEREITUNG: 10 MINUTEN

30 g Kirschtomaten, halbiert
1 Schalotte, abgezogen und gewürfelt
2 EL Kapern (aus dem Glas)
Saft von ½ Zitrone
2 EL natives Olivenöl extra
Salz
frisch gemahlener schwarzer Pfeffer
1 EL Olivenöl
2 Wolfsbarschfilets mit Haut (à 250 g)
200 g Spinat

Tomaten und Schalotten mit Kapern, Zitronensaft und natives Olivenöl in einen Topf geben. Mit Salz und Pfeffer würzen.

In der Zwischenzeit das Olivenöl in eine stark erhitzte Pfanne geben. Den Wolfsbarsch darin mit der Hautseite nach unten 5–7 Minuten braten, bis er gerade eben gar und das Fleisch weiß ist.

Inzwischen die Sauce 2 Minuten erwärmen. Den Spinat mit Salz und Pfeffer würzen und 2 Minuten garen, bis er zusammenfällt.

Den Wolfsbarsch auf den Spinat geben und mit der Sauce beträufeln.

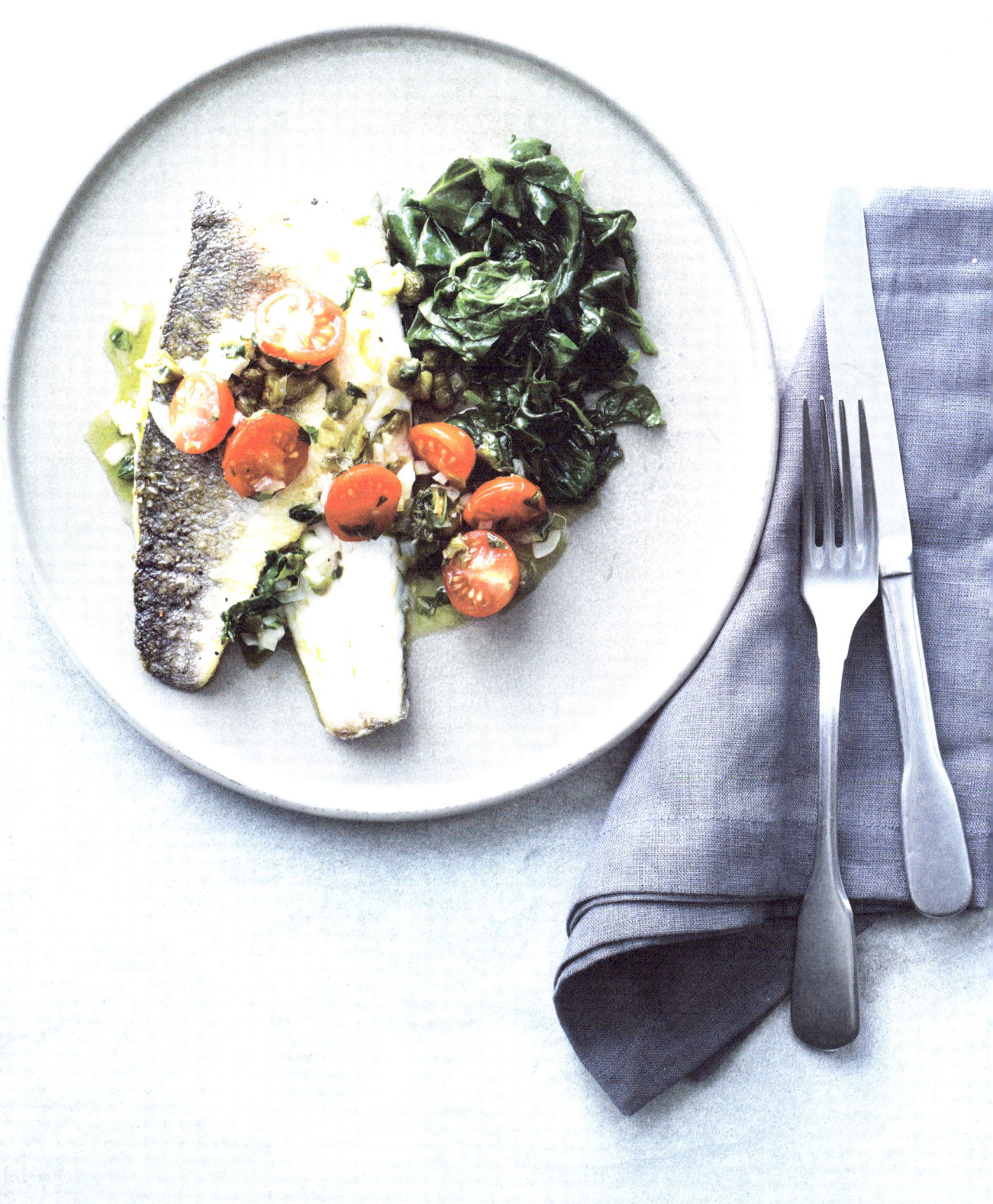

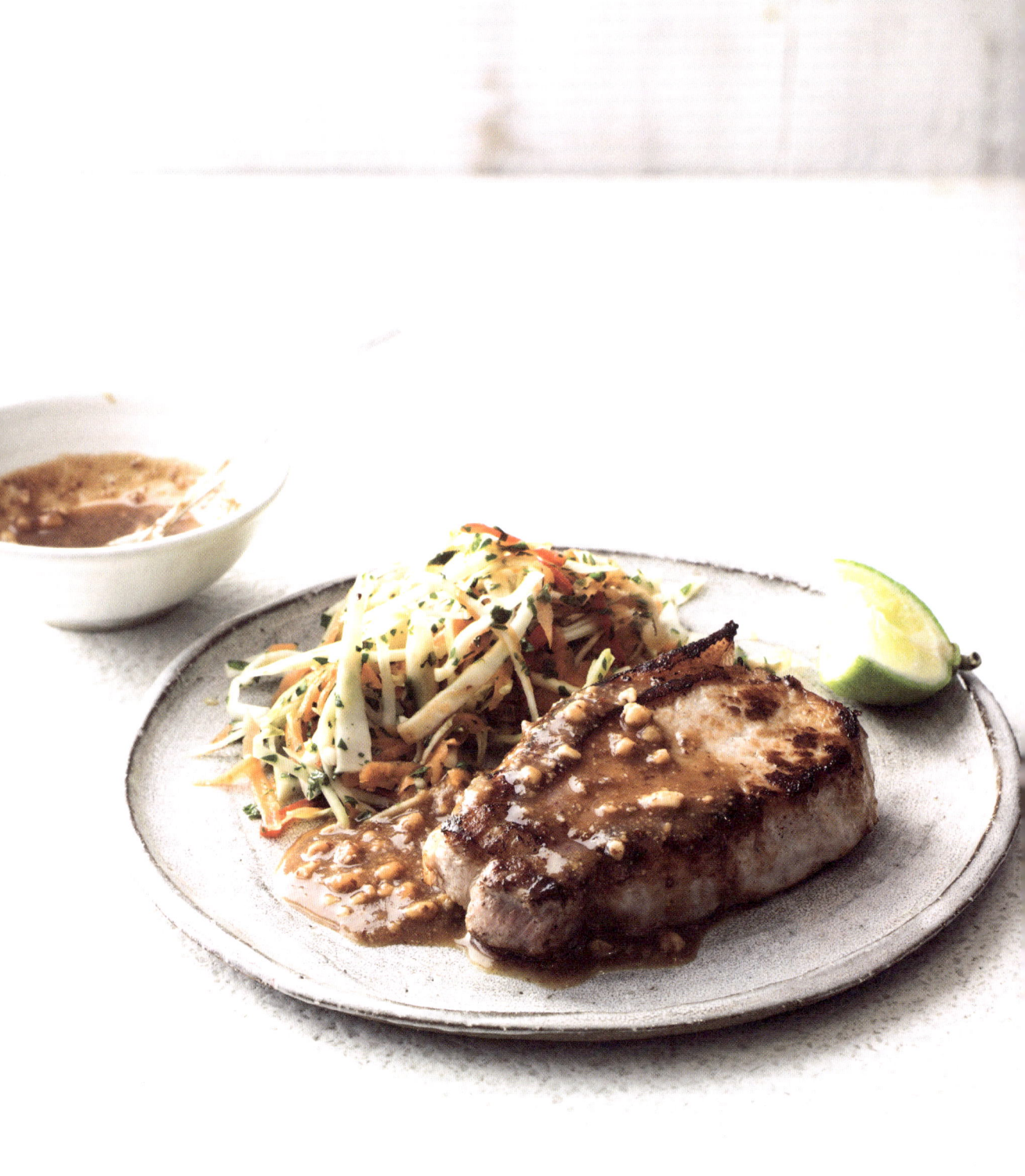

Dieser mayofreie asiatische Krautsalat kommt etwas anders daher als die allseits bekannte Variante. Weißkohl wird oft viel zu wenig gewürdigt. Er ist reich an knochenstärkendem Vitamin K und eine hervorragende Quelle von Vitamin C, das für den Schutz und die Gesundheit der Zellen unerlässlich ist.

SCHWEINESTEAK MIT SATÉ-ERDNUSS-SAUCE UND ASIATISCHEM KRAUTSALAT

PORTIONEN: 1
VORBEREITUNG: 10 MINUTEN
ZUBEREITUNG: 10 MINUTEN

FÜR DAS SCHWEINESTEAK

2 EL Butter aus Weidemilch
3 EL Sojasauce
1 Knoblauchzehe, abgezogen und fein gehackt
250 g Schweinesteak
1 EL Erdnussmus (ohne Zusatz von Zucker oder Öl)
1 EL Honig
2 Karotten, geschält und gerieben
50 g Weißkohl, geraspelt
1 Handvoll frisch gehackte Minze
1 Handvoll frisch gehackter Koriander

FÜR DAS DRESSING

1 Knoblauchzehe, abgezogen und fein gehackt
1–2 frische rote Chilischote(n), in Ringe geschnitten
1 EL Rotweinessig
1 EL Fischsauce
1 EL Limettensaft
2 EL Sesamöl aus gerösteten Samen

Die Butter in einer Pfanne zerlassen und die Hälfte der Sojasauce ein-rühren. Den Knoblauch darin leicht bräunen.

Das Schweinesteak in die Pfanne geben, den Deckel auflegen und das Steak von jeder Seite 8–10 Minuten garen.

Inzwischen Erdnussmus, restliche Sojasauce, Honig und 1 EL kochendes Wasser in einer kleinen Schüssel verrühren.

Karotten, Kohl, Minze und Koriander in einer großen Schüssel vermischen.

Für das Dressing alle Zutaten miteinander verrühren. Das Dressing über den Kohl träufeln und mit dem Schweinesteak und der Saté-Sauce servieren.

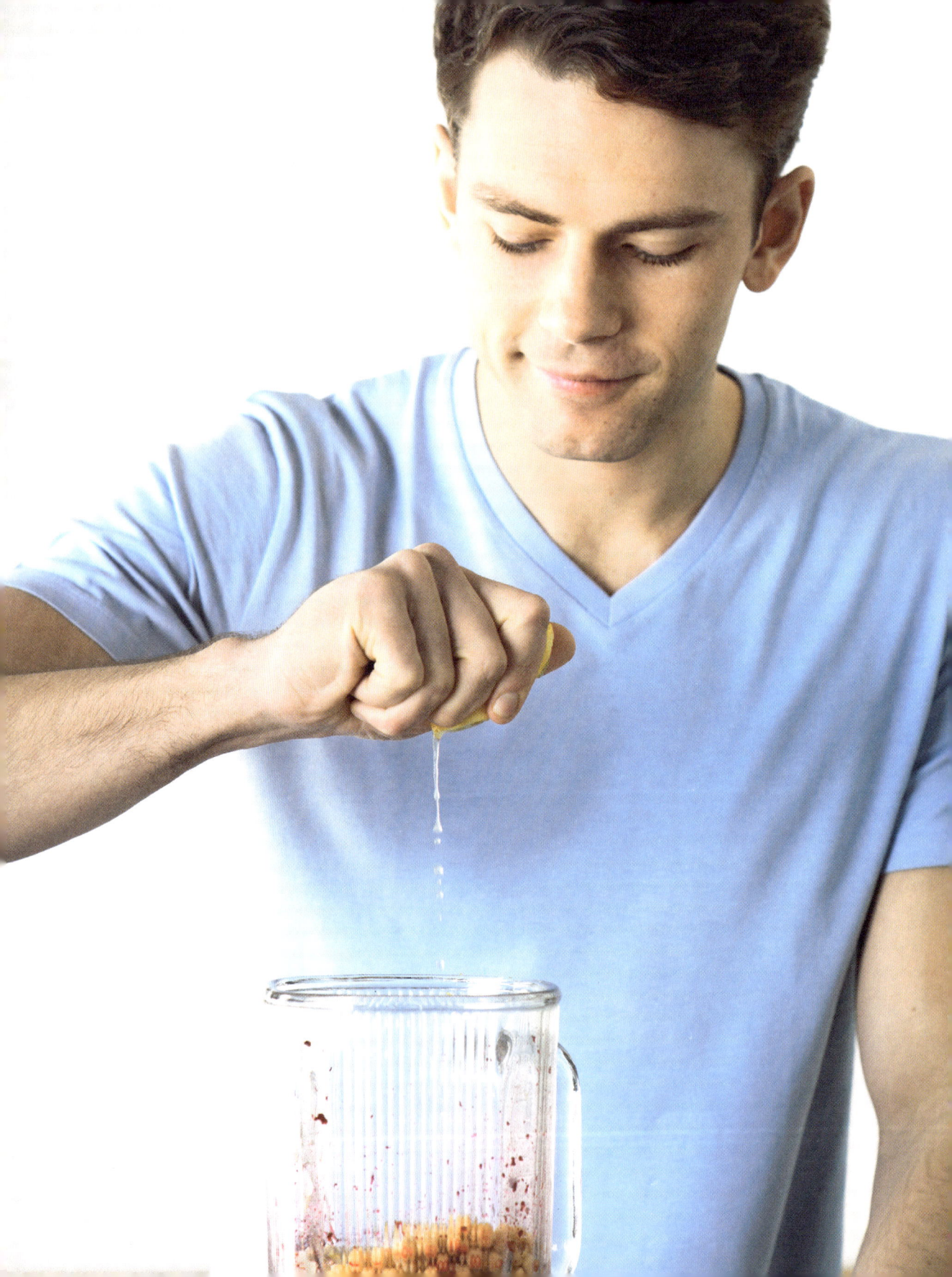

GESUNDE SNACKS

Die Zeit zwischen den Mahlzeiten kann ganz nach Belieben mit einem gesunden Snack überbrückt werden. Wer also beispielsweise das Frühstück auslässt, kann zwischen Mittag- und Abendessen eine kleine Zwischenmahlzeit zu sich nehmen, und wer das Abendessen auslässt, gönnt sich zwischen Frühstück und Mittagessen einen Snack, der auf jeden Fall so sättigend und nahrhaft wie möglich sein sollte. Viele der hier vorgestellten Snacks kann man am Wochenende in größeren Mengen zubereiten, um sie dann während der Woche griffbereit im Kühlschrank zu haben. Der Vorteil dabei ist, dass man vermutlich viel weniger Gefahr läuft, auf die sonst üblichen industriell hergestellten Snacks zurückzugreifen.

Ich liebe Guacamole und ich liebe Thunfisch. Also habe ich versucht, beides miteinander zu verbinden – und ich muss sagen: Das Ergebnis schmeckt einfach klasse! Eine ideale Zwischenmahlzeit, die sehr gut sättigt. Da Avocado reich an gesunden Fetten ist und Thunfisch jede Menge Eiweiß liefert, treten nach dem Verzehr keine Blutzuckerspitzen auf.

THUNFISCH-GUACAMOLE

PORTIONEN: 2
ZUBEREITUNG: 10 MINUTEN

1 Dose Thunfisch (160 g), abgetropft
1 Avocado ohne Schale und Stein, Fruchtfleisch grob klein geschnitten
1 EL griechischer Joghurt (Vollfettstufe)
1 EL Zitronensaft
Salz
frisch gemahlener schwarzer Pfeffer

Alle Zutaten in einer Schüssel vermischen. Einfach so genießen oder als Dip mit einem Gemüse nach Wahl verzehren. Paprikaschoten und Gurken schmecken besonders gut dazu.

Lassen Sie sich nicht von irgendwelchem fertigem Zeug verführen! Getrocknete Tomaten enthalten ganz schön viel Eisen, das eine wichtige Rolle für die Produktion von Hämoglobin und roten Blutkörperchen spielt.

FETA-TOMATEN-DIP

PORTIONEN: 8
ZUBEREITUNG: 5 MINUTEN

115 g Feta-Käse, zerbröselt
250 g griechischer Joghurt (Vollfettstufe)
2 EL Olivenöl
25 g getrocknete Tomaten, abgetropft
Salz
frisch gemahlener schwarzer Pfeffer

Alle Zutaten in der Küchenmaschine pürieren.

Dazu Gemüsesticks nach Wahl reichen. Karotten, Gurken oder Paprikaschoten passen gut dazu.

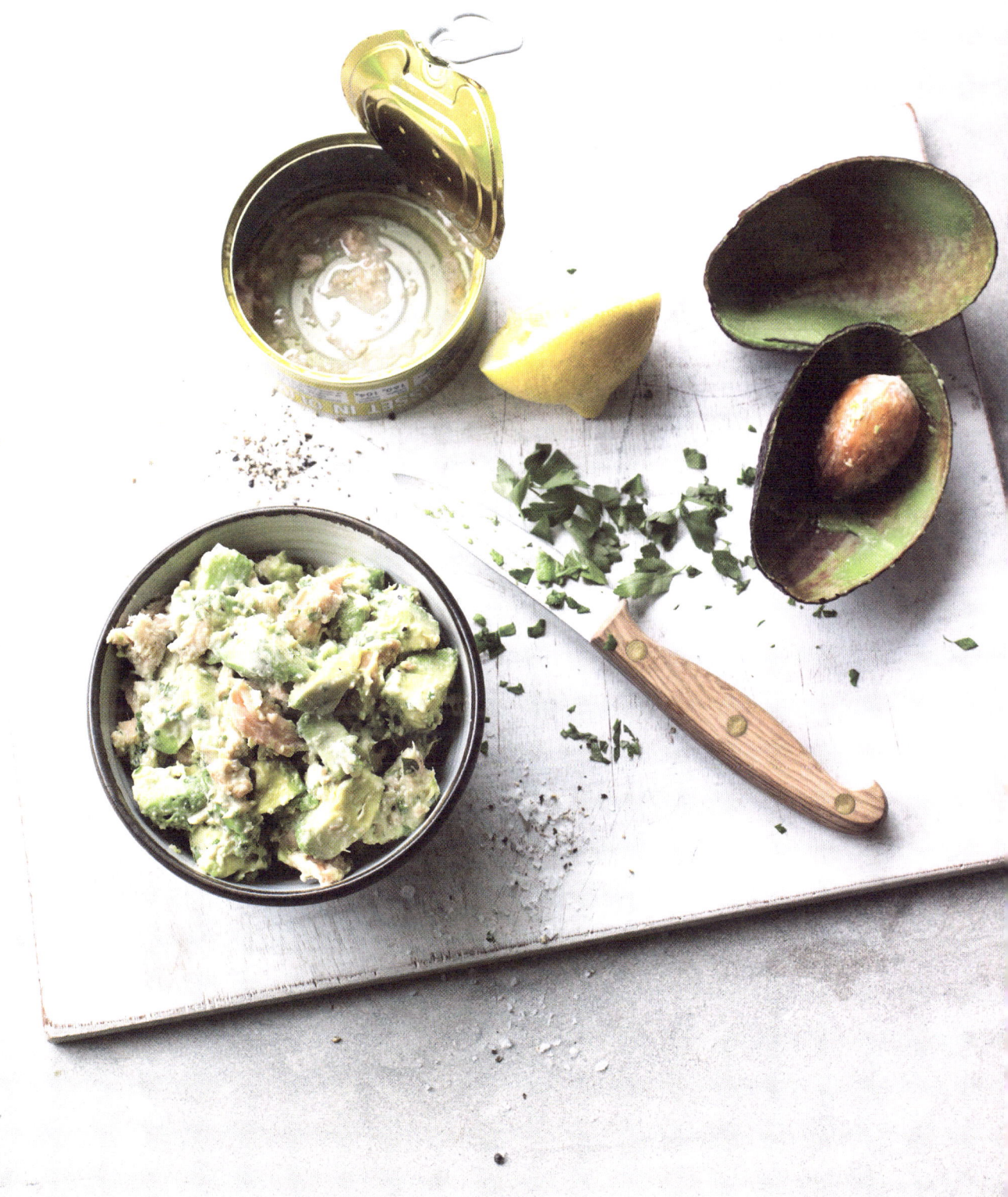

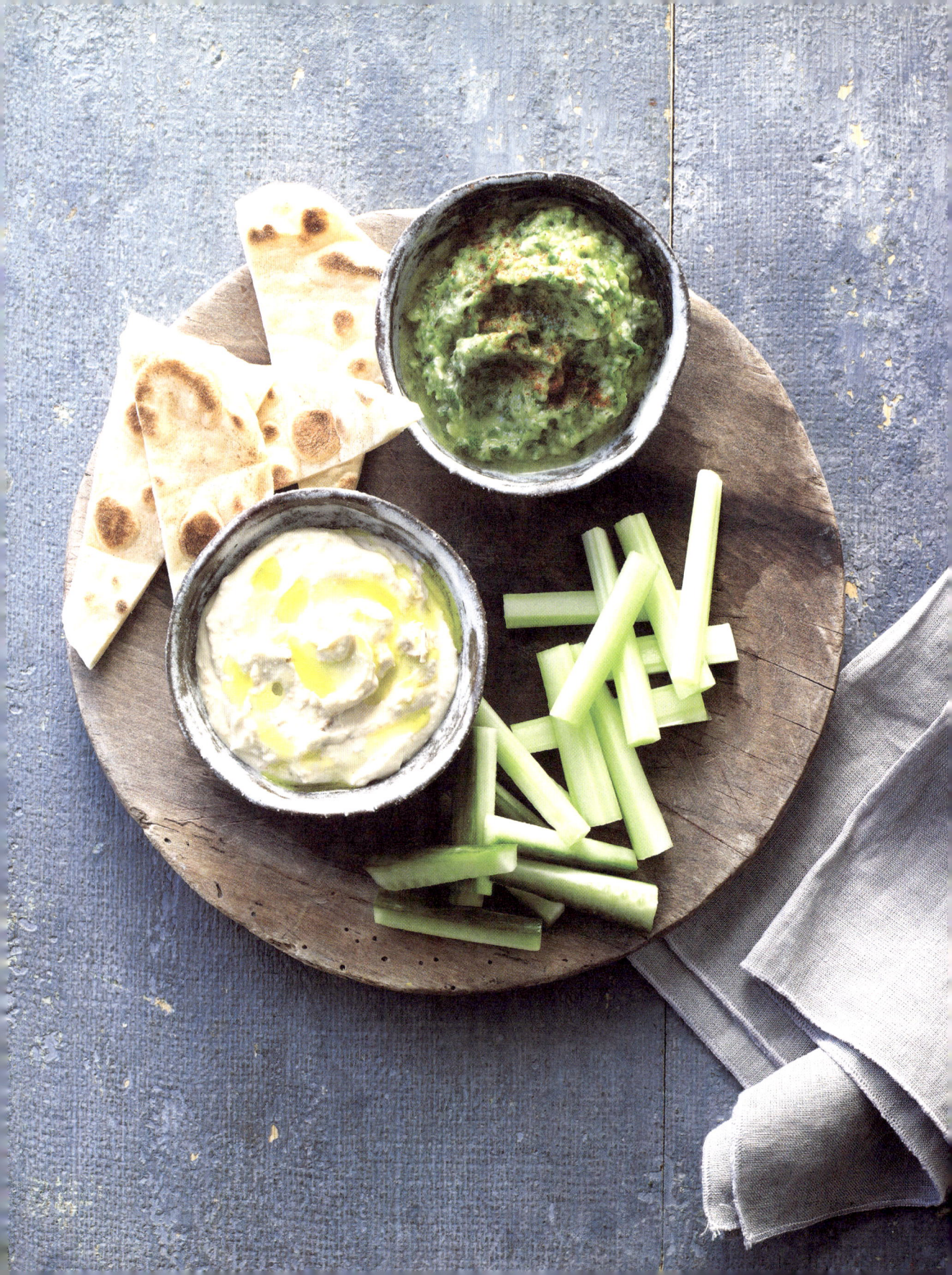

Geröstete Auberginen haben ein erstaunlich süßliches Aroma. Sie sind zudem ein ausgezeichneter Lieferant der Vitamine B1 und B6, die zur Unterstützung des Immunsystems beitragen, und sie enthalten hohe Mengen an knochenstärkendem Mangan.

AUBERGINENDIP

PORTIONEN: 4
VORBEREITUNG: 5 MINUTEN
ZUBEREITUNG: 45 MINUTEN

1 Aubergine
1 Knoblauchzehe
1 frische grüne Chilischote, entkernt und fein gehackt
1 EL natives Olivenöl extra
Saft von ½ Zitrone
½ Bund glatte Petersilie, grob gehackt
Salz
frisch gemahlener schwarzer Pfeffer
½ TL edelsüßes Paprikapulver
Fladenbrot zum Servieren

Den Backofen auf 180 °C Ober-/Unterhitze vorheizen.

Die Aubergine waschen, ein paar Mal mit einem Messer einschneiden, in eine Auflaufform geben und 45 Minuten im vorgeheizten Ofen weich garen. Abkühlen lassen.

Mit einem Löffel das Fruchtfleisch aus den abgekühlten Auberginen herauslösen und in eine Küchenmaschine geben. Knoblauchzehe abziehen, grob hacken und mit Auberginenfruchtfleisch, Chili, Olivenöl, Zitronensaft, Petersilie, einer Prise Salz und schwarzem Pfeffer glatt rühren.

Abschmecken und gegebenenfalls nachwürzen oder noch etwas Öl und Zitronensaft dazugeben. In eine Schale füllen, mit Paprikapulver bestreuen und mit Fladenbrot servieren.

Nachdem ich herausgefunden hatte, wie einfach die Zubereitung dieser Pâté ist, wurde ich geradezu süchtig danach. Da sie sich bis zu fünf Tage im Kühlschrank hält, gibt es keine Ausrede, etwas aus irgendeiner Tüte zu snacken. Fettfisch, wie hier die Makrele, ist reich an Omega-3-Fettsäuren, die für die Herzgesundheit wichtig sind.

RÄUCHERMAKRELEN-PÂTÉ

PORTIONEN: 3
ZUBEREITUNG: 10 MINUTEN

3 heiß geräucherte Makrelenfilets
150 g Doppelrahmfrischkäse
100 g Crème fraîche
3 TL frisch geriebener Meerrettich
frisch gemahlener schwarzer Pfeffer
Saft von 1 Zitrone
1 kleine Handvoll frischer Dill, fein gehackt
2 Scheiben Roggenbrot

Die Makrelenfilets häuten. Drei Viertel der Makrelenfilets in kleinen Stücken mit Doppelrahmfrischkäse, Crème fraîche und Meerrettich in einer Küchenmaschine glatt pürieren.

Großzügig mit frisch gemahlenem schwarzen Pfeffer würzen und mit Zitronensaft abschmecken, dann den Dill und den restlichen Fisch unterheben. Dazu das Roggenbrot reichen.

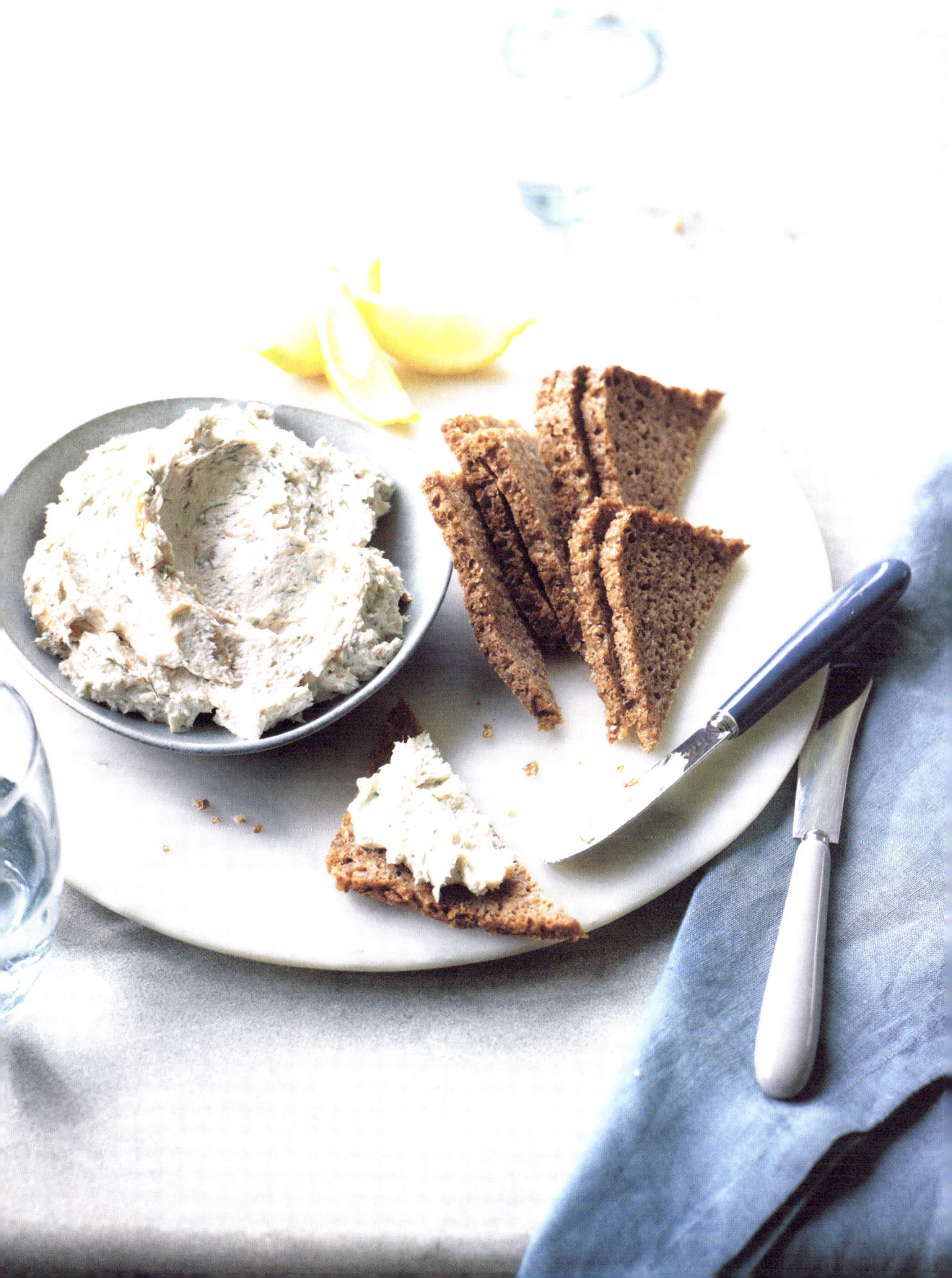

Während eines längeren Russlandaufenthalts habe ich gutes Roggenbrot zu schätzen gelernt. Es wirkt sich weitaus weniger auf den Blutzuckerspiegel aus als Weißbrot aus Weizenmehl.

ERDNUSSMUS MIT BANANE AUF ROGGENBROT

PORTIONEN: 1
ZUBEREITUNG: 5 MINUTEN

2 Scheiben Roggenbrot
2 EL Erdnussmus
1 Banane, geschält und in Scheiben geschnitten

Die Brotscheiben mit dem Erdnussmus bestreichen und mit den Bananenscheiben belegen.

Wer auch immer auf die Idee gekommen ist, Apfelscheiben in Mandelmus zu dippen, war ein Genie! Das Mandelmus hält lange satt und die Polyphenole – das sind Pflanzenstoffe, die in Äpfeln vorkommen – verlangsamen darüber hinaus die Verarbeitung von Kohlenhydraten und senken den Blutzuckerspiegel.

APFEL MIT MANDELMUS

PORTIONEN: 1
ZUBEREITUNG: 5 MINUTEN

1 Apfel
2–3 EL Mandelmus ohne Zusätze

Den Apfel waschen und in Scheiben schneiden. Die Apfelscheiben in das leckere Mandelmus dippen.

Eier sind eine ausgezeichnete und preisgünstige Eiweißquelle. Verwenden Sie Bio-Eier aus Freilandhaltung, damit sie so nährstoffreich wie möglich sind.

RUSSISCHE EIER

PORTIONEN: 3
VORBEREITUNG: 5 MINUTEN
ZUBEREITUNG: 8 MINUTEN

6 Eier (Größe M)
4 EL Mayonnaise
1 TL Weißweinessig
1 TL englischer Senf
Salz
frisch gemahlener schwarzer Pfeffer
geräuchertes Paprikapulver

Die Eier in kochendes Wasser geben und 8 Minuten kochen. Den Topf nach und nach mit kaltem Wasser füllen, damit die Schalen nicht aufbrechen. Herausnehmen und in kaltem Wasser 5 Minuten abkühlen lassen.

Die Eier vorsichtig unter fließendem kaltem Wasser pellen, mit Küchenpapier trocken tupfen und längs in der Mitte durchschneiden. Eigelb jeweils herauslösen und in eine mittelgroße Schüssel geben, die Eihälften auf eine Servierplatte geben. Eigelb mit einer Gabel fein zerdrücken. Mayonnaise, Essig, Senf dazugeben, mit Salz und Pfeffer würzen und alles sorgfältig vermengen.

Die Eigelbmischung mit einem Löffel gleichmäßig auf die Eihälften verteilen. Paprikapulver darüberstreuen und servieren.

Griechischer Joghurt liefert nicht nur eine Menge Eiweiß und Fett, die dafür sorgen, dass man lange satt bleibt, sondern auch probiotische Kulturen, die das Wachstum guter Bakterien im Darm fördern und damit die Resorption von Nährstoffen verbessern.

GRIECHISCHER JOGHURT MIT HONIG UND INGWER

PORTIONEN: 1
ZUBEREITUNG: 2 MINUTEN

100 g griechischer Joghurt (Vollfettstufe)
2 cm frischer Ingwer, geschält und gerieben
1 TL flüssiger Honig

Den griechischen Joghurt in eine Schüssel füllen, den Ingwer daraufgeben und mit dem Honig beträufeln.

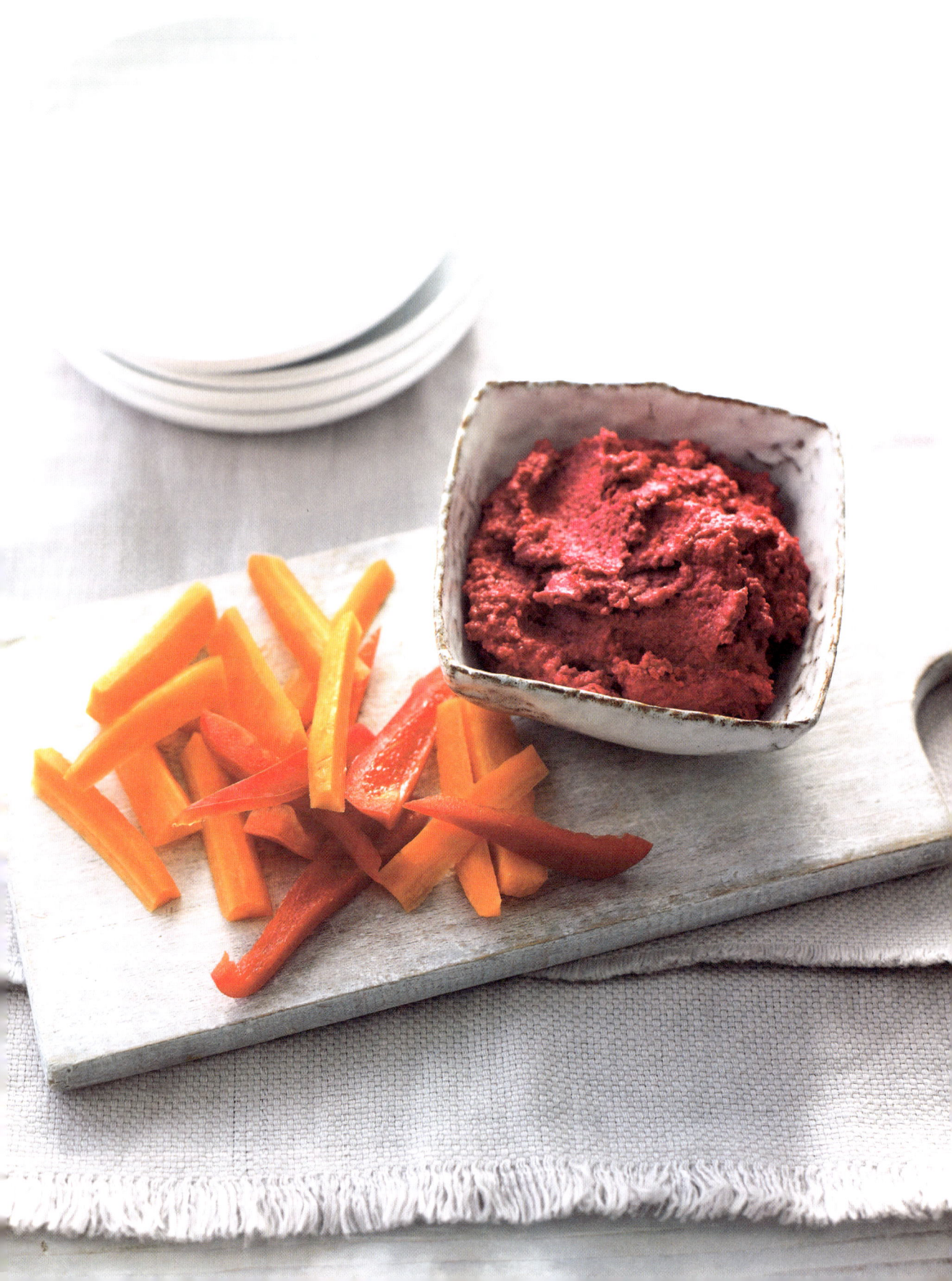

Dieses Hummus können Sie am Anfang der Woche zubereiten und haben dann bis zu sieben Tage einen leckeren Snack im Kühlschrank. Es ist sehr geschmacksintensiv und reich an Nährstoffen wie Kalium, das zur Regulierung des Blutdrucks beitragen kann.

HAUSGEMACHTES ROTE-BETE-HUMMUS MIT KAROTTENSTICKS

PORTIONEN: 4
VORBEREITUNG: 10 MINUTEN
ZUBEREITUNG: 1 STUNDE

1 große Rote Bete
4 EL natives Olivenöl extra
1 Dose Kichererbsen (400 g), abgebraust und abgetropft
Abrieb von 1 großen unbehandelten Zitrone plus Saft von ½ Zitrone
2 große Knoblauchzehen, abgezogen und fein zerkleinert
2 EL Tahini (Sesampaste)
Salz
frisch gemahlener schwarzer Pfeffer
Karottensticks zum Servieren

Den Backofen auf 180 °C Ober-/Unterhitze vorheizen.

Den Stängel und den Großteil der Wurzel der Roten Bete entfernen. Unter fließendem kaltem Wasser abbürsten und waschen, bis sie sauber ist.

Die Rote Bete auf ein Stück Alufolie geben, mit 1 EL Olivenöl beträufeln und fest einwickeln. 1 Stunde im vorgeheizten Ofen backen, bis man die Rote Bete mit einem Messer ohne Widerstand einstechen kann; sie sollte weich sein. Die Folie entfernen und die Bete in einer Schüssel im Kühlschrank kalt werden lassen.

Die Rote Bete schälen, vierteln, in eine Küchenmaschine geben und zu einer stückigen Masse verarbeiten. Bis auf das Öl die restlichen Zutaten dazugeben und alles sorgfältig zu einem glatten Mus verarbeiten. Das restliche Öl bei laufender Küchenmaschine einträufeln.

Abschmecken und gegebenenfalls mit Salz, Zitronensaft oder Olivenöl nachwürzen. Ist das Hummus zu dick, noch etwas Wasser hinzufügen. Mit Karottensticks oder anderem Gemüse wie Sellerie, Paprikaschote oder Gurke servieren.

Das Hummus hält sich im Kühlschrank bis zu einer Woche.

Diese Hähnchenspieße kann man sehr gut mit zur Arbeit nehmen.
Sie sind eine tolle Alternative zu Snacks aus dem Automaten.

RAUCHIG-WÜRZIGE HÄHNCHENSPIESSE

PORTIONEN: 4
VORBEREITUNG: 5 MINUTEN
ZUBEREITUNG: 20 MINUTEN

3 EL Chilisauce
1 EL Sesamöl
1 EL edelsüßes Paprikapulver
1 EL gemahlener Kreuzkümmel
500 g Hähnchenbrust ohne Haut, in 3 cm große Würfel geschnitten
2 EL Sesamsamen zum Garnieren
Zitronenspalten zum Servieren

Den Backofen auf 200 °C Ober-/Unterhitze vorheizen.

Aus Chilisauce, Sesamöl, Paprikapulver und Kreuzkümmel eine Marinade zubereiten, das Hähnchenfleisch damit bestreichen und dieses dann auf die Spieße stecken.

16–20 Minuten im vorgeheizten Ofen rösten. Herausnehmen, Sesam darüberstreuen und mit den Zitronenspalten servieren.

Diese Kichererbsen können einfach so verzehrt oder zu einem Salat ge-
geben werden. Wenn Sie am Wochenende eine große Portion zubereiten,
haben Sie die ganze Woche über einen leckeren Snack im Kühlschrank.

GEBACKENE WÜRZIGE KICHERERBSEN

PORTIONEN: 4
VORBEREITUNG: 5 MINUTEN
ZUBEREITUNG: 40 MINUTEN

2 Dosen Kichererbsen (à 400 g), abgebraust und abgetropft
2 EL Olivenöl
1 EL gemahlener Kreuzkümmel
1 EL Chilipulver
½ EL Cayennepfeffer
½ EL Salz

Den Backofen auf 200 °C Ober-/Unterhitze vorheizen.

Die Kichererbsen in eine große Schüssel geben und mit den anderen Zutaten gründlich vermischen, sodass sie rundum mit Gewürzen überzogen sind. Die Kichererbsen in einer Schicht auf einem Backblech mit Rand ausbreiten und 30–40 Minuten im vorgeheizten Ofen schön knusprig backen.

Sie halten sich in einer Frischhaltebox im Kühlschrank bis zu einer Woche.

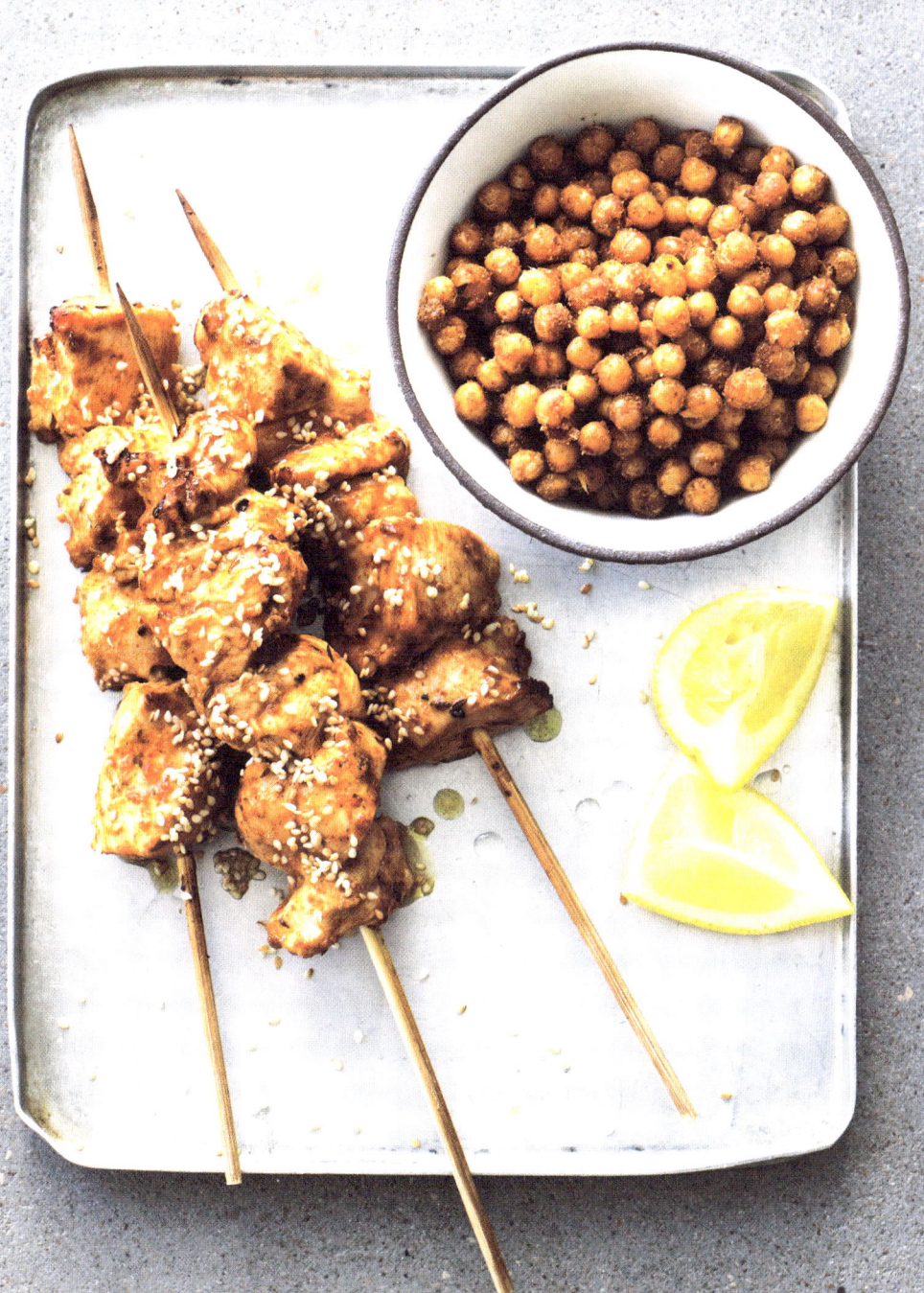

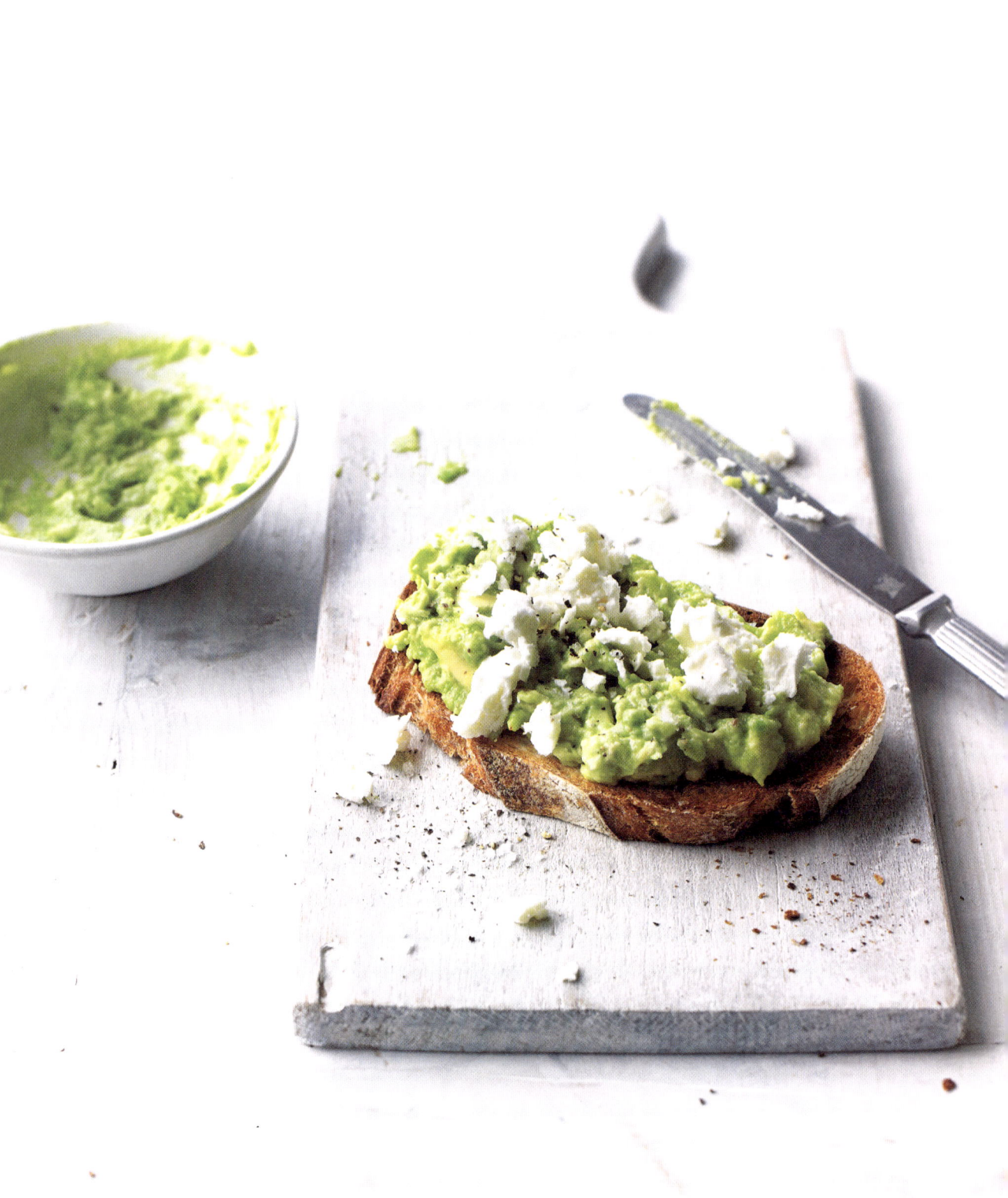

Feta ist nicht nur eiweißreich, sondern enthält auch eine besonders hohe Menge des Mineralstoffs Chlorid, den unser Körper für die Bildung von Salzsäure im Magen benötigt. Das wiederum trägt dazu bei, dass der Körper andere Nährstoffe sogar noch besser aufspalten und resorbieren kann.

AVOCADO UND FETA AUF SAUERTEIGBROT

PORTIONEN: 1
VORBEREITUNG: 5 MINUTEN
ZUBEREITUNG: 2 MINUTEN

1 Scheibe Sauerteigbrot
1 Avocado ohne Stein und Schale, Fruchtfleisch grob geschnitten
1 EL Zitronensaft
Salz
frisch gemahlener schwarzer Pfeffer
30 g Feta-Käse, zerbröselt

Das Brot toasten.

In der Zwischenzeit das Avocado-Fruchtfleisch mit einer Gabel zu Mus zerdrücken, den Zitronensaft dazugeben und mit Salz und Pfeffer würzen.

Das getoastete Brot mit der Avocadomischung bestreichen, dann den Feta darübergeben.

Für mich ist dieser Snack der Geschmack des Sommers auf einem Teller. Versuchen Sie, so hochwertigen Mozzarella wie möglich zu bekommen. Mozzarella enthält Vitamin B7, das sich positiv auf unseren Stoffwechsel auswirkt.

TOMATENSCHEIBEN MIT MOZZARELLA

PORTIONEN: 1
ZUBEREITUNG: 5 MINUTEN

125 g hochwertiger Mozzarella, in Scheiben geschnitten
1 große Tomate, in Scheiben geschnitten
1 EL natives Olivenöl extra
½ TL getrockneter Oregano
Salz
frisch gemahlener schwarzer Pfeffer

Mozzarella- und Tomatenscheiben auf einen Teller geben, das Olivenöl darüberträufeln und großzügig mit Oregano, Salz und Pfeffer würzen.

Diese leckeren Mandeln sind als schneller Snack auf jeden Fall einen Versuch wert. Mandeln können nicht nur den Blutzuckerspiegel, den Blutdruck und den Cholesterinspiegel senken, sondern auch den Appetit hemmen und damit das Abnehmen erleichtern, weil man sich länger satt fühlt.

CHILI-MANDELN

PORTIONEN: 2
VORBEREITUNG: 1 MINUTE
ZUBEREITUNG: 5 MINUTEN

300 g Mandelkerne
1 EL Olivenöl
1–2 TL Chilipulver
1 TL Salz
1 EL frisch gepresster Limettensaft
1 EL frisch gehackter Koriander

Die Mandelkerne und das Olivenöl in eine mittelgroße Pfanne geben und mit Chilipulver und Salz bestreuen. Alles bei mittlerer Temperatur etwa 5 Minuten verrühren, bis es duftet und die Mandeln geröstet sind.

Die Pfanne vom Herd nehmen, dann den Limettensaft und den Koriander zugeben. Die Mandeln zum Abkühlen auf einen Teller oder ein Backblech geben.

Sie halten sich in einer Frischhaltebox im Kühlschrank bis zu einer Woche.

Diese Wraps halten viel länger satt und hinterlassen kein Völlegefühl wie die aus Mehl. Hüttenkäse gehört zu den wenigen Nahrungsquellen von Vitamin D.

SCHINKEN-WRAPS MIT HÜTTENKÄSE UND TOMATEN

PORTIONEN: 2–3
ZUBEREITUNG: 5 MINUTEN

250 g Hüttenkäse
6 Kirschtomaten, gewürfelt
1 Handvoll frische glatte Petersilie, fein gehackt
Salz
frisch gemahlener schwarzer Pfeffer
2–3 Scheiben hochwertiger gekochter Schinken

Hüttenkäse, Tomaten und Petersilie vermischen und mit Salz und Pfeffer abschmecken.

Den Schinken auf Teller legen, dann 2 EL der Käsemischung auf jede Scheibe geben und zu Wraps aufrollen. Im Kühlschrank aufbewahren.

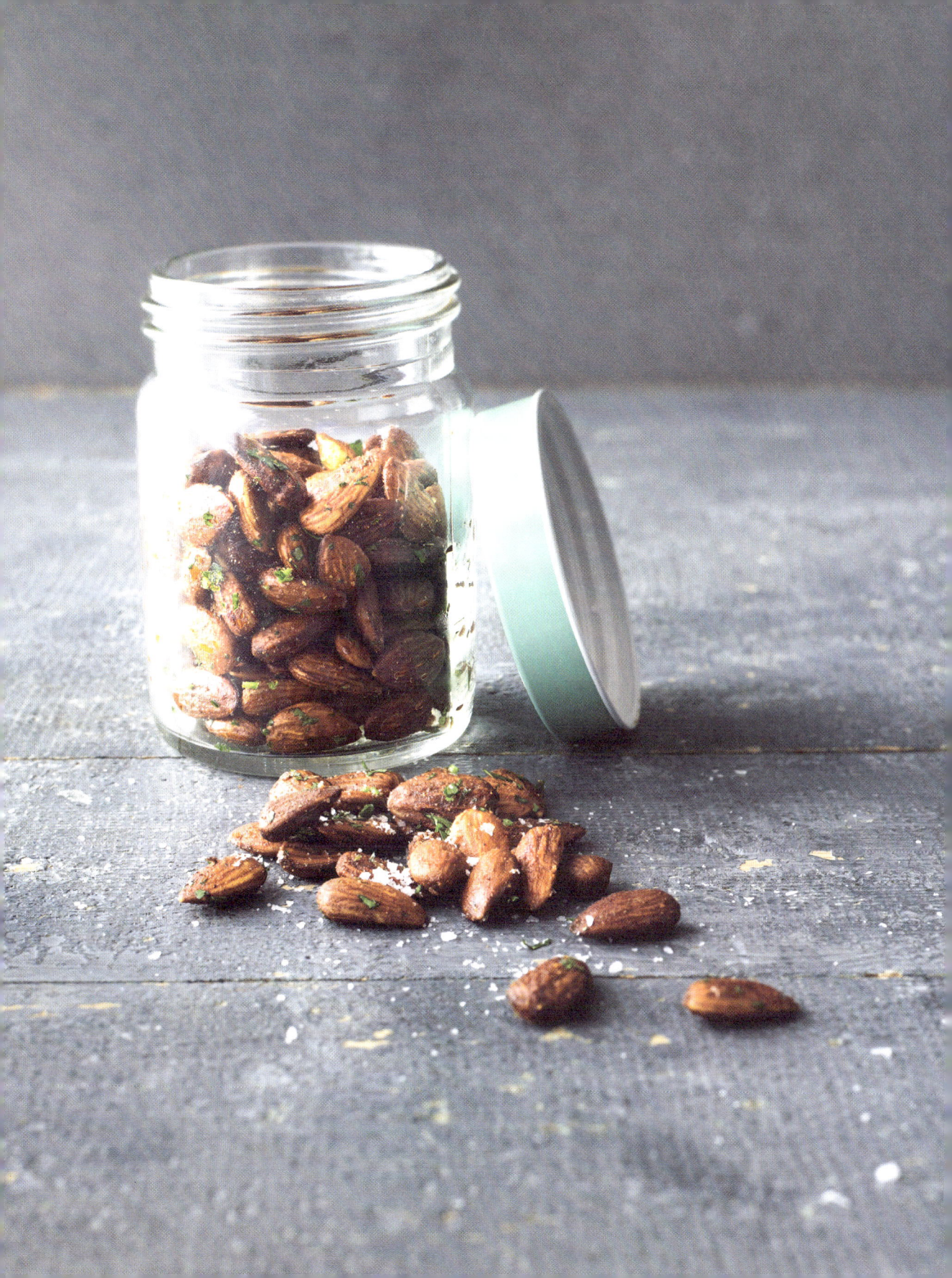

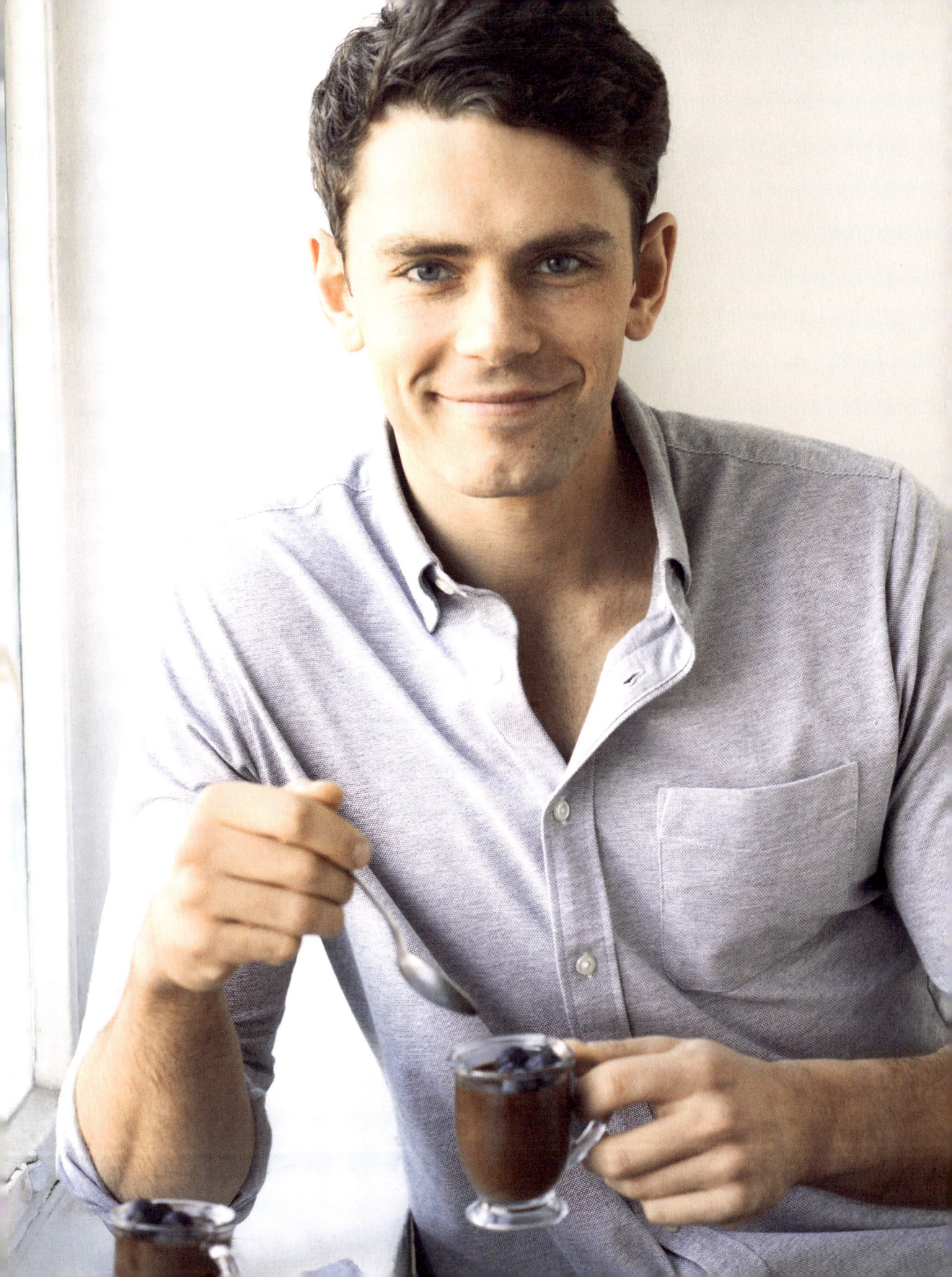

GESUNDE DESSERTS

Hat man sich erst einmal daran gewöhnt, auf raffinierten Zucker zu verzichten, wird man den Geschmack natürlicher Süße immer mehr zu schätzen wissen. Ich hoffe, Sie werden nach diesen leckeren Desserts feststellen, dass Sie das übliche Zuckerzeug gar nicht brauchen. Gönnen Sie sich die hier vorgestellten Süßspeisen zweimal pro Woche an Trainingstagen anstelle einer Zwischenmahlzeit.

Auch das folgende Rezept stammt ursprünglich von meinem Dad. Reichen Sie doch bei der nächsten Einladung einmal dieses Dessert – ich bin sicher, man wird es Ihnen kaum abnehmen wollen, dass es absolut keinen zusätzlichen Zucker enthält.

MOUSSE AU CHOCOLAT AUS ZWEI ZUTATEN

PORTIONEN: 2
ZUBEREITUNG: 15 MINUTEN

100 g Zartbitterschokolade
3 Eier (Größe M; möglichst aus Bio-Freilandhaltung)
frische Beeren zum Servieren
Schlagsahne zum Servieren

Die Schokolade schmelzen – entweder in der Mikrowelle oder über siedendem Wasser in einer hitzebeständigen Schüssel, die das Wasser nicht berührt. Die geschmolzene Schokolade etwas abkühlen lassen.

Die Eier trennen. Eigelb leicht mit einer Gabel verquirlen und Eiweiß mit einem Handrührgerät zu halbsteifem Eischnee schlagen.

Zunächst das verquirlte Eigelb in die Schokomischung einrühren und anschließend den Eischnee unterheben (es kann einige Minuten dauern, bis das Ganze an Mousse au Chocolat erinnert).

In kleine Becher füllen und im Kühlschrank 20 Minuten fest werden lassen. Dazu beliebige Beeren und Sahne reichen.

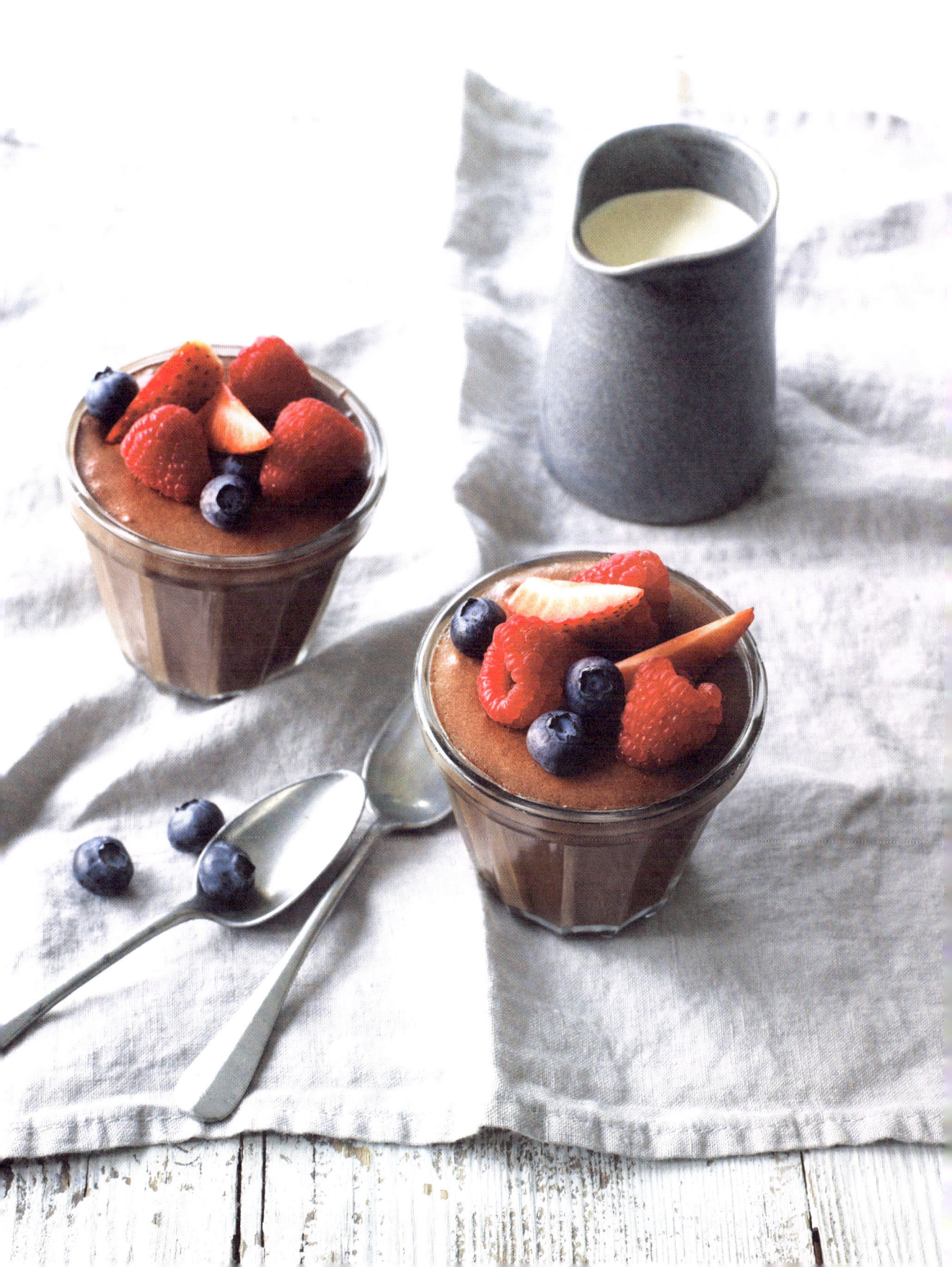

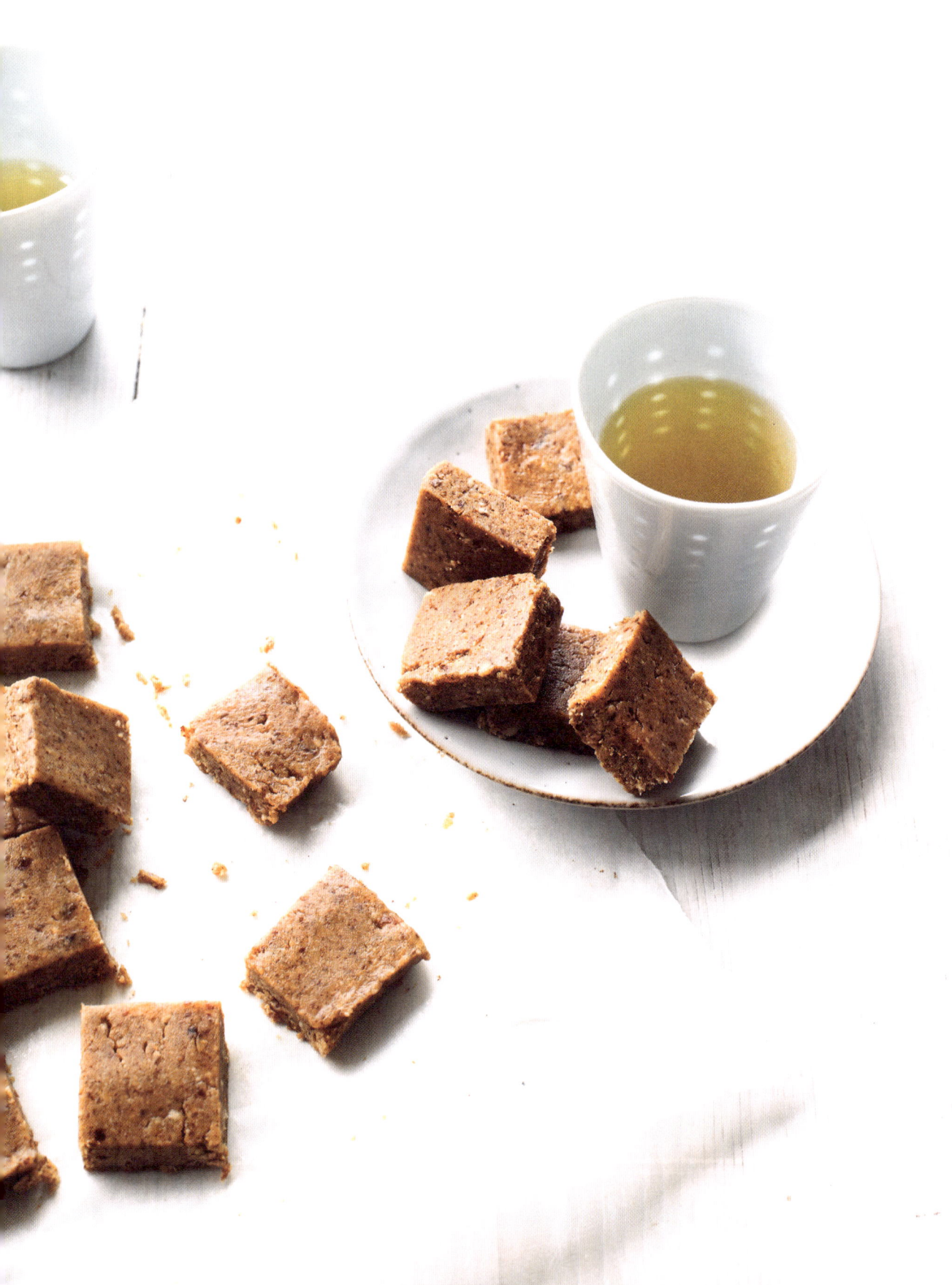

Manchmal hat man einfach Lust auf etwas Süßes, das kennt jeder. Und dann zahlt es sich aus, vorbereitet zu sein und beispielsweise diese feinen Toffeestückchen fertig im Schrank zu haben. Aber Vorsicht, lassen Sie sich nicht zu sehr davon mitreißen – Datteln haben einen hohen natürlichen Zuckergehalt. Aber gegen ein Stückchen hier und da ist nichts einzuwenden! Erdnussmus enthält Vitamin E, das zur Steigerung der körperlichen Ausdauer beitragen kann. Es verbessert den Energiepegel und reduziert nach dem Sport oxidativen Stress auf die Muskeln.

ERDNUSS-TOFFEES AUS ZWEI ZUTATEN

ERGIBT: 12 TOFFEES
ZUBEREITUNG: 5 MINUTEN

12 Medjool-Datteln, entsteint
300 g Erdnussmus ohne Zusätze

Die Datteln und das Erdnussmus in der Küchenmaschine mixen, bis aus der Masse eine Kugel wird. Eine etwa 25 x 15 cm große Form mit Backpapier auslegen, die Masse fest hineinpressen und die Form 2 Stunden in den Gefrierschrank stellen.

Anschließend aus der festen Masse zwölf Quadrate schneiden. In einem verschließbaren Gefäß halten sich die Toffees im Kühlschrank bis zu einer Woche, im Gefrierschrank bis zu einem Monat.

Diese herrlich sämigen Beeren-Smoothies sind sicher auch Ihnen in den sozialen Netzwerken hier und da begegnet. Sie schmecken einfach genial und sind natürlicherweise süß, sodass sich die Zugabe von Zucker erübrigt. Allerdings sollte man sie auf jeden Fall als Nachtisch betrachten und nicht als Hauptmahlzeit. An gefrorenen Bananen habe ich fast immer einen Vorrat im Gefrierschrank, einfach überreife Bananen in Stücke schneiden und einfrieren.

FROZEN BEEREN-SMOOTHIE-BOWL

PORTIONEN: 2
ZUBEREITUNG: 5 MINUTEN

150 g gemischte TK-Beeren (möglichst Bioware) plus etwas mehr zum Servieren (nach Belieben)
1 kleine reife Banane, geschält, in dicke Scheiben geschnitten und 2 Stunden tiefgekühlt
2–3 EL fettarme Kokosmilch (alternativ Mandeldrink) plus gegebenenfalls etwas mehr

Die gefrorenen Beeren und die Banane im Standmixer auf langsamer Stufe verarbeiten, bis die Masse nur noch sehr kleine Stücke enthält.

Kokos- oder Mandelmilch dazugeben und weiter auf niedriger Stufe mixen, bis die Mischung eine sämige, aber nicht zu wässrige Konsistenz hat. Gegebenenfalls zwischendurch die Masse mit einem Teigschaber vom Rand nach unten schieben.

Smoothie in Schüsseln füllen und nach Belieben mit Beeren garnieren.

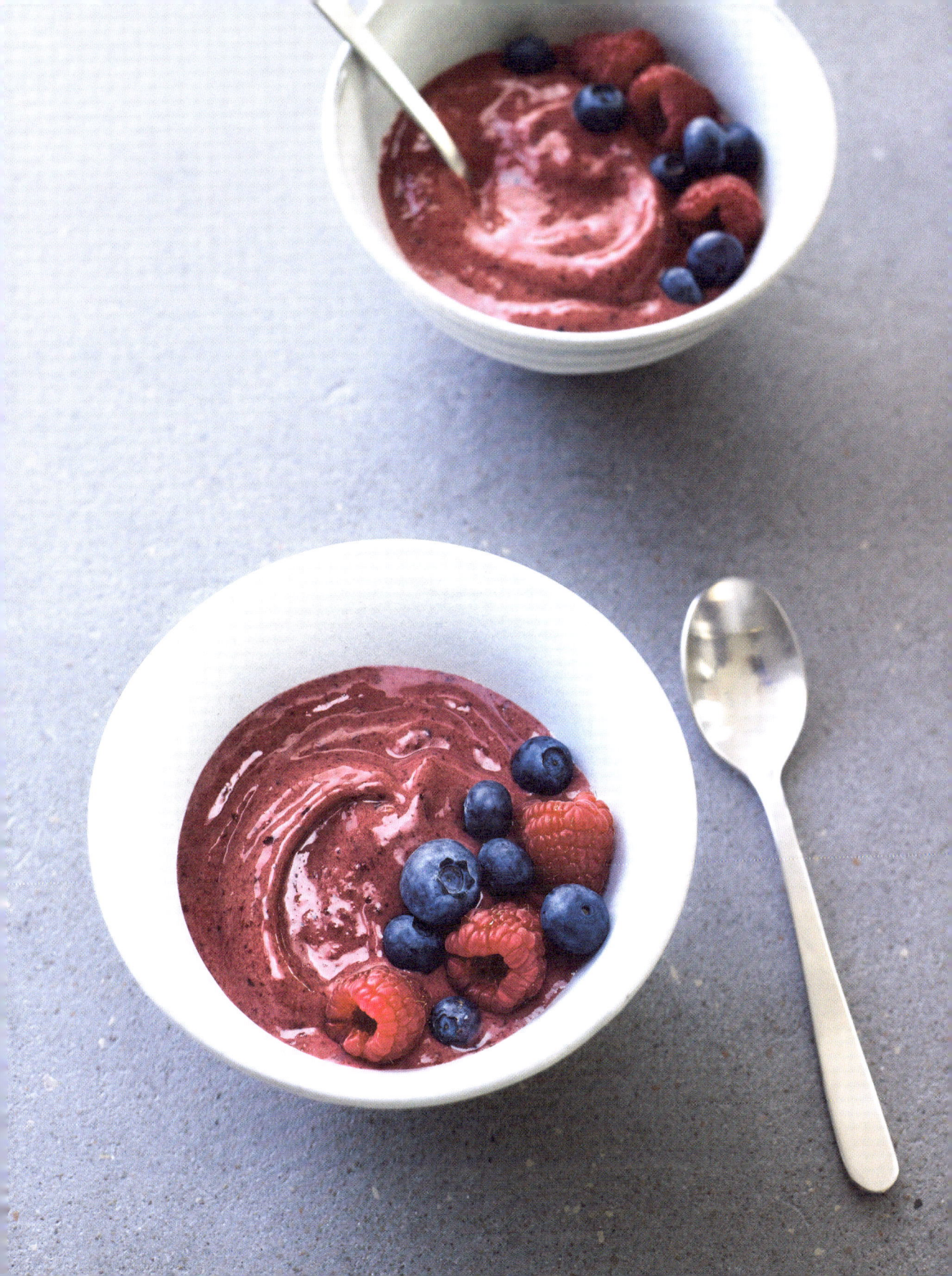

Ich liebe Pfannkuchen, versuche aber, wenn es geht, Dinge zu vermeiden, die den Blutzuckerspiegel zu sehr in die Höhe treiben. Die hier vorgestellten Pfannkuchen sind ohne Mehl zubereitet, das heißt, sie halten länger satt, ohne dafür an Geschmack einzubüßen.

BANANEN-SCHOKO-PFANNKUCHEN

PORTIONEN: 1
VORBEREITUNG: 5 MINUTEN
ZUBEREITUNG: 15 MINUTEN

1 Banane, geschält und grob zerkleinert
2 Eier (Größe M; möglichst aus Bio-Freilandhaltung)
1 EL ungesüßtes Kakaopulver
2 EL Butter aus Weidemilch
1 Spritzer flüssiger Honig
1 Handvoll frische Himbeeren
1 großer EL griechischer Joghurt (Vollfettstufe)

Die Banane mit einer Gabel zu Mus zerdrücken. Die Eier in einer Schüssel verquirlen und dann unter das Bananenpüree rühren. Das Kakaopulver ebenfalls unterrühren.

Die Butter in einer Pfanne bei mittlerer Temperatur zerlassen. Wenn sie heiß genug ist, 2 EL Bananenteig in die Pfanne geben; es sollte sofort zischen. 1–2 Minuten backen, bis der Pfannkuchen unten braun ist. Den Pfannkuchen wenden (sehr viel vorsichtiger als bei einem normalen Pfannkuchen) und von der anderen Seite ebenfalls 1–2 Minuten backen.

Mit Honig beträufeln und dazu Himbeeren und griechischen Joghurt reichen.

Was jetzt kommt, klingt unglaublich dekadent – aber keine Sorge: Dieses Rezept holt einfach aus der natürlichen Süße der Zutaten das Maximum heraus. Äpfel enthalten Quercetin, ein starkes Antioxidans, das dazu beiträgt, die Auswirkungen von entzündlichen Prozessen und Alterungs- erscheinungen zu reduzieren.

APFEL-KARAMELL-ROHKOSTKEKSE

PORTIONEN: 2
ZUBEREITUNG: 5 MINUTEN

15 Medjool-Datteln, entkernt und etwa 5 Minuten in Wasser eingeweicht
1 ungeschälter Apfel, entkernt und in 2–4 cm dicke runde Scheiben geschnitten
2 EL Rosinen
2 EL Kokosraspel

Die Datteln in einer Küchenmaschine zu kleinen Stücken verarbeiten. 70 ml Wasser dazugeben und erneut mixen, bis aus der Mischung eine Paste geworden ist.

Die Dattelpaste auf die Apfelscheiben streichen, Rosinen darauf verteilen und zum Schluss Kokosraspel darüberstreuen.

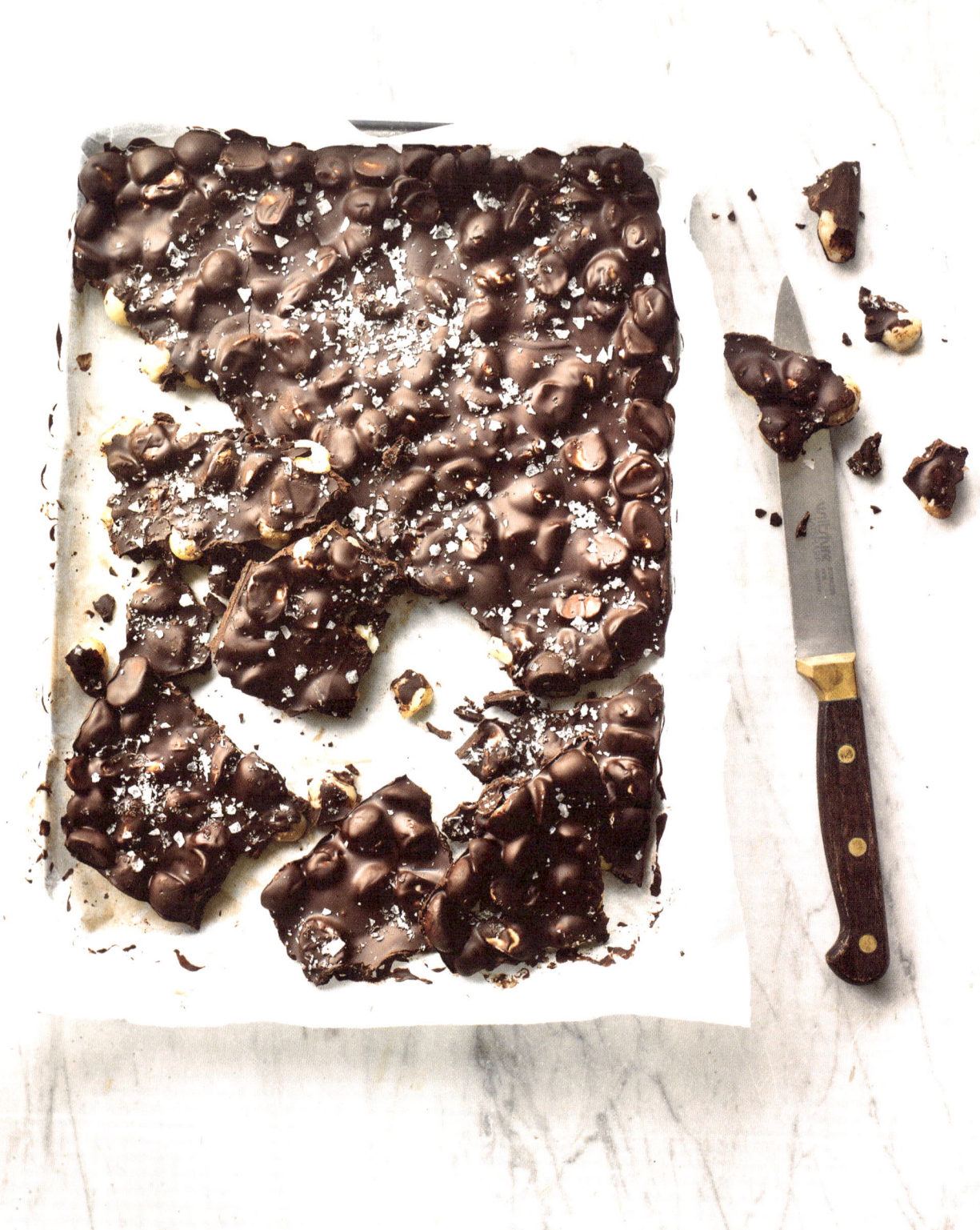

Der Trick bei dieser feinen Knabberei liegt darin, eine besonders hochwertige Bitterschokolade zu verwenden. Die im Kakao enthaltenen Flavonoide regen die Endothelzellen (die innere Wandschicht der Arterien) zur Produktion von Stickstoffmonoxid (NO) an. Die von diesem Gas ausgehenden Signale bewirken eine Entspannung der Blutgefäße, wodurch diese sich erweitern und das Blut besser fließen kann, weshalb der Blutdruck absinkt. Das wiederum trägt dazu bei, das Training effizienter zu machen.

MACADAMIA-SCHOKOLADE

PORTIONEN: 8
VORBEREITUNG: 5 MINUTEN
ZUBEREITUNG: 5–10 MINUTEN

280 g Zartbitterschokolade (etwa 80–90 % Kakaoanteil), in kleine Stücke gehackt
2 Handvoll Macadamiakerne, grob gehackt
½ TL Meersalz

Zwei Drittel der Schokolade in der Mikrowelle oder auf dem Herd erhitzen. In der Mikrowelle die Schokolade in 30-Sekunden-Intervallen erhitzen und zwischendurch jeweils kräftig umrühren. Sie sollte innerhalb von 2 Minuten oder weniger geschmolzen sein. Zum Schmelzen auf dem Herd ein Wasserbad aufsetzen. Dazu einen Topf einige Zentimeter hoch mit Wasser füllen und ein passendes hitzefestes Gefäß mit der Schokolade gerade oberhalb des Wassers einhängen. Der vom leicht köchelnden Wasser aufsteigende Dampf wird die Schokolade schmelzen lassen, ohne sie zu verbrennen. Hin und wieder rühren und die Schokolade vom Herd nehmen, sobald sie vollständig geschmolzen ist.

Die grob gehackten Macadamiakerne unter die flüssige Schokolade rühren.

Eine beliebige Form mit Backpapier auslegen – die Größe der Form entscheidet darüber, wie dick die Schokolade wird.

Die Schokomasse gleichmäßig in der Form verstreichen und mit dem Meersalz bestreuen. Mindestens 10 Minuten kühlen, gegebenenfalls länger, wenn die Schokolade noch nicht fest geworden ist. Die feste Masse mit einem Messer in Quadrate schneiden oder in beliebig große Stücke brechen. In einem gut verschließbaren Gefäß halten sie sich bei Zimmertemperatur eine Woche.

Dieses einfache Dessert schmeckt natürlich ganz besonders gut mitten im Sommer, wenn die Früchte frisch und richtig reif sind. Pfirsiche enthalten eine Vielzahl hochwirksamer Antioxidantien, die den Körper vor den schädlichen Begleiterscheinungen verschiedener Krankheiten bewahren können.

GEGRILLTE FRÜCHTE MIT HONIG UND RICOTTA

PORTIONEN: 2
VORBEREITUNG: 5 MINUTEN
ZUBEREITUNG: 5 MINUTEN

1 EL Rapsöl
2 Pflaumen, gewaschen, halbiert und entsteint
2 Pfirsiche, gewaschen, halbiert und entsteint
3 EL Ricotta
flüssiger Honig zum Beträufeln

Eine Grillpfanne auf hoher Stufe erhitzen. Das Rapsöl hineingeben und die Früchte darin mit der Schnittfläche nach unten 3–5 Minuten grillen, bis sie weich sind und Grillstreifen haben. Auf einem Teller mit einem ordentlichen Klecks Ricotta anrichten und mit Honig beträufeln.

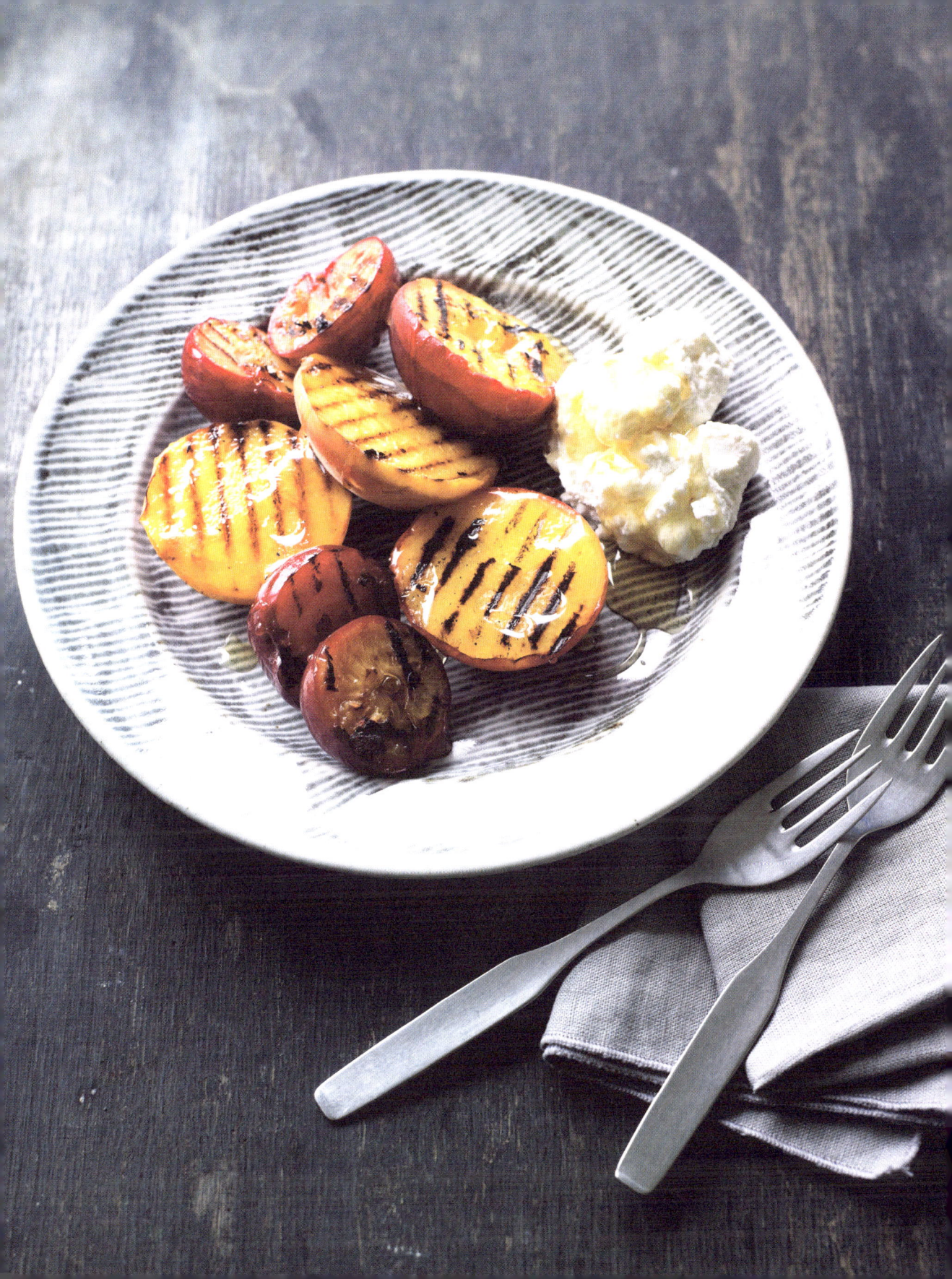

Ich liebe Beeren jeder Art, vor allem natürlich in der richtigen Saison. Sie sind sehr süß, enthalten aber sehr viel weniger Fruchtzucker als viele andere Früchte. Kokosmilch enthält viel Magnesium, ein für die Muskelfunktion wesentlicher Mineralstoff, und bietet darüber hinaus eine große Palette gesundheitsfördernder Eigenschaften.

KOKOSCREME
MIT BEEREN DER SAISON

PORTIONEN: 2
ZUBEREITUNG: 5 MINUTEN

100 g Schlagsahne
100 ml dicke Kokosmilch
200 g gemischte Beeren (beispielsweise Himbeeren, Erdbeeren oder Brombeeren)

Schlagsahne und Kokosmilch in einer Schüssel mit dem elektrischen Handrührgerät cremig-dick aufschlagen und zu den Beeren reichen.

Datteln sind von Natur aus süß, deshalb erübrigt sich hier jede Art von Süßungsmittel. Sie sind reich an Magnesium und wirken somit stark entzündungshemmend.

ROHKOST-SCHOKO-BROWNIES

ERGIBT: 6 STÜCK
ZUBEREITUNG: 15 MINUTEN

250 g Walnusskerne
200 g ungesüßtes Kakaopulver
½ TL Meersalz
450 g Medjool-Datteln, entsteint
140 g ungesalzene Mandelkerne, grob gehackt

Die Walnusskerne in der Küchenmaschine auf hoher Stufe fein mahlen. Kakao und Salz dazugeben und alles mit der Pulse-Funktion in kurzen Schüben gut mischen.

Die Datteln nacheinander einzeln durch die Einfüllöffnung der laufenden Küchenmaschine geben. Am Ende sollte die Mischung an Kuchenkrümel erinnern, die aber leicht zusammenkleben, wenn man sie zusammendrückt (wenn die Mischung noch nicht gut hält, mehr Datteln zugeben).

In einer großen Schüssel (oder in der Dose, in der Sie später die Brownies aufbewahren möchten) die Walnuss-Kakao-Mischung mit den grob gehackten Mandelkernen vermengen. Die Masse dann in eine mit Backpapier ausgelegte quadratische Kuchenform (25 × 25 cm) drücken und bis zum Verzehr im Gefrierschrank oder im Kühlschrank aufbewahren (wenn die Masse sehr kalt ist, lässt sie sich auch besser schneiden). In einem gut verschließbaren Gefäß halten sich die Brownies im Kühlschrank bis zu einer Woche.

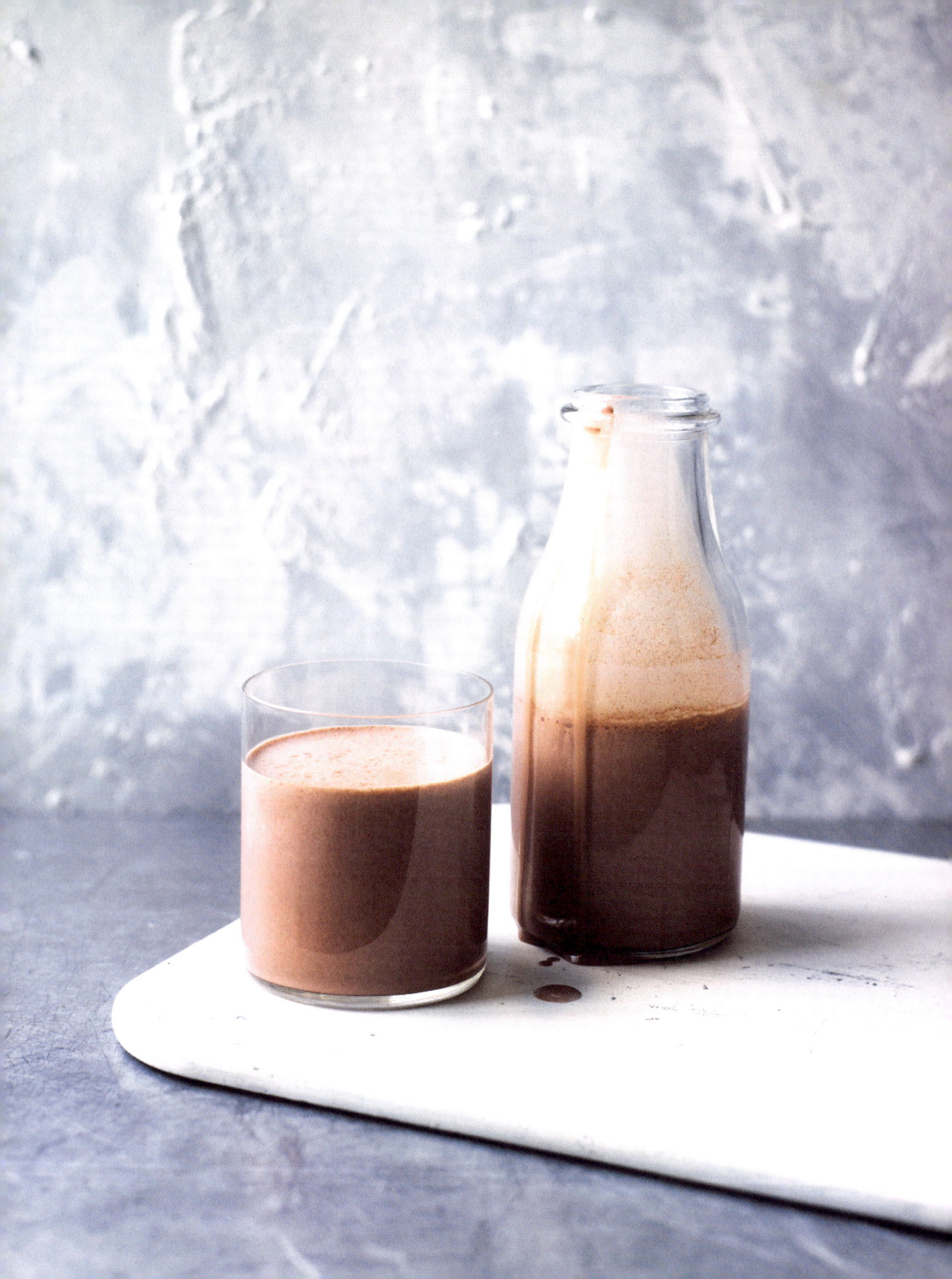

Finden Sie nicht auch, dass dieses Dessert fast zu gut und zu üppig klingt,
um in ein Buch über das Fasten zu passen? Dieser Hochgenuss enthält
kein zusätzliches Süßungsmittel und schmeckt dennoch sündhaft-lecker
schokoladig. Bananen enthalten Pektin und resistente Stärke, die den
Anstieg des Blutzuckerspiegels nach einer Mahlzeit im Rahmen halten und
appetitdämpfend wirken.

SCHOKO-BANANEN-MILCHSHAKE

PORTIONEN: 1
ZUBEREITUNG: 5 MINUTEN

1 sehr reife Banane, geschält, in dicke Scheiben geschnitten und
  2 Stunden tiefgekühlt
300–500 ml Kuhmilch (3,5 %) oder Nussdrink (beispielsweise Mandel-,
  Cashew- oder Kokosdrink)
1 EL ungesüßtes Kakaopulver

Alle Zutaten im Standmixer zu einem sämigen Shake verarbeiten und
sofort genießen.

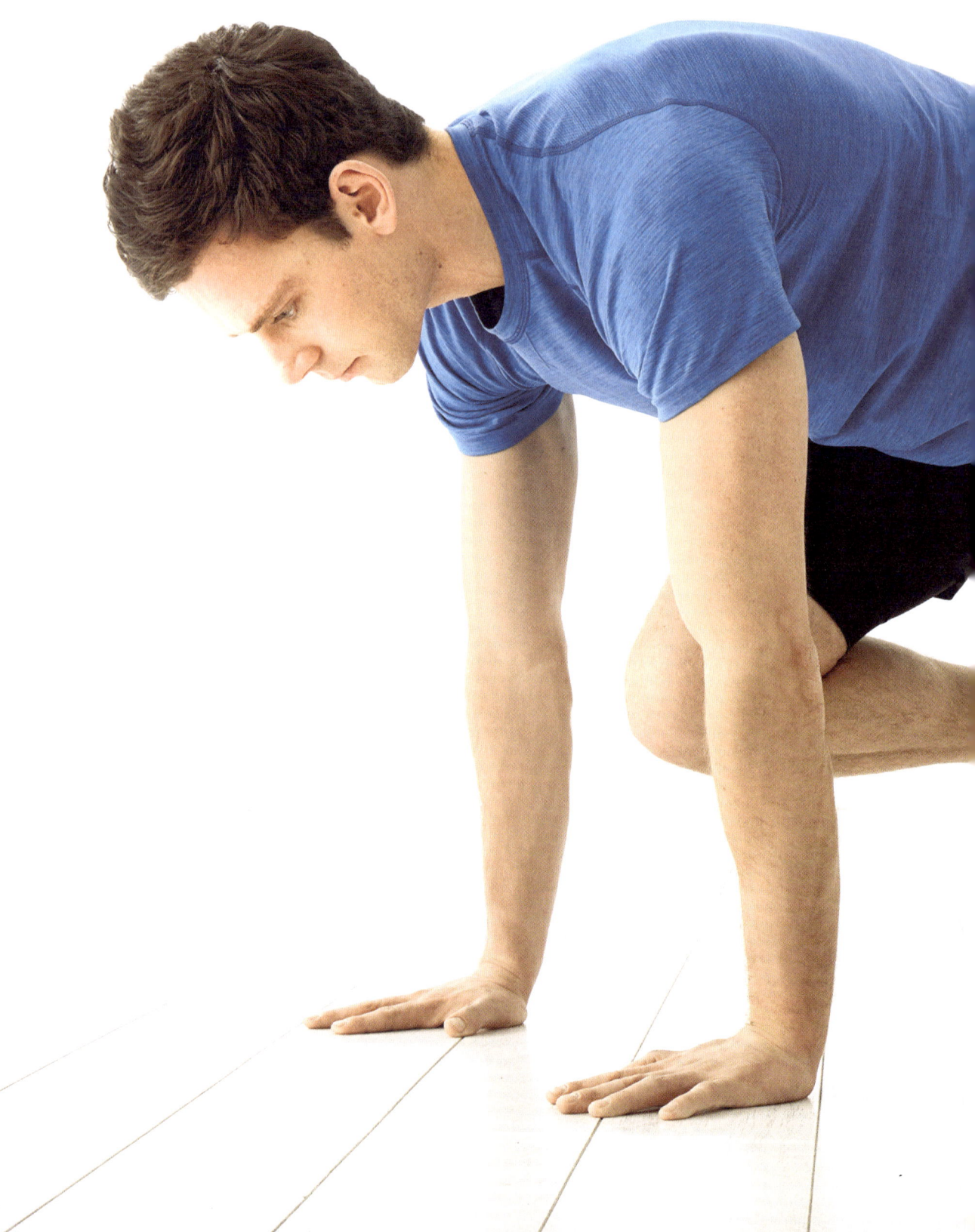

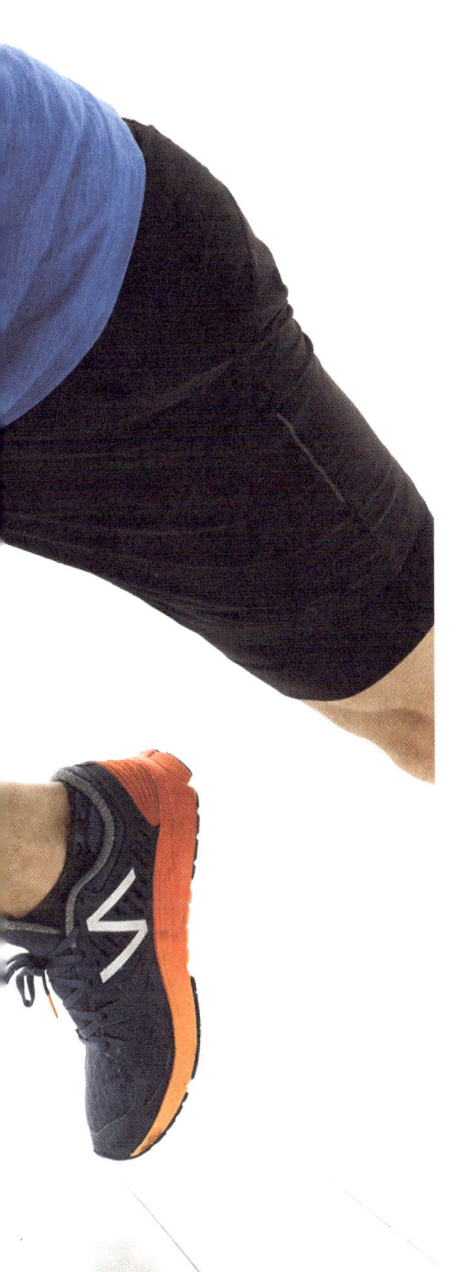

KAPITEL 3

SPORT UND BEWEGUNG

Ihr Körper hat ein einziges Ziel: Überleben. Um das zu erreichen, kommuniziert er mit seiner Umwelt mittels Adaptation – er passt sich an. Verschiedene Umweltreize üben bestimmte Belastungen auf den Körper aus und dieser reagiert darauf, indem er sich auf die Art und Weise daran anpasst, die am besten geeignet ist, um seine Überlebenschancen zu erhöhen.

Eine ganz bewusste Kommunikation mit dem Körper stellt in dieser Hinsicht Sport dar. Sie zwingen dabei dem Körper eine ganz bestimmte Art von Stress (in Form einer Übung) auf, um etwa eine bessere Figur zu bekommen oder die sportliche Leistung zu verbessern. Ihr Körper reagiert auf die äußeren Reize und wird sich dementsprechend anpassen – vorausgesetzt, er wird wirklich gefordert. Versuchen Sie also, diese Übungen mit 100 Prozent Einsatz durchzuführen, um Ihren Körper so schlank, fit und gesund wie möglich zu machen.

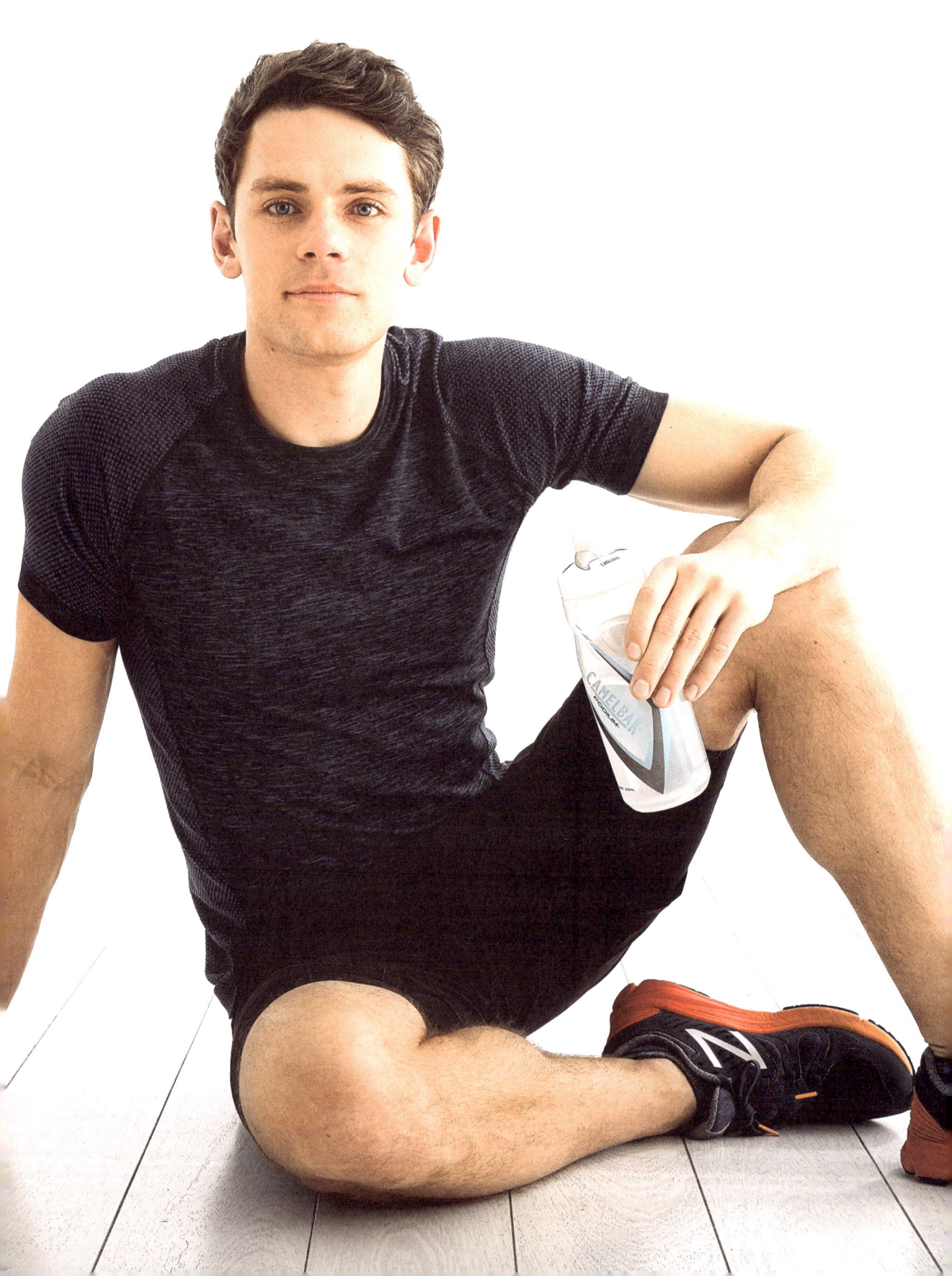

AUF INS TRAINING

Da ich nahezu mein Leben lang Leistungssportler war, weiß ich, dass einiges dazugehört, in bestmöglicher körperlicher Verfassung zu sein. Ich habe an nationalen Wettkämpfen in den Sportarten Schwimmen, Rugby und Leichtathletik teilgenommen – es ging mir nie darum, einfach nur aus ästhetischen Gründen zu trainieren. Natürlich ist es großartig, fit und gesund auszusehen – das stärkt das Selbstvertrauen und hilft dabei, Unsicherheiten zu überwinden. Viele häufig auftretende Probleme, mit denen Menschen beim Sport zu kämpfen haben – Gleichgewichtsstörungen, Verletzungen, Mangel an Beweglichkeit –, sind jedoch darauf zurückzuführen, dass sie nur ein besseres Aussehen vor Augen haben. Dabei kann es sogar kontraproduktiv sein, das Aussehen statt des Gefühls für den eigenen Körper in den Mittelpunkt des Trainingsprogramms zu stellen, insbesondere wenn aufgrund einer Verletzung längere Trainingspausen notwendig sind.

Meine Work-outs sind darauf ausgelegt, stärker, schneller und ausdauernder zu werden. Die äußerliche Erscheinung ist dabei ein Nebenprodukt. Ich verfolge einen ganzheitlichen Ansatz mit Mobilitäts- und Dehnübungen, um die Haltung und das Gleichgewicht zu verbessern und Verletzungen vorzubeugen.

Es lohnt sich, die Motivation für Sport eher positiv als negativ zu besetzen: Trainieren Sie, weil Sie sich mögen, nicht, weil Sie sich nicht sehen können. Freuen Sie sich, was Ihr Körper kann, und bestrafen Sie sich nicht für das, was Sie gestern gegessen haben.

DIE MIND-BODY-CONNECTION

Die Verbindung zwischen Kopf und Seele ist bei meiner Trainingsmethode ein grundlegender Aspekt. Es ist wichtig, beides beim Sport in Einklang zu bringen. Machen Sie sich von allen Ablenkungen frei und achten Sie darauf, wie die Muskeln arbeiten. Konzentrieren Sie sich darauf, während einer Übung die Muskeln wirklich bewusst anzuspannen und gleichzeitig tief und kontrolliert zu atmen.

Solches Training hat zwei Vorteile: Zum einen sorgen Sie durch das konzentrierte und bewusste Anspannen des Zielmuskels dafür, die richtigen Muskeln zu aktivieren und die falschen zu deaktivieren. Das trägt in einem hohen Maß zur Effizienz der Work-outs bei, sodass sich schneller Ergebnisse feststellen lassen, als wenn man nur die Bewegungen als solche durchführt.

Zum anderen führt diese Art des Trainierens zu mehr Achtsamkeit, ein Bewusstseinszustand, in dem man sich ganz auf den gegenwärtigen Augenblick einlässt und sich von vergangenen Emotionen und anstehenden Sorgen frei macht. Erreichen lässt sich das, indem man sich während eines Work-outs ganz auf die körperlichen Wahrnehmungen konzentriert.

Dieser Trainingsansatz verbessert somit nicht nur die körperliche, sondern auch die geistige Gesundheit, indem Stress, Ängste und Impulsivität abgebaut und Konzentration, Optimismus und emotionale Intelligenz verbessert werden.

QUALITÄT STATT QUANTITÄT

Ich bin überzeugt, dass beim Sport die Qualität der Quantität weit überlegen ist. Meiner Ansicht nach ist es völlig unnötig, mehr als viermal pro Woche zu trainieren – ich selbst mache im Durchschnitt drei Work-outs. Das führt oft zu erstaunten Blicken, natürlich, aber in diesen drei Work-outs gebe ich 110 Prozent – jede Ausführung ist dabei im Hinblick auf die Technik so perfekt wie möglich, bei absoluter Kontrolle über die Aktivierung der richtigen Muskeln. Öfter als viermal pro Woche auf diese Weise zu trainieren ist körperlich für mich nicht möglich, denn mein Körper braucht die Erholungstage zwischen den Work-outs. An diesen Erholungstagen bewege ich mich so viel wie möglich, mache Dehnübungen und arbeite an meiner Mobilität.

Sie werden auf genau die gleiche Weise trainieren wie ich und alle meine Kunden. Geben Sie 110 Prozent während des Work-outs und nutzen Sie die übrigen Tage für eine effiziente Regeneration.

TRAINING MIT NÜCHTERNEM MAGEN

Das Training mit leerem Magen bringt eine ganze Reihe von Vorteilen mit sich (siehe Seiten 17–18). Die Fettverbrennung zur Energiegewinnung wird enorm angekurbelt, was den Abbau von Fettgewebe maximiert. Die Work-outs nüchtern durchzuführen wäre ideal, eine Grundvoraussetzung ist es aber nicht.

Work-outs

Es gibt zwei Arten von Work-outs: Kraft- beziehungsweise Widerstandstraining und HIIT (hochintensives Intervalltraining). Für die Dauer dieses Programms sind jeweils zwei davon pro Woche vorgesehen.

Widerstandstraining

Bei diesen Übungen wird das eigene Körpergewicht sowie Gewichte oder Fitnessbänder eingesetzt. Jede Übung sollte langsam und kontrolliert durchgeführt werden – denken Sie daran, Körper und Seele in Einklang zu bringen und zu spüren, wie die Muskeln bei den Bewegungen arbeiten. Sollte Ihnen eine Übung zu leicht fallen, erhöhen Sie das Gewicht. Ziel ist, so viel Gewicht/Widerstand einzusetzen, dass Sie gerade noch damit klarkommen. Bevor Sie jedoch mit schweren Gewichten arbeiten, sollten Sie unbedingt auf die Perfektionierung der Technik achten. Fühlt sich das Work-out nicht hart genug an, machen Sie alles langsamer und erhöhen das Gewicht.

Dass man vom Training mit Gewichten ein Muskelprotz wird, ist ein Mythos. Häufig höre ich Dinge wie: »Ich möchte aber kein Muskelprotz werden.« Seitdem das Schönheitsideal sich verlagert hat vom schlanken Körper hin zu einem kräftigen, trainierten Körper, verändern sich diese Vorstellungen langsam, dennoch meinen manche Leute immer noch, schon durch das Anschauen einer Hantel Muskelpakete zu bekommen.

Für die meisten meiner Kundinnen ist das Ziel Nummer eins, sich in Form zu bringen. Was sich die meisten dabei nicht bewusst machen, ist die Tatsache, dass sie dazu zwei Dinge tun müssen:

1. **Körperfett abbauen** Jeder hat Bauchmuskeln, allerdings muss der Körperfettanteil so niedrig sein, dass man sie auch sehen kann. Einen niedrigen Körperfettanteil erreicht man in allererster Linie durch das, was man isst. Intervallfasten ist eine großartige Methode, um die Fettverbrennung anzukurbeln und so die Aussicht auf gut geformte Bauchmuskeln zu erhöhen.

2. **Muskeln aufbauen** Ein niedriger Körperfettanteil ohne Muskeldefinition ist nur die halbe Miete. Um fit auszusehen, muss man Muskeln aufbauen – und der beste Weg dorthin ist die Arbeit mit Gewichten.

Die Kombination aus Fasten und Gewichttraining ist ein sehr effektives Mittel, wenn Sie Ihr körperliches Erscheinungsbild verändern möchten. Sie werden sich dadurch kräftiger fühlen, was nicht nur das Selbstbewusstsein stärkt, sondern langfristig auch das Verletzungsrisiko mindert und zu einer Erhaltung der Mobilität beiträgt.

HIIT (Hochintensives Intervalltraining)

HIIT umfasst kurze Übungen bei MAXIMALER Anstrengung – und zwar so zügig wie möglich durchgeführt. Das Ziel dabei ist, den Puls so stark wie möglich in die Höhe zu treiben und so die Fettverbrennung zu verbessern und den Stoffwechsel für bis zu 24 Stunden nach dem Work-out anzukurbeln.

HIIT tut weh – dafür dauert aber das durchschnittliche HIIT-Training auch nur 20 Minuten (einschließlich einer Aufwärm- und Abkühlphase). Es kann etwas dauern, bis man sich daran gewöhnt hat, so zu trainieren, möglicherweise fühlen Sie sich anfangs leicht schwindlig oder Ihnen wird übel. Keine Sorge, das ist völlig normal und tritt in der Regel nur bei der ersten HIIT-Einheit auf. Sollten Sie sich irgendwann schwach fühlen, verlängern Sie einfach die Ruhephase, bis Sie sich wieder gut fühlen.

Ruhetage

Die Verbesserung der körperlichen Leistungsfähigkeit erfordert einen zweigleisigen Ansatz, der auf Training und Erholung basiert. Das eine ist ebenso wichtig wie das andere. Vernachlässigt man die Arbeit an Flexibilität, Mobilität und Stabilität während der Regenerationsphase, kann das im späteren Leben zu Problemen führen. Sobald man aufhört, bestimmte Positionen einzunehmen oder bestimmte Bewegungen zu machen, kann die Fähigkeit dazu verloren gehen.

Streben Sie an den Ruhetagen an, sich so viel wie möglich zu bewegen, und probieren Sie mein 5-Minuten-Minitraining aus (siehe gegenüberliegende Seite).

WORK-OUTS

Pro Woche sind vier Work-outs vorgesehen: zweimal HIIT und zweimal Widerstandstraining. Bleiben Sie an den Ruhetagen den ganzen Tag über so viel wie möglich in Bewegung und führen Sie das 5-Minuten-Minitraining (MT) zweimal aus – morgens direkt nach dem Aufstehen und abends vor dem Zubettgehen.

TRAININGSPLAN

4 Work-outs pro Woche, von Woche zu Woche abwechselnd:

	Woche 1	Woche 2	Woche 3	Woche 4
Montag	W1	W2	W1	W2
Dienstag	HIIT 1	HIIT 2	HIIT 1	HIIT 2
Mittwoch	RUHETAG/MT	RUHETAG/MT	RUHETAG/MT	RUHETAG/MT
Donnesrtag	HIIT 1	HIIT 2	HIIT 1	HIIT 2
Freitag	RUHETAG/MT	RUHETAG/MT	RUHETAG/MT	RUHETAG/MT
Samstag	W1	W2	W1	W2
Sonntag	RUHETAG/MT	RUHETAG/MT	RUHETAG/MT	RUHETAG/MT

5-MINUTEN-MINITRAINING

Diese Bewegungssequenz sollte an den Ruhetagen ein- bis zweimal durchgeführt werden. Für eine Verbesserung der Beweglichkeit sollten die Dehnungen mit einer gewissen Belastung durchgeführt werden. Während der Übungen tief ein- und ausatmen und so entspannt wie möglich bleiben.

1. Jumping Jacks – 30 Sekunden (Seite 174)
2. Beinschwingen im Stehen – 10-mal pro Seite (Seite 174)
3. Dehnen mit Handtuch im Liegen – 30 Sekunden pro Seite (Seite 177)
4. Deep Lunge – 30 Sekunden pro Seite halten (Seite 175)
5. Deep Squat – 30–60 Sekunden (Seite 178)
6. Kinderstellung – 30 Sekunden (Seite 179)
7. Armschwingen – 30 Sekunden (Seite 176)

AUFWÄRMPHASE – DYNAMISCHE BEWEGUNGEN

4 Minuten

1. Jumping Jacks (30 Sekunden)

- Stellen Sie sich aufrecht hin, die Füße geschlossen, die Arme seitlich angelegt.
- Hochspringen und dabei die Beine seitlich nach außen bewegen, die Arme ausgestreckt seitlich über den Kopf heben.
- Mit etwas weiter als schulterbreit geöffneten Beinen aufkommen, die Hände berühren sich über dem Kopf.
- Zurück in die Ausgangsposition springen.

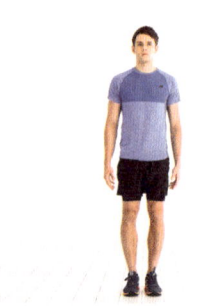
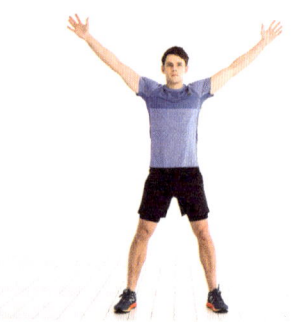
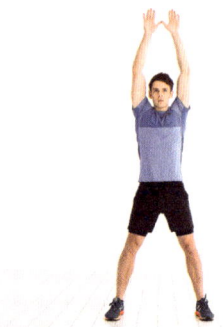
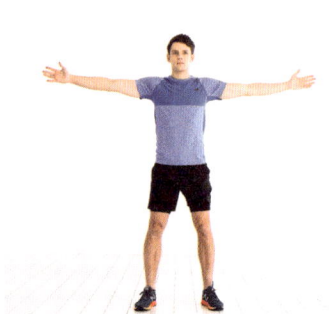

2. Beinschwingen im Stehen (30 Sekunden pro Bein)

- Stellen Sie sich neben eine Wand oder eine andere stabile Oberfläche, an der Sie sich abstützen können.
- Eine Hand an die Wand legen, die andere auf die Hüfte.
- Schwingen Sie das äußere Bein gestreckt nach vorn. Dabei sollte eine Dehnung in der hinteren Oberschenkelmuskulatur zu spüren sein. Die Hüfte sollte komplett unbewegt bleiben. Zur Kontrolle der Bewegung eine Hand auf die Hüfte stützen.
- Die Bewegung wiederholen und das gestreckte Bein dabei allmählich höher kommen lassen, ohne es zu erzwingen, aber etwas anstrengend sollte das Ganze sein: Stellen Sie sich vor, Sie würden kräftig gegen einen Ball treten.
- Drehen Sie sich um und wiederholen Sie die Übung auf der anderen Seite.

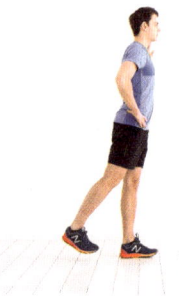
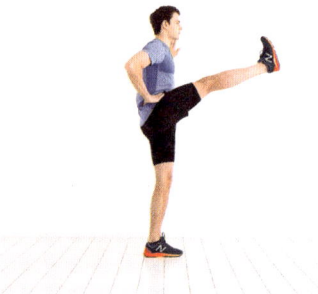

3. Deep Lunge
(30 Sekunden – alle
2–3 Sekunden wechseln)

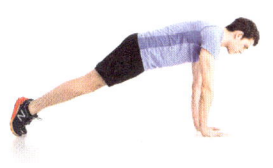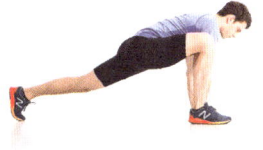

- Starten Sie im Armstütz mit beiden Armen ausgestreckt unterhalb der Schultern, der Körper bildet eine gerade Linie und ruht auf den Zehen.
- Bringen Sie einen Fuß so weit wie möglich nach vorn und stellen Sie ihn außen neben der Hand auf derselben Seite flach auf den Boden auf.
- Die Hüfte absenken und diese Position 2–3 Sekunden halten.
- Bringen Sie das Bein in die Ausgangsposition zurück und wiederholen Sie die Übung auf der anderen Seite.

4. Seitliches Beinheben
(30 Sekunden mit jedem Bein)

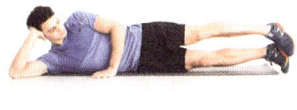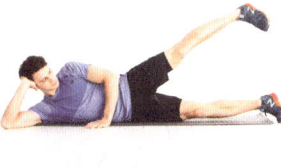

- Legen Sie sich seitlich auf den Boden, den Kopf auf die Hand gestützt und die Hüfte leicht zum Boden geneigt.
- Heben Sie bei angespanntem oberem Gesäßmuskel (die obere Pobacke anspannen) das obere Bein so hoch wie möglich an, die Zehen zeigen weiter Richtung Boden.
- Das Bein wieder absenken und die Übung wiederholen.
- Umdrehen und auf der anderen Seite wiederholen.

Hinweis: Für eine korrekte Ausführung dieser Übung muss der Gesäßmuskel konstant angespannt sein.

5. Bauchmuskelübung (30 Sekunden)

- Legen Sie sich flach auf den Rücken, die Arme seitlich ausgestreckt und die Knie bei aufgestellten Füßen angezogen.
- Bringen Sie das Kinn über die Brust, dabei ausatmen und mit den Armen so weit wie möglich nach vorn greifen – stellen Sie sich vor, Sie würden versuchen, etwas vor Ihnen Liegendes greifen zu wollen. Der Rücken bleibt dabei flach und die Bauchmuskeln sollten so stark wie möglich angespannt werden.
- Die Position an der höchsten Stelle 3 Sekunden halten.
- Dann den Rücken sehr langsam wieder senken und nach und nach die Spannung in den Bauchmuskeln lösen.

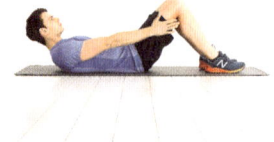 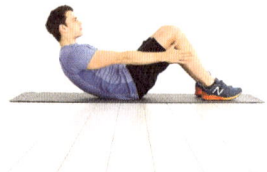

6. Armschwingen (30 Sekunden)

- Stellen Sie sich aufrecht hin, die Füße schulterbreit auseinander.
- Schwingen Sie mit einer aus der Schulter kommenden Bewegung die Arme ausgestreckt nach hinten.
- Dann die Arme nach vorn schwingen, sodass sie sich vor dem Körper kreuzen.
- Bei den Wiederholungen die Position der sich vorn kreuzenden Arme abwechseln.
- Geschwindigkeit und Bewegungsradius sollten stufenweise gesteigert werden.

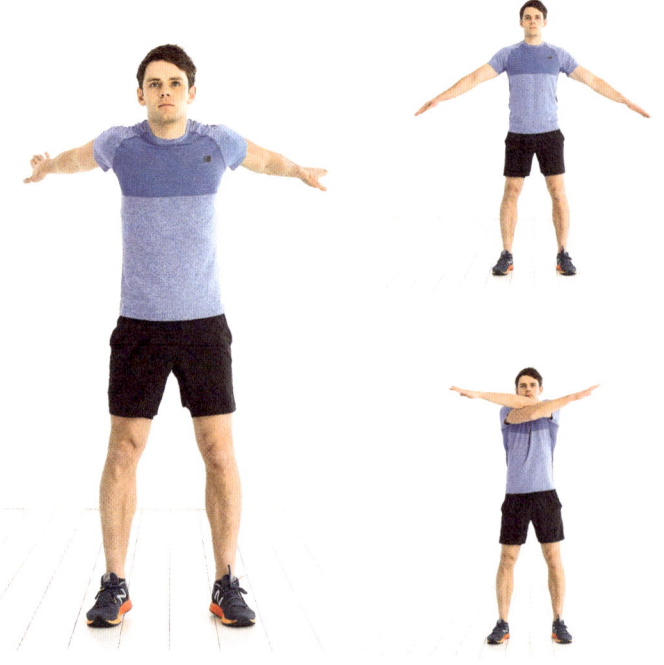

ABKÜHLPHASE – STATISCHE POSITIONEN

5 Minuten

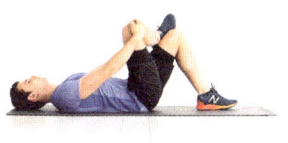 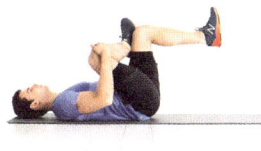

1. Gesäßmuskel dehnen im Liegen (30 Sekunden mit jedem Bein)

- Legen Sie sich mit dem Rücken flach auf den Boden, die Füße aufgestellt und die Knie zur Decke zeigend.
- Schlagen Sie ein Bein über das andere, sodass ein Knie zur Seite zeigt.
- Halten Sie das obere Knie und das Schienbein fest.
- Das Knie in Richtung Brust ziehen und mit dem anderen Bein drücken.
- Auf der anderen Seite wiederholen.

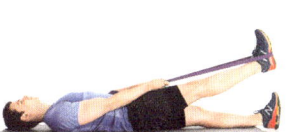 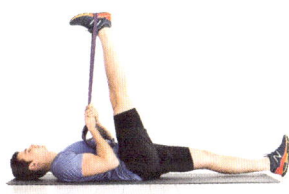

2. Dehnen mit Handtuch im Liegen (30 Sekunden mit jedem Bein)

- Legen Sie sich flach auf den Boden und halten Sie ein um den Fuß geleg-tes Handtuch (oder idealerweise ein Fitnessband) fest.
- Das ausgestreckte Bein zum Körper ziehen, Kopf und Rücken bleiben dabei flach auf dem Boden.
- Mit den Armen kräftig ziehen und an dem Punkt halten, an dem es nicht mehr weitergeht.
- Tief durchatmen und die Dehnung bei jedem Ausatmen erhöhen.
- Mit der anderen Seite wiederholen.

3. Deep Lunge
(Seite 175)

4. Deep Squat (30 Sekunden)

- Stellen Sie sich aufrecht hin, die Füße etwas mehr als schulterbreit geöffnet.
- Senken Sie den Körper so weit wie möglich in eine tiefe Hocke. Die Füße bleiben flach auf dem Boden.
- Bei geradem Oberkörper die Hände in eine betende Position legen, sodass die Knie durch die Ellbogen nach außen gedrückt werden.
- Drücken Sie mit den Ellbogen die Knie so kräftig wie möglich auseinander. Schwieriger wird die Übung, wenn man die Hände zu Fäusten ballt und diese gegeneinanderpresst.
- Gelingt es nicht, mit flachen Füßen in diese Position zu gelangen, können Sie sich als Hilfestellung ein Buch oder Ähnliches unter jede Ferse legen. Mit etwas Übung wird es nach und nach möglich sein, den Fuß mit der ganzen Fußsohle aufstellen zu können.

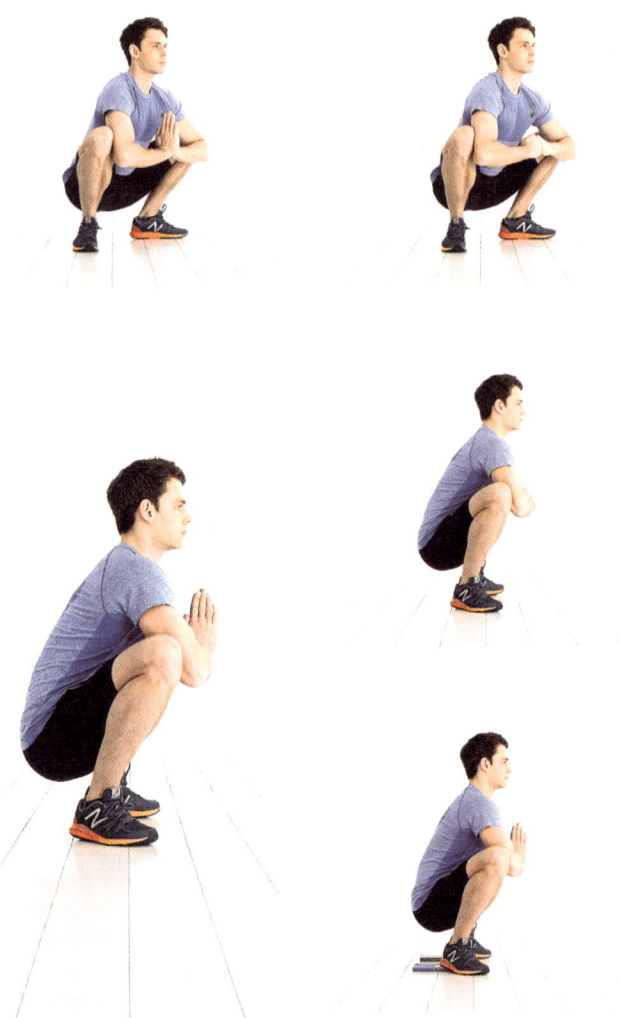

5. Kinderstellung (30 Sekunden)

- Setzen Sie sich so in den Fersensitz, dass die Füße hinten geschlossen und die Knie weit geöffnet sind.
- Beugen Sie sich nach vorn, sodass die ausgestreckten Arme den Boden berühren und Sie sich so weit wie möglich nach vorn strecken.
- Den Brustkorb bei ausgestreckten Armen auf den Boden absenken.
- Halten Sie diese Position, während Sie den Oberkörper über die Hüfte von einer Seite zur anderen drehen.

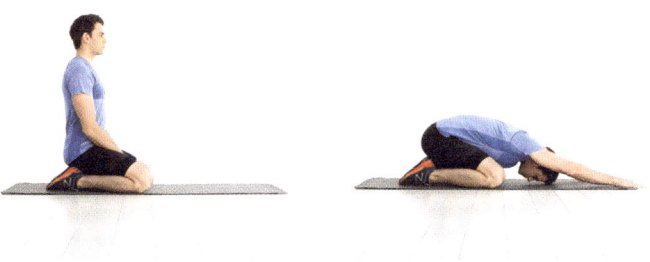

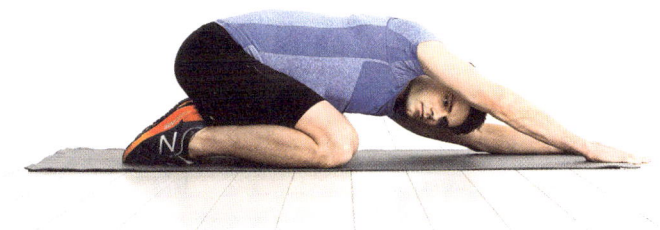

6. Dehnen der inneren Oberschenkelmuskulatur (30 Sekunden mit jedem Bein)

- Stellen Sie sich aufrecht hin, die Füße weit auseinander, die Zehen zeigen nach vorn.
- Beugen Sie ein Bein und schieben Sie die Hüfte auf die Seite des gebeugten Beins.
- Beugen Sie den Oberkörper über das lang ausgestreckte Bein, um die Dehnung zu verstärken.
- Auf der anderen Seite wiederholen.

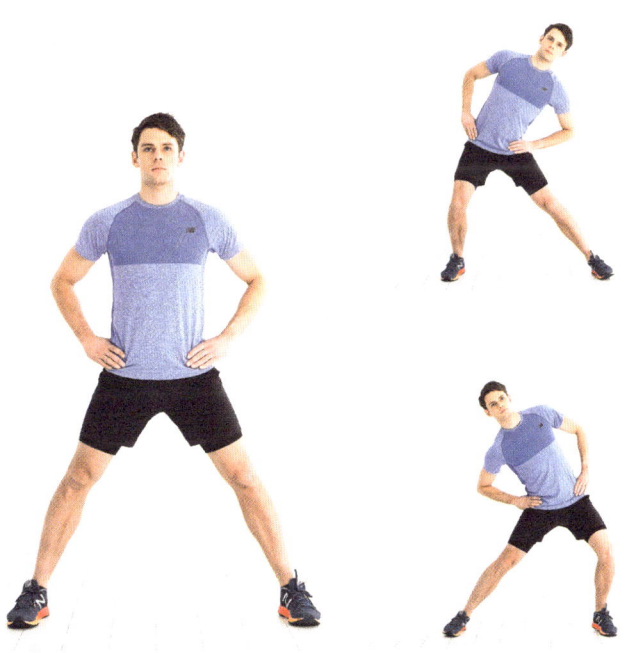

WIDERSTANDSÜBUNGEN 1

Die Übungen langsam und kontrolliert durchführen – 33 Minuten (einschließlich je 9 Minuten für Aufwärm- und Abkühlphase).

>> Aufwärmphase (Seiten 174–176)

Gruppe 1: *45 Sekunden pro Übung,*
4 Wiederholungen mit jeweils
15 Sekunden Pause dazwischen

1. Beckenlift

- Legen Sie sich flach auf den Boden und stellen Sie die Fersen mit angezogenen Knien auf einer Erhöhung ab.
- Ausatmen und die Hüfte mit Druck auf den Fersen anheben, bis der Körper von den Knien bis zur Schulter eine gerade Linie bildet.
- Einatmen und dabei die Hüfte langsam wieder auf den Boden absenken.

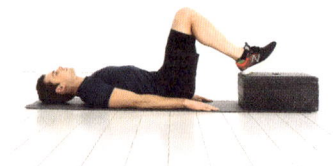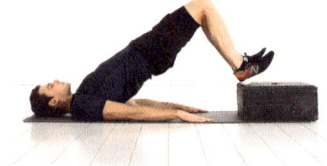

2.a Push-ups auf Knien

- Sie beginnen auf allen vieren, die Hände direkt unter den Schultern. Halten Sie den Rücken so gerade wie möglich, indem Sie die Hüfte in Richtung Bauchnabel kippen.
- Beim Einatmen die Ellbogen nach hinten beugen und dabei den Brustkorb auf den Boden absenken. Die Hüfte bleibt nach oben gekippt, sodass die Bauchmuskulatur angespannt ist. Gehen Sie so weit wie möglich nach unten.
- Beim Ausatmen in die Ausgangsposition hochdrücken.

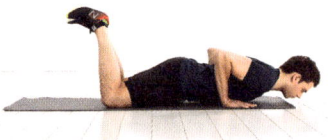

2.b Push-ups

- In der Ausgangsposition bildet der auf ausgestreckten Armen gestützte Körper eine gerade Linie. Bauch- und Rumpfmuskulatur sind gut angespannt.
- Beim Einatmen die Ellbogen nach hinten beugen und dabei den Brustkorb auf den Boden absenken. Die Hüfte bleibt nach oben gekippt, sodass die Bauchmuskulatur angespannt ist. Gehen Sie so weit wie möglich nach unten.
- Den Körper über die Arme wieder hochdrücken und dabei ausatmen.

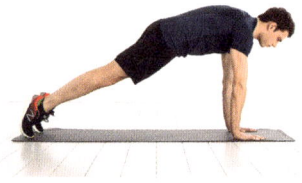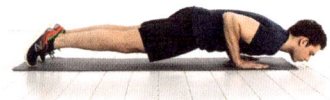

3. Halten in Hollow-Body-Position

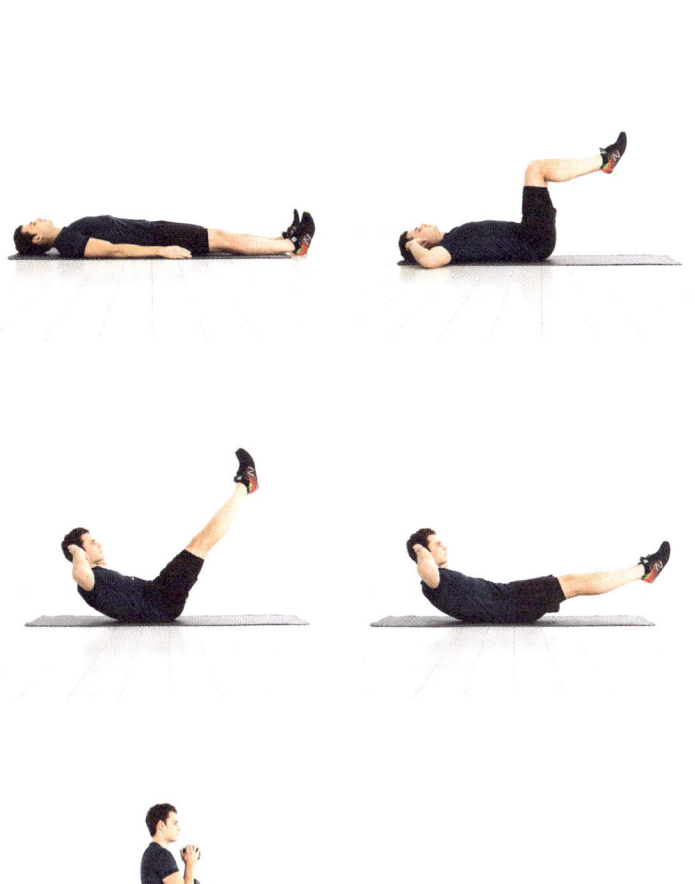

- Beginnen Sie flach auf dem Rücken liegend. Die Hände hinter den Kopf legen und die Knie in Richtung Brustkorb anziehen.
- Den Brustkorb mit angespannten Bauchmuskeln anheben, dann die Beine nach oben ausstrecken, Knie durchstrecken und die Zehen lang machen.
- Bei angehobenem Brustkorb (Bauchmuskeln anspannen) die ausgestreckten Beine zum Boden absenken. Den unteren Rücken dabei fest in den Boden drücken, damit kein Hohlkreuz entsteht. Je tiefer die Beine abgesenkt werden, desto mehr müssen die Bauchmuskeln arbeiten; wenn die Bauchmuskeln nicht stark genug dazu sind, versucht der Rücken, die Belastung aufzufangen.
- Finden Sie heraus, in welchem Winkel Sie diese Position halten können, sodass der Brustkorb angehoben bleiben kann, ohne in ein Hohlkreuz zu gehen.

Gruppe 2: *45 Sekunden pro Übung,*
4 Wiederholungen mit jeweils
15 Sekunden Pause dazwischen

4. Squats (Hantel optional)

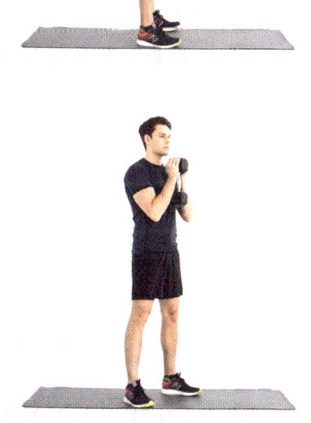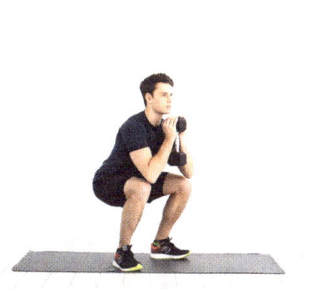

- Stellen Sie sich aufrecht hin, die Füße schulterbreit auseinander. Bei geradem Oberkörper das Gesäß nach hinten schieben.
- Atmen Sie ein und senken Sie dabei das Gesäß so ab, als wollten Sie sich auf einen unsichtbaren Stuhl setzen. Gleichzeitig heben Sie die Arme an, sodass das Gewicht genau vor Ihrem Oberkörper liegt. Dieser bleibt die ganze Zeit nach vorn gerichtet, das Gewicht ruht auf den Fersen.
- Beim Ausatmen über die Fersen nach oben kommen, das Gesäß (die Pobacken) bleibt zusammengedrückt, bis Sie sich vollständig aufgerichtet haben.
- Wenn Sie mit einer Hantel arbeiten, halten Sie diese zwischen den nach oben zeigenden Handflächen.

5. Klappmesser (Hantel optional)

- Legen Sie sich flach auf den Boden und strecken Sie die Beine gerade nach oben, Zehen gestreckt.
- Die Hände zeigen in Richtung Füße, dann ausatmen und durch Einsatz der Bauchmuskeln die Hände nach oben in Richtung Füße bringen.
- Einatmen und den oberen Rücken langsam wieder absenken, ohne dass der obere Rücken und der Nacken den Boden berühren. Die Hände zeigen die ganze Zeit in Richtung Zehen. Den Bewegungsablauf wiederholen.
- Falls eine Hantel benutzt wird, diese bei der Durchführung der Übung mit beiden Händen halten.

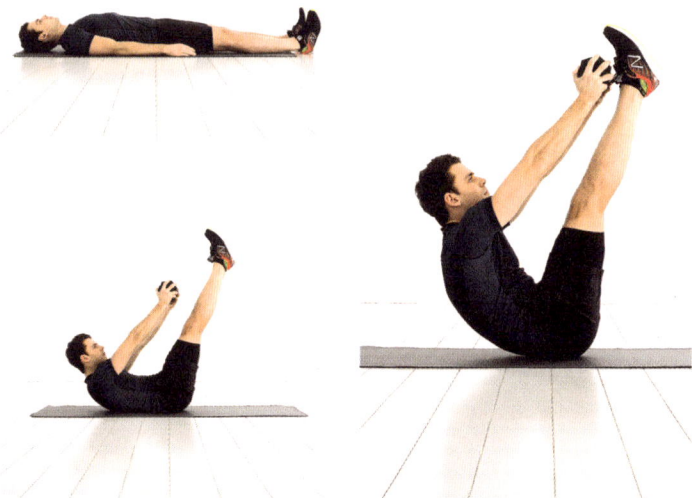

6. Schulterdrücken (mit Hanteln)

- Stellen Sie sich aufrecht hin, die Füße schulterbreit auseinander. Die Hände sind neben den Schultern angehoben, die Ellbogen zeigen nach unten und die Handflächen nach vorn.
- Mit angespannten Bauchmuskeln ausatmen und die Gewichte hoch über den Kopf bringen, bis die Arme vollständig gestreckt sind.
- Beim Einatmen die Ellbogen langsam wieder beugen und dabei die Gewichte in die Ausgangsposition zurückbringen.

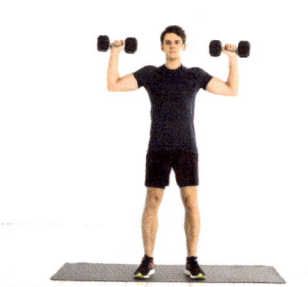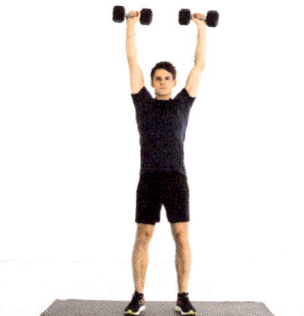

>> Abkühlphase (Seiten 177–179)

WIDERSTANDSÜBUNGEN 2

Die Übungen langsam und kontrolliert durchführen – 33 Minuten
(einschließlich je 9 Minuten für Aufwärm- und Abkühlphase).

>> Aufwärmphase (Seiten 174–176)

Gruppe 1: *45 Sekunden pro Übung,*
4 Wiederholungen mit jeweils
15 Sekunden Pause dazwischen

1. Ausfallschritt-Kniebeuge (Hanteln optional)

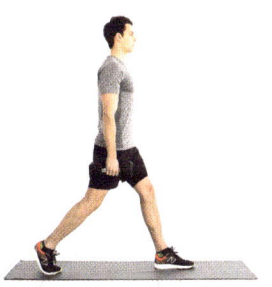
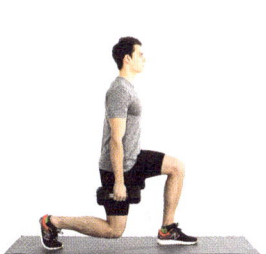

- Stellen Sie sich wie in einem großen Schritt hin, ein Fuß ist hinter dem Körper, der andere etwas davor mit etwa 1 Meter Abstand.
- Beim Einatmen das hintere Knie absenken, ohne dass es den Boden berührt. Der Oberkörper bleibt aufrecht und das vordere Knie bleibt hinter den vorderen Zehen.
- Ausatmen und dabei aus beiden Beinen heraus wieder in die Ausgangsposition kommen.
- Wenn Sie Hanteln einsetzen, halten Sie in jeder Hand eine mit ausgestreckten und zum Boden zeigenden Armen.

2. Bank-Dips

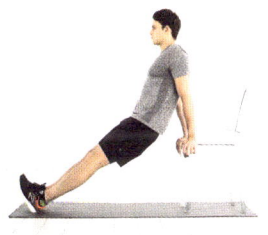
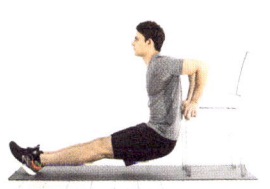
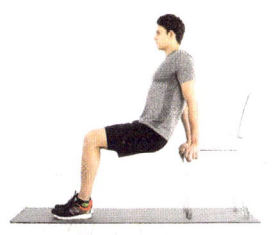
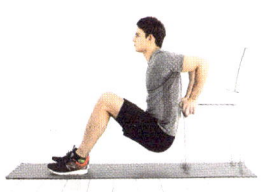

- Suchen Sie sich eine Bank oder einen Stuhl, die/der etwa kniehoch ist.
- Die Hände so darauf ablegen, dass die Finger die vordere Kante umfassen und die Handflächen auf der Oberfläche liegen.
- Die Beine nacheinander vor dem Körper ausstrecken – je gerader die Beine gestreckt sind, desto schwieriger wird diese Übung.
- Beim Einatmen die Ellbogen nach hinten beugen, sodass der Körper sich zum Boden hin absenken kann.
- Ausatmen und mit angespanntem Trizeps wieder in die Ausgangsposition zurückdrücken, an der obersten Stelle die Arme durchdrücken.

3. Armstütz in der Hollow-Body-Position

- Sie beginnen in einem normalen Armstütz, bringen aber dann den Körper leicht nach vorn, sodass das ganze Gewicht auf den Armen ruht und Sie sich bei ausgestreckten Füßen auf den Fußspitzen abstützen.
- Halten Sie die Hüfte dabei die ganze Zeit in Richtung Bauchnabel gekippt und pressen Sie die Pobacken fest zusammen, sodass die Bauchmuskulatur angespannt ist.
- Drücken Sie sich vom Boden hoch, sodass die Schulterblätter in den Rücken gedrückt werden.
- Diese Position über die Dauer der Übung halten. Sie sollte zwischendurch nicht gelöst werden.

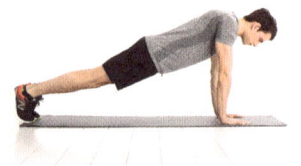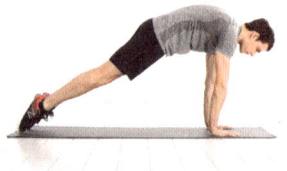

Gruppe 2: *45 Sekunden pro Übung,*
4 Wiederholungen mit jeweils
15 Sekunden Pause dazwischen

4. Squat mit Schulterdrücken (mit Hanteln)

- Stellen Sie sich aufrecht hin, die Füße schulterbreit auseinander, in jeder Hand eine Hantel, gehalten auf Brusthöhe.
- Beim Einatmen das Gesäß nach hinten schieben und dabei den Oberkörper aufrecht halten. Dann das Gesäß absenken, so als wollten Sie auf einem unsichtbaren Stuhl Platz nehmen.
- Ausatmen und dabei den Körper von den Fersen aus nach oben drücken. Die Gesäßmuskeln anspannen und die Gewichte wie beim Schulterdrücken ganz nach oben bringen.
- Während Sie in die nächste Hocke gehen, führen Sie die Arme nach unten, sodass die Gewichte wieder vor der Brust liegen.

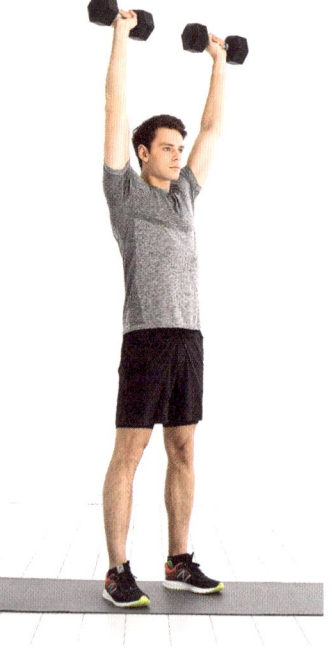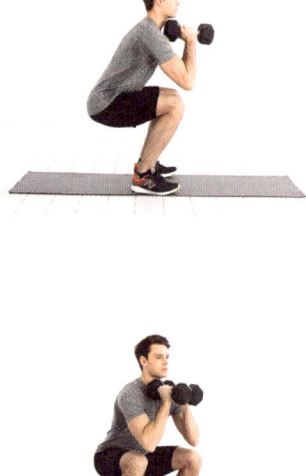

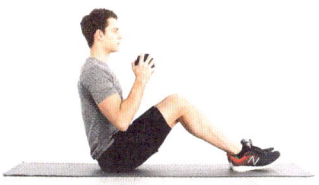
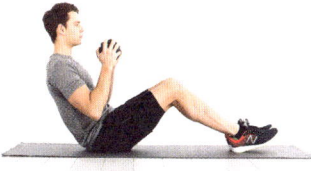

5. Russian Twist (mit Hantel)

- Setzen Sie sich auf den Boden, die Knie leicht angezogen, Füße flach auf dem Boden. Die Hantel wird mit beiden Händen gehalten.
- Die Bauchmuskeln anspannen und bei angespannter Muskulatur um 45 Grad nach hinten lehnen.
- Aus dieser Position heraus den Unterkörper von einer Seite zur anderen bewegen. Dabei neben den normalen Bauchmuskeln auch die schrägen Bauchmuskeln einsetzen.
- Wer die Übung anstrengender machen möchte, wiederholt dieselben Bewegungen mit vom Boden abgehobenen Füßen.

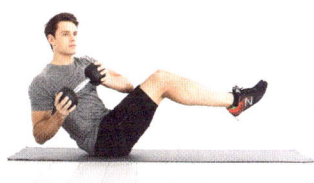

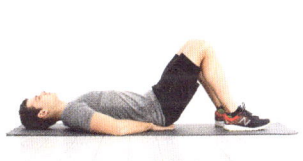
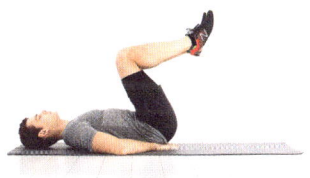

6. Beinheben im Liegen

- Legen Sie sich flach auf den Rücken und bringen Sie die Hände unter den unteren Rücken.
- Die Knie zum Brustkorb hin anziehen, dann nach oben ausstrecken, durchdrücken und die Zehen lang machen.
- Ausatmen und dabei mit angespannten Bauchmuskeln die ausgestreckten Beine so tief wie möglich zum Boden führen.
- Einatmen und dabei die Beine langsam wieder in die Ausgangsposition bringen.
- Wer die Übung anstrengender machen möchte, nimmt die Hände vom Rücken weg. Wichtig ist dabei, den unteren Rücken während des Absenkens der Beine fest in den Boden zu drücken, sodass kein Hohlkreuz entsteht.

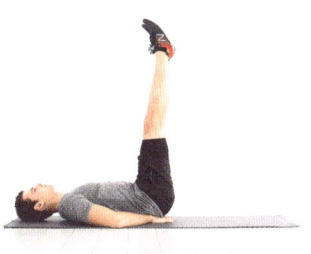
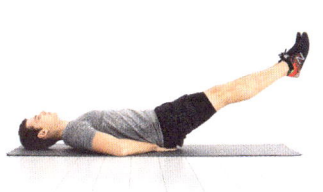

>> Abkühlphase (Seiten 177–179)

HIIT 1

Führen Sie so viele Wiederholungen der Übungen wie möglich durch – 29 Minuten
(einschließlich je 9 Minuten für Aufwärm- und Abkühlphase)!

>> Aufwärmphase (Seiten 174–176)

---

45 Sekunden pro Übung, 5 Wiederhol-
ungen mit jeweils 15 Sekunden Pause
zwischen den Übungen und 30 Sekun-
den Pause zwischen jeder Runde

1. Burpees

- Stellen Sie sich aufrecht hin und
  springen Sie hoch.
- Sobald Sie wieder auf dem Boden
  aufgekommen sind, die Hände zum
  Boden führen und die Beine mit
  Schwung nach hinten bringen, sodass
  der Körper in einen Liegestütz kommt.
  Achten Sie darauf, dass der Rücken
  nicht durchhängt.
- Aus dieser Position sofort wieder hochspringen und die Füße zurück unter
  die Hüfte bringen, dann die Beine und
  den Oberkörper strecken und in einer
  Bewegung in die Luft springen.
- Diese Bewegungsfolge so zügig wie
  möglich wiederholen.

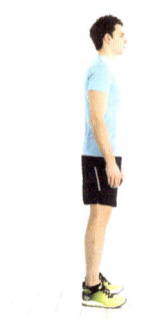
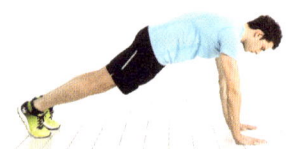
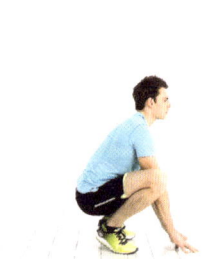
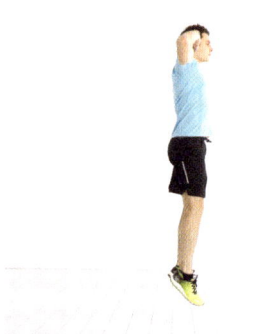

2. Mountain Climbers

- Beginnen Sie im normalen Armstütz,
  das Hauptgewicht liegt auf dem Oberkörper, die Schultern sollten sich leicht
  vor den Händen befinden. Es sollte
  so wenig Gewicht wie möglich auf
  den Füßen liegen, damit diese einfach
  bewegt werden können.
- Ein Knie so nah wie möglich an den
  Brustkorb führen. Sobald Sie das
  Bein in die Ausgangsposition zurückbringen, beginnen Sie, das andere
  Knie in Richtung Brust zu bringen.
- Die Bewegungen sollten sehr zügig
  durchgeführt werden. Bei dieser Übung
  sind nur die Beine in Bewegung, die
  Hüfte sollte absolut ruhig gehalten werden, ebenso der Rumpf. Das gesamte
  Gewicht wird auf die Arme verlagert.

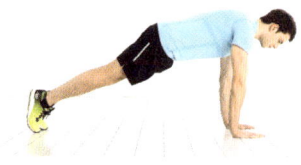
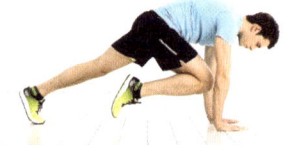

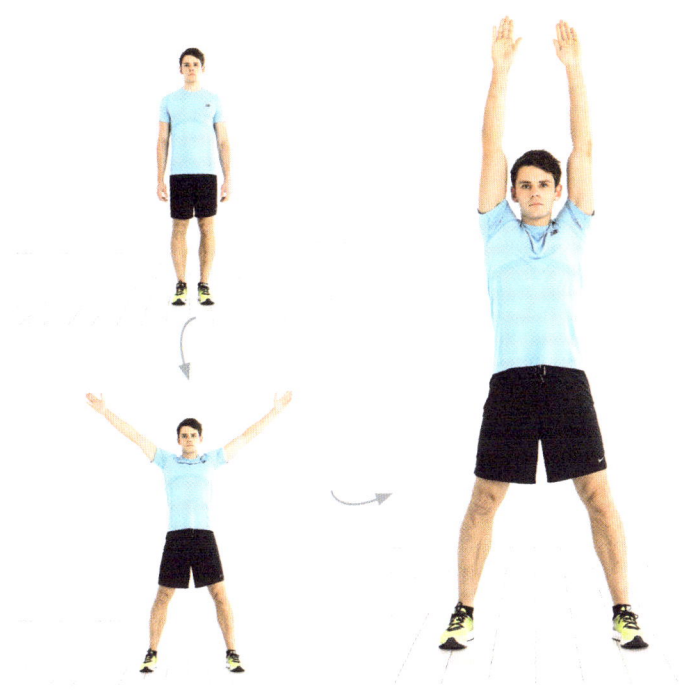

3. Jumping Jacks (Hampelmann)

- Stellen Sie sich aufrecht hin, die Füße geschlossen, die Arme seitlich angelegt.
- Hochspringen und dabei die Beine seitlich nach außen bewegen, die Arme ausgestreckt seitlich über den Kopf heben.
- Mit etwas weiter als schulterbreit geöffneten Beinen aufkommen, die Hände berühren sich über dem Kopf.
- Zurück in die Ausgangsposition springen.

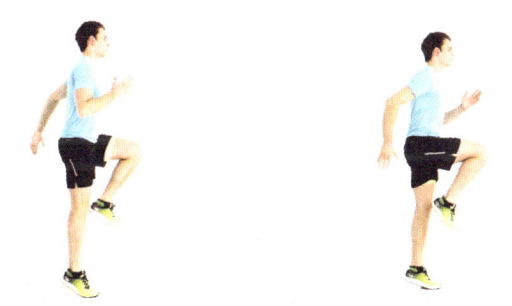

4. High Knees

- Stellen Sie sich aufrecht hin, die Füße geschlossen, die Arme seitlich angelegt.
- Heben Sie einen Arm und das gegenüberliegende Knie an, sodass es auf einer Höhe mit der Hüfte ist.
- Dieselbe Bewegung im Wechsel mit der anderen Seite durchführen.
- Führen Sie die Bewegungen so zügig wie möglich durch. Je intensiver Sie die Arme bewegen, desto schneller werden die Beine mitgehen.

>> Abkühlphase (Seiten 177–179)

HIIT 2

Führen Sie so viele Wiederholungen der Übungen wie möglich durch – 29 Minuten
(einschließlich je 9 Minuten für Aufwärm- und Abkühlphase)!

>> Aufwärmphase (Seiten 174–176)

---

*45 Sekunden pro Übung, 5 Wiederhol-
ungen mit jeweils 15 Sekunden Pause
zwischen den Übungen und 30 Sekunden Pause zwischen jeder Runde*

1. Squat Jumps

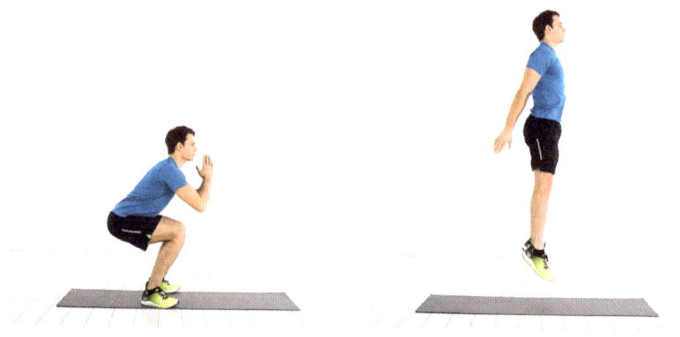

- Stellen Sie sich aufrecht mit schulterbreit geöffneten Füßen hin und
  schieben Sie das Gesäß bei geradem
  Oberkörper nach hinten.
- Einatmen und dabei das Gesäß absenken, so als wollten Sie sich auf
  einen unsichtbaren Stuhl setzen.
  Gleichzeitig die Arme vor der durch-
  gängig nach vorn zeigenden Brust
  zusammenführen und das Gewicht
  auf die Fersen verlagern.
- Ausatmen und dabei gerade hochspringen, die Arme und die Zehen
  zum Boden ausstrecken.
- In der Hocke landen, die Hände wieder
  vor der Brust, und die Bewegungsfolge
  wiederholen.

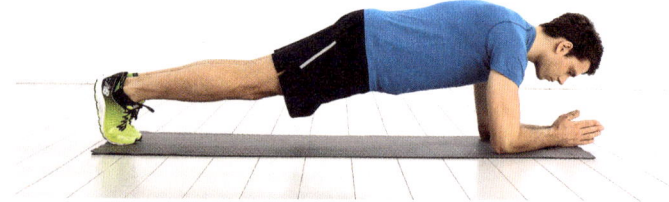

2. Plank mit wechselnder Fußposition

- Die Ausgangsposition ist ein Unter-
  armstütz.
- Springen Sie mit den Füßen nach
  außen und landen Sie so, dass die
  Zehen weiter auseinander sind als
  die Schultern. Der übrige Körper wird
  absolut ruhig gehalten.
- Springen Sie in die Ausgangsposition
  zurück und wiederholen Sie die Übung.
- Führen Sie die Bewegung zügig durch,
  versuchen Sie aber, die Hüfte völlig
  still zu halten, indem Sie die ganze Zeit
  über die Rumpfmuskulatur angespannt
  halten.

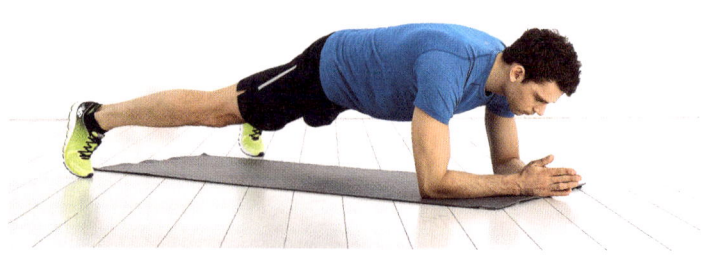

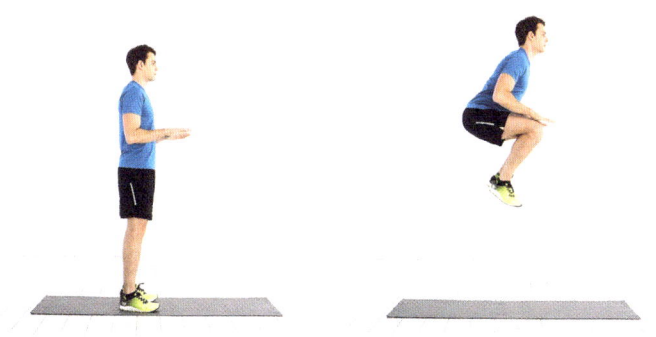

3. Hocksprünge

- Stellen Sie sich mit geschlossenen Füßen hin, die Hände vor dem Bauch flach nach vorn zeigend.
- Hochspringen und die Knie dabei an die Hände führen.
- Sobald Sie wieder den Boden berühren, zum nächsten Sprung ansetzen.
- Die Sprünge sollten sehr zügig hintereinander durchgeführt werden, sodass es fast keinen Bodenkontakt gibt.

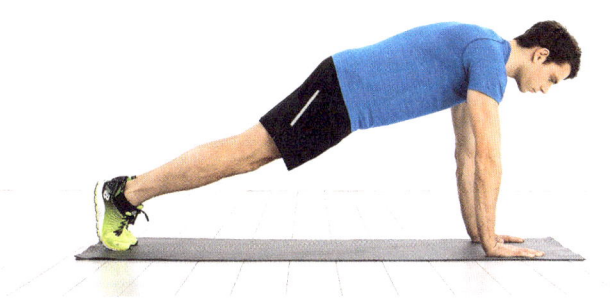

4. Burpees ohne Sprung

- Beginnen Sie im Liegestütz mit dem Hauptgewicht auf dem Oberkörper. Die Schultern sollten sich leicht vor den Händen befinden. Es sollte so wenig Gewicht wie möglich auf den Füßen liegen, damit diese einfach bewegt werden können.
- Beide Knie in einem Sprung nach vorn zum Brustkorb bringen und auf den Zehenspitzen landen, ohne dass sich dabei die Hüfte bewegt.
- Zurück in die Ausgangsposition springen und wieder auf den Zehen landen.
- Versuchen Sie, Hüfte und Oberkörper ruhig zu halten und nur die Beine zu bewegen.

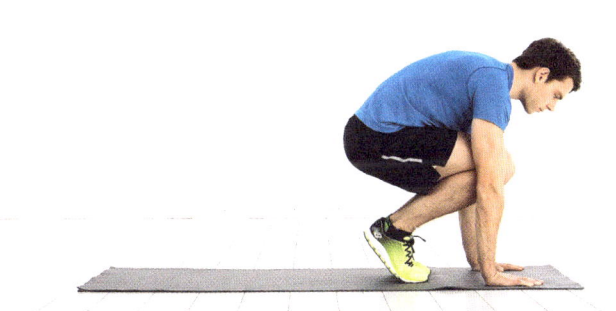

>> Abkühlphase (Seiten 177–179)

REGISTER

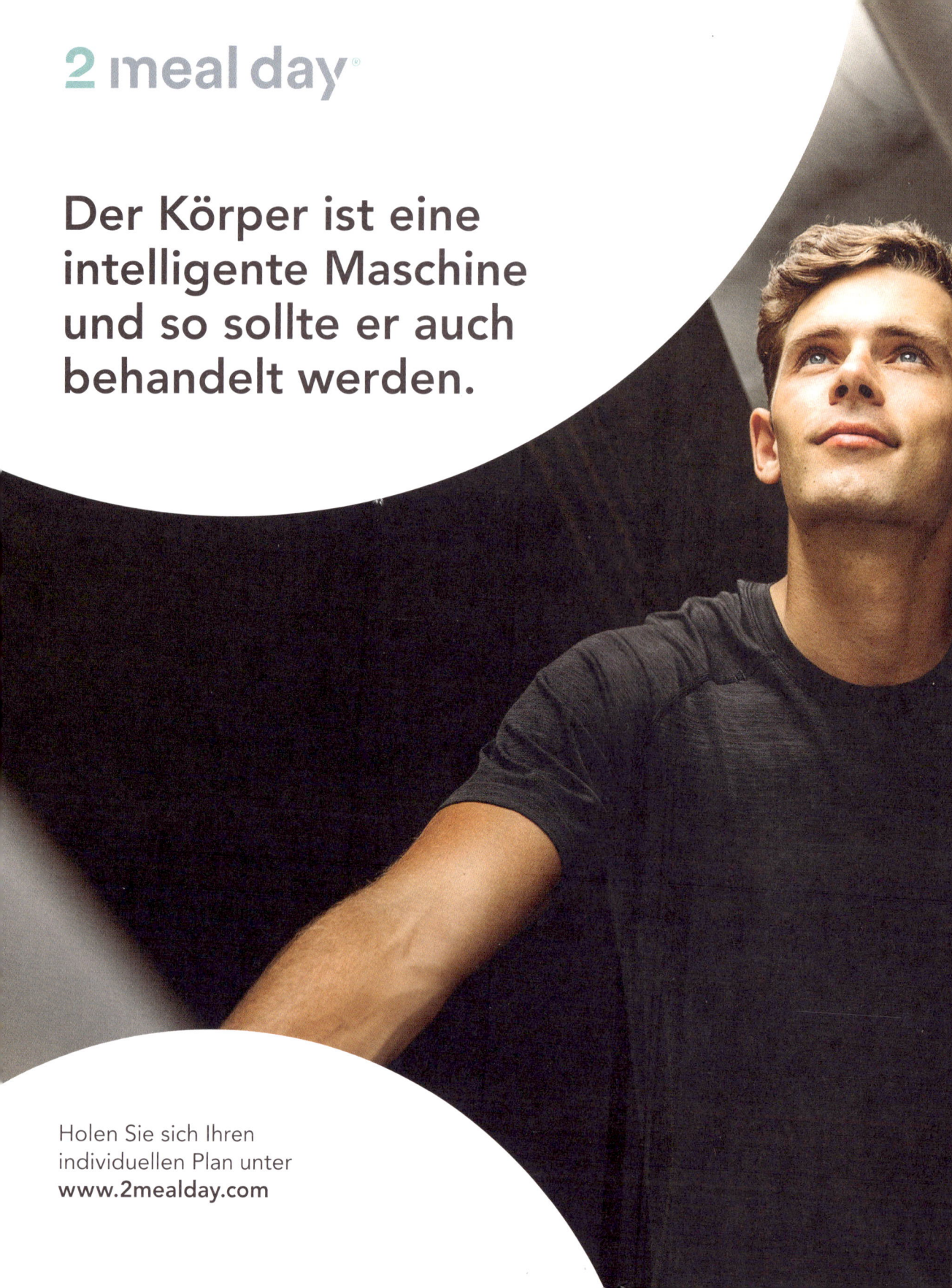